Zu diesem Buch

Der erste allgemeinverständliche Überblick über den heutigen Stand der immunologischen Forschung. Robert S. Desowitz beschreibt anschaulich, wie das Immunabwehrsystem funktioniert und wie seine «Waffen» zusammenwirken, um den Körper vor Krankheit zu schützen. Dennoch kommt es zu Störungen bis hin zum Ausfall der Schutzmechanismen. Welche Möglichkeiten haben wir, unser Immunsystem durch Lebensweise und Ernährung zu stärken?
Das Buch schließt mit einem Ausblick auf die in naher Zukunft zu erwartenden Forschungsergebnisse dieser Wissenschaft. Die Medizin ist in eine neue Entwicklungsphase eingetreten.

Dr. Dr. Robert S. Desowitz, geboren in New York; Promotion an der Universität London. 35 Jahre lang war er als Parasitologe, Immunologe und Spezialist für Tropenkrankheiten in Forschung und Lehre tätig; Forschungsbeauftragter der Weltgesundheitsorganisation in Asien und im Südseeraum; heute Dozent an der University of Hawaii. «Das Immunsystem» ist seine dritte Buchveröffentlichung.

Robert S. Desowitz

Das Immunsystem

So wehrt sich der Körper

Aus dem Amerikanischen
von Hainer Kober

Fachliche Beratung
Dr. Peter Hünseler

Rowohlt

Die Originalausgabe erschien 1987 unter dem Titel
«The Thorn in the Starfish: The Immune System and How It Works»
im Verlag W. W. Norton & Company, Inc., New York/London

Die deutsche Erstausgabe erschien 1988 unter dem Titel
«Der Körper wehrt sich»
im Rowohlt Verlag GmbH, Reinbek bei Hamburg

Veröffentlicht im Rowohlt Taschenbuch Verlag GmbH,
Reinbek bei Hamburg, Februar 1991

Umschlaggestaltung Manfred Manke
Illustration Art & Werbeteam
Gesamtherstellung Clausen & Bosse, Leck
Printed in Germany
1280-ISBN 3 499 18825 2

Für Carrolee

Inhalt

Vorwort: Immunität ist mehr als eine Spritze in den Arm

Wie die meisten von Ihnen erhielt ich meine erste Lektion in Immunologie mit etwa fünf Jahren. Zusammen mit ein paar Altersgenossen, die ebenso verstört waren wie ich, wurde ich in einen Raum geführt, in dem ein merkwürdiger Mann ein paar unverständliche Worte murmelte und mir plötzlich eine große Spritze in den Oberarm jagte. Ein heftiger Schmerz durchfuhr mich, und mit lautem Geheul und schreckgeweiteten Augen lief ich davon. Ungefähr dreißig Jahre später bekam mein Sohn *seine* erste Lektion in Immunologie. Aus härterem Holz geschnitzt als ich, versetzte er in seiner Empörung dem Arzt einen kräftigen Tritt gegen das Schienbein. Unlängst sah ich in einem kleinen Dorf in Bangladesch eine ähnliche Gruppe Kinder, denen ebenfalls ihre erste Impferfahrung bevorstand. Sie sahen genauso verschreckt aus.

So verbindet man überall auf der Welt die Immunologie mit «Spritzen» gegen eine ständig wachsende Zahl von Infektionskrankheiten[1] wie Diphtherie, Keuchhusten, Gelbfieber, Kinderlähmung, Tetanus, Pocken, Masern und Röteln.

Die Immunisierung ist noch immer das wichtigste prakti-

1 Infektionskrankheiten werden durch pathogene Organismen verursacht. Zum Beispiel Viren, Bakterien und parasitäre Protozoen. Indes ist die Erkrankung keine unvermeidliche Begleiterscheinung einer Infektion. Unter bestimmten Bedingungen wird das Individuum vom Mikroorganismus *infiziert*, ohne krank zu werden. Die Immunität spielt eine wesentliche Rolle bei der «Unterdrückung» von Mikroorganismen – und um diesen Vorgang geht es in weiten Teilen meines Buches.

sche Ergebnis jener Wissenschaft, die *Immunologie* heißt. Sie hat den Menschen und ihren Haustieren einige glänzende Siege über die verschiedensten Krankheitserreger beschert, deren letzter die endgültige Ausrottung der Pocken darstellt. Wohl kaum werden Menschen wieder an dieser schrecklichen Viruserkrankung sterben. Und auch den pockennarbigen Gesichtern in den letzten großen Refugien dieser Krankheit, den Städten und Dörfern der Tropen, werden wir in absehbarer Zukunft nicht mehr begegnen. In einem gründlichen Immunisierungsfeldzug ist das Pockenvirus ausgerottet worden wie der Dodo, die Wandertaube und der irische Elch. Möglicherweise ist das Masernvirus als nächstes an der Reihe. Es ist denkbar, daß uns die Wissenschaft in absehbarer Zeit auch Impfstoffe gegen Hepatitis, Herpes, AIDS, Malaria und vielleicht sogar gegen einige Krebsarten zur Verfügung stellt. Die Bedeutung der Impfstoffe für die Erhaltung unserer Gesundheit ist also nicht zu übersehen, doch in gewisser Weise werden wir auch täglich durch den Kontakt mit Fremdsubstanzen immunisiert – mit pathogenen (Krankheit verursachenden) ebenso wie nichtpathogenen Mikroorganismen, wie denen, die unseren Darm und unsere Haut bevölkern, mit feinsten Teilchen aus der Umwelt und sogar bestimmten Nahrungsmitteln.

Unter normalen Umständen ist das Immunsystem der Hausarzt des Körpers, der uns von vielen Krankheiten heilt oder uns vor ihnen schützt. Bisher ist beispielsweise noch kein Medikament bekannt, das einen gewöhnlichen Schnupfen heilen könnte. Wir überwinden ihn nur dank unseres Immunsystems. Eine längere Krankheitsdauer führen wir daher auf eine «geschwächte Widerstandskraft» zurück. «Widerstandskraft» ist nur ein anderer Ausdruck für ein funktionierendes Immunsystem. Manche Menschen halten sie für eine persönliche Eigenschaft, die sich durch gesunde Ernährung, Meditation, Gymnastik und Vitamine aufbauen läßt. Diese Form der «Körperpflege» ist vielleicht eine der wenigen Möglichkeiten, selbst auf unsere Gesundheit Einfluß zu nehmen und uns unabhängiger von der Schulmedizin zu machen. So weit, so gut – doch wenn unser Immunsystem unser Hausarzt sein soll, muß es sich nach ebenso vernünftigen Grundsätzen ausrichten wie der ausgebildete Mediziner. Glücklicherweise leben wir im Zeitalter der Information, in dem die Ergebnisse der biomedizinischen Forschung nicht mehr ausschließlich im Besitz des medizinischen Establishments sind. Die Wissenschaftler – die guten jedenfalls – geben sich heute jede erdenkliche Mühe, ihre Forschungsergebnisse einer breiten Öffentlichkeit zu vermitteln.

Ein ebenso glücklicher Umstand ist darin zu sehen, daß wir im goldenen Zeitalter der Immunologie leben. Die Wissenschaftler haben gezeigt, daß die Funktionen und Manifestationen der Immunität weit mehr als nur eine Spritze in den Arm sind. Wie sich herausgestellt hat, beruht die Arbeitsweise des Immunsystems auf äußerst komplexen Wechselwirkungen zwischen spezialisierten Zellen, Geweben und Flüssigkeitsfaktoren des Körpers. Neueste Erkenntnisse der immunologischen Forschung über die Art, wie sich das Immunsystem regulieren, verändern und in seinen defekten Teilen erneuern kann, würden einen Ferrari-Ingenieur zum Staunen bringen. Fast jeden Monat erscheinen in den biomedizinischen Zeitschriften Berichte über neue Arzneimittel, Ernährungslehren und biologische Wirkstoffe, mit deren Hilfe sich das Immunsystem beeinflussen läßt. Zu den neuesten Forschungsarbeiten gehören auch die Studien über die Beziehung zwischen individuellen Erbanlagen und der Beschaffenheit der Immunreaktion verschiedener Individuen. Und es werden große Erwartungen in die kürzlich erfolgte Verbindung von Gentechnik und Immunologie gesetzt.

In einer besser geordneten Welt wären Leben und Immunität von gleichbleibender Vollkommenheit. Doch unsere Welt sieht anders aus, und die moderne Forschung hat gezeigt, daß die Immunität auch ihre Schattenseite hat. Die Menschen erhalten bei ihrer Geburt keinen Garantieschein für Gesundheit. Wenn wir das biologische Montageband verlassen und in unserem Immunsystem ein Teil defekt ist oder fehlt, haben wir keine Möglichkeit zum Umtausch oder kostenlosen Ersatz. Selbst bei einem normal funktionierenden Immunsystem gibt es bestimmte mit der Ernährung zusammenhängende, umweltbedingte und mikrobiell-parasitäre Krankheitsfaktoren, die eine Unterdrückung und/oder Verwirrung der Immunreaktion hervorrufen. In manchen Fällen kann sich das Immunsystem gegen Teile des Körpers wenden, dessen Schutz seine Aufgabe ist, oder die Reaktionen unterlassen, die den eindringenden Krankheitserregern Einhalt gebieten sollen. AIDS (*acquired immune deficiency syndrome* – erworbenes Immundefektsyndrom) ist dafür das bekannteste Beispiel, obwohl es andere, genauso verhängnisvolle Immundefekte gibt, die weniger Aufmerksamkeit in der Öffentlichkeit finden. Überempfindliche (allergische) Zustände, zu denen unter anderem Asthma gehört, sind ein anderes Beispiel für die Schattenseite des Immunsystems. Und auch das Altern gehört in diesen Zusammenhang – das Immunsystem begleitet den Körper auf seinem Weg in die Senilität.

Ich habe vor drei Jahrzehnten promoviert. Doch trotz langjähriger Erfahrung und fortgesetzter Lektüre, Forschung und des unermüdlichen Bemühens meiner Studenten, den «Alten» auf dem laufenden zu halten, fällt es mir immer schwerer, eine klare Vorstellung von der Arbeitsweise des Immunsystems zu bewahren. Wenn also schon ein biomedizinischer Wissenschaftler wie ich verwirrt ist angesichts der Komplexität moderner immunologischer Forschungsergebnisse – wie ist es dann, so frage ich mich, um das Verständnis der breiten Öffentlichkeit bestellt? Die Crux liegt bestimmt nicht darin, daß das Immunsystem keine «gute Presse» hätte – Zeitungen und Zeitschriften sind voll von neuen Erkenntnissen. Aber die Berichte vereinfachen die Zusammenhänge allzusehr und sind auf ihre Weise ebenso verwirrend wie ein wissenschaftlicher Aufsatz. Deshalb möchte ich auf verständliche Weise, aber nicht journalistisch-oberflächlich darstellen, wie das Immunsystem arbeitet, was wir tun können, um es optimal zu nutzen, und was wir von der immunologischen Forschung erwarten dürfen.

Leider ist das Immunsystem so kompliziert, daß es keine wirklich einfache Beschreibung zuläßt. Andererseits machen gerade die äußerst komplizierten Wechselwirkungen einen großen Teil seiner Faszination aus. Der Sprung in ein unbekanntes Wissensgebiet ist nicht weniger unangenehm als der ins kalte Wasser. Deshalb beginne ich zur Eingewöhnung mit den geschichtlichen Grundlagen der Immunologie. Vielleicht geht es Ihnen dabei wie mir, und Sie finden die Väter dieser Wissenschaft – Jenner, Pasteur, Metschnikow und Ehrlich – als Persönlichkeiten ebenso interessant wie ihre Entdeckungen. Auf diesen historischen Einleitungsteil folgen vier Kapitel über die Begriffe der modernen Immunologie. Im dritten Teil beschäftige ich mich mit veränderten Immunitätszuständen und mit der Frage, wie es zu ihnen kommt, wie sie sich steuern lassen und wie die Immunreaktion zu unserem Nutzen verstärkt werden kann. Den Schluß bilden zwei Kapitel über die Zukunft der Immunologie.

Ich habe versucht, unsere Reise durch das Land der Immunologie so angenehm, verständlich und informativ wie möglich zu gestalten. Ich hoffe, daß mir dies gelungen ist. Klarheit ist nicht immer die Stärke wissenschaftlich orientierter Autoren, andererseits würde der Laie niemals die bis zur Unverständlichkeit verkürzte und terminologisch überfrachtete Prosa wissenschaftlicher Mitteilungen akzeptieren. Nach diesen obligaten Entschuldigungen wollen wir uns jetzt Dr. Jenner und seinen Melkerinnen zuwenden.

Die Pioniere

Von Menschen und Kühen: Die Pockenimpfungen des Dr. Jenner

Im ausgehenden 18. Jahrhundert gab es in England keine medizinischen Fakultäten. Man suchte sich einen Lehrer, wenn man Arzt werden wollte, und Edward Jenner hatte das Glück, seine Ausbildung bei John Hunter, dem größten Chirurgen und Anatomen seiner Zeit, zu erhalten. 1773 war diese Ausbildung abgeschlossen. Als Jenner in seinen Heimatort Berkeley in Gloucestershire zurückkehrte, um dort eine ärztliche Praxis zu eröffnen, hatte er einige anatomische Kenntnisse erworben (während er von den Funktionen der Organe nur eine verschwommene und oft falsche Vorstellung hatte), wußte, wie man Knochenbrüche richtet, wo der «Steinschnitt» anzusetzen war, wie man zur Ader ließ, um die Körpersäfte wieder in Ordnung zu bringen, und er kannte sich in der ziemlich exotischen Pharmakologie seiner Zeit aus. Von Berkeley aus unternahm er Exkursionen in die ländliche Umgebung, um auf Geheiß seines eklektischen Lehrmeisters Kuckuckseier, Igel und andere «Schätze» der Natur zu sammeln und nach London zu schicken. Jenner war bald wie Hunter ein begeisterter Naturforscher. Nebenbei bemerkt, er hat als erster beschrieben, auf welch grausame Weise der Kuckuck sein Erstgeburtsrecht geltend macht: Das erste Junge, das ausschlüpft, drängt die Geschwister, sobald sie die Eierschale sprengen, aus dem Nest hinaus in den sicheren Tod.

Im 18. Jahrhundert konnte sich der lang gehegte Glaube an magische und göttliche Krankheitsursachen nicht mehr gegenüber dem rationalen und wissenschaftlichen Weltbild behaupten. Das «Zeitalter der wissenschaftlichen Forschung» war angebrochen, und Jenner zählte sich selbst zu den Vertretern dieser neuen Richtung – was ihn allerdings nicht daran hinderte, sich in seinen Vorstellungen über die Entstehung von Krankheiten an den Lehren des Alten Testaments zu orientieren. 1773 wohnte Gott noch im Himmel als Schöpfer und Lenker aller Dinge. Als Jenner 1798 den Bericht über die Forschungsarbeiten schrieb, die zur Pockenimpfung führten, begann er deshalb mit einer frommen Feststellung: «Die Abkehr des Menschen von der Stellung, die ihm die Natur ursprünglich zugewiesen hat, scheint sich ihm als unheilvoller Ursprung der Krankheit zu offenbaren. Aus dem Hang zum Überfluß und dem Streben nach Vergnügen hat er sich den engen Umgang mit einer großen Zahl von Tieren angewöhnt, die ihm nicht als Gefährten bestimmt sein mögen.» Erst hundert Jahre später sollte Louis Pasteur dieser moralindurchtränkten Vorstellung von den Krankheitsursachen durch die Entdeckung der pathogenen Bakterien den ihr gebührenden Platz im Abseits der Irrtümer zuweisen.

In seinen verschiedenen Eigenschaften – als Arzt, Landbewohner, Naturforscher und Moralist – begann Jenner, über die Pocken nachzudenken, die schlimmste, zu schaurigen Entstellungen führende Krankheit seiner Zeit. In jedem Dorf, jeder Stadt Europas waren die narbigen Spuren dieser Krankheit ein vertrauter Anblick. Und auf jeden lebenden, von den Pocken gezeichneten Menschen kam ein Toter, der die Infektion nicht überlebt hatte.

Jenner wurde auf eine Krankheit aufmerksam, von der die Pferdehufe befallen wurden. Die Hufschmiede nannten sie «Mauke»[1]. Mauke ist eine eitrige Entzündung, von der Jenner fälschlicherweise annahm, sie sei auf Kühe übertragbar. Sobald eine Kuh befallen war, durchlief der Ansteckungsstoff nach Jenners Auffassung eine Verwandlung und verursachte Kuhpocken. Als er sich dieser Krankheit zuwandte, fiel ihm

1 «Mauke» gehört nicht mehr zur Fachterminologie heutiger Tierärzte. Man vermutet, daß es sich um eine Bakterieninfektion der Hufe handelte.

auf, wie sehr die Pusteln, die sich auf den Eutern bildeten, den Symptomen der Pocken ähnelten. Anfangs hatte er zwar auf das falsche Pferd gesetzt, doch sobald er sich der Kuh zuwandte, war er auf der richtigen Spur. Jenner wußte, daß Melkerinnen und andere Leute, die pockenkranke Kühe molken, oft eine leichte, kuhpockenartige Krankheit bekamen, bei der Fieber und kleine, bald abheilende Pusteln auf den Händen auftraten. Im Fortgang seiner Untersuchungen kam ihm schließlich die entscheidende Einsicht: Er beobachtete, daß Menschen, die einmal Kuhpocken gehabt hatten, nie an Pocken erkrankten: «Krankhafte Stoffe unterschiedlicher Art können, wenn sie in den Organismus aufgenommen werden, Wirkungen hervorrufen, die sich in gewissem Grade ähneln; doch die einzigartige Besonderheit des Kuhpockenvirus[2] liegt darin, daß jemand, der von ihm befallen wurde, hernach auf immer gegen eine Ansteckung mit Pocken gefeit ist.»

Nach dieser Entdeckung begann Jenner, seine Theorie am Menschen zu überprüfen. Was er tat, wäre heute verboten, aber im 18. Jahrhundert gab es in England noch keine Ausschüsse, die über Humanexperimente wachten, und nur wenige gesetzliche Vorschriften. Jenner verschaffte sich für seine Experimente Kinder aus dem Armenhaus und aus mittellosen Bauernfamilien und impfte sie mit dem Eiter aus Kuhpockenpusteln. Einige Zeit später folgte die Kontrollimpfung mit Eiter, der aus den Pusteln eines Pockenkranken stammte.[3]

2 Jenner verwendete den Ausdruck «Virus» verschwommen und mit intuitiver Voraussicht. Die mikrobielle Natur von Infektionskrankheiten war ja zu seiner Zeit noch unbekannt. Als erstes Virus identifizierte 1892 der Russe Iwanowski den Tabakmosaikvirus (ein Pflanzenvirus). Als erstes humanpathogenes Virus wurde acht Jahre später das Gelbfiebervirus von einer amerikanischen Militärkommission unter der Leitung von Major Walter Reed entdeckt.

3 Dieses Kapitel entstand während eines Aufenthalts in der Villa Seberlloni in Bellagio, einem Studienzentrum der Rockefeller Foundation, wo ich das Glück hatte, Professor Maurice Wiles von der Oxford University zu begegnen. Mit seinem enzyklopädischen Wissen über die Moralvorstellungen und Überzeugungen, die zu Jenners Zeit herrschten, war er für mich eine unerschöpfliche Informationsquelle. Ich berichtete ihm von meinen Problemen, Jenners religiöse Überzeugungen und seine hochmoralischen wissenschaftlichen

Im Mai 1796 impfte er einen achtjährigen Jungen mit «Eiter von der entzündeten Hand einer Melkerin». Am nächsten Tag wurde der Junge krank – er klagte über Fieber, Kopfschmerzen und Appetitlosigkeit –, doch am Tag darauf war er wieder vollkommen beschwerdefrei. Ein paar Monate später impfte Jenner das Kind mit Eiter, der aus einer Pockenpustel stammte. Das Kind war geschützt – die Krankheit kam nicht zum Ausbruch. Das Experiment war gelungen. Es gab den Impuls zu dem heute weltweiten Unterfangen, Mensch wie Tier unter den Schutz der Immunisierung zu stellen.

Es ist nicht bekannt, warum Jenner nach diesem Erfolg seine Humanexperimente zwei Jahre lang unterbrach. Erst im März 1778 impfte er wieder ein Kind, einen Fünfjährigen, mit Kuhpocken, obwohl dieser Junge «für eine Impfung [mit Pocken] nicht in Frage kam, weil es im Armenhaus unter den Auswirkungen eines ansteckenden Fiebers gelitten hatte». Einen Monat später impfte er drei Mädchen im Alter von fünf, sechs und sieben Jahren und zwei Säuglinge, elf und zwölf Monate alt. Abgeschlossen wurde die Versuchsreihe jedoch von Jenners Neffen, einem gewissen Henry Jenner, der übrigens gar kein Arzt war. Er hatte die Aufgabe, den Kindern Pockeneiter zu injizieren, um festzustellen, ob sie geschützt waren. Um ganz sicherzugehen, daß der Eiter auch «frisch» war, impfte Henry Jenner einen «Patienten», der noch keine Schutzimpfung mit Kuhpocken erhalten hatte. Erfreut konnte Henry dem Onkel berichten, durch diese Maßnahme seien «Pocken in der üblichen Weise hervorgerufen» worden. Es bleibt unserer Phanta-

Zielsetzungen mit der Rücksichtslosigkeit in Einklang zu bringen, mit der er Kinder aus armen Verhältnissen für seine Experimente ausbeutete. Wie Professor Wiles mir erklärte, war man im England des 18. Jahrhunderts der Auffassung, daß der Gott der Protestanten sich nur um die Ober- und Mittelschicht kümmere. Die Armen mußten seines Schutzes entraten, weil sie die Sünde auf sich geladen hatten, arm geboren worden zu sein. Sie galten als Angehörige einer minderen Rasse. Deshalb haben Jenner aller Wahrscheinlichkeit nach keine Gewissensbisse geplagt, als er diese Kinder als Versuchskaninchen benutzte. Nach der moralisch-religiösen Vorstellung jener Zeit dienten sie damit doch immerhin einem besseren Zweck als dem, für den sie geboren waren.

sie überlassen, sich auszumalen, was der «Patient» von diesem Experiment gehalten haben mag.

Jenners Kollegen reagierten zunächst ablehnend auf seine Entdeckung, doch 1802 waren diese Widerstände weitgehend überwunden, und die Schutzimpfung wurde zur Routine. 1807 erließ der bayerische König ein Gesetz, das die Schutzimpfung für jedermann zur Vorschrift machte, und Anfang des 20. Jahrhunderts waren die Pocken in die tropischen Regionen zurückgedrängt. In den siebziger Jahren wurden dann in einer großangelegten Kampagne alle betroffenen Tropengebiete eingegrenzt und ihre Bewohner geimpft. Zehn Jahre nach Beginn dieser Aktion war das Virus ausgerottet.

An der Wende zum 19. Jahrhundert verfügte die Menschheit über gesicherte, aus Humanexperimenten gewonnene Daten, die besagten, daß eine absichtlich herbeigeführte, leichte Infektion einen sehr sicheren Schutz – eine Immunität – gegen eine verwandte pathogene Infektion bieten kann. Daß als erste solche Immunisierungsbeziehung die Verwandtschaft zwischen Kuhpocken und Pocken entdeckt wurde, erwies sich als glücklicher Zufall. Denn offensichtlich bieten viele Infektionen, zum Beispiel die Grippe oder die gewöhnliche Erkältung, nur sehr begrenzten Schutz und führen nicht zu einer relativ breiten und wirksamen Immunität, wie sie durch die Pockenimpfung mit Hilfe des Kuhpockenvirus erreicht wird.

So groß die Bedeutung und der praktische Wert von Jenners Entdeckung auch waren, sie blieb eine Entdeckung in geistiger Isolation. Den Wissenschaftlern war zuwenig über die mikrobiellen Krankheitsursachen bekannt, um aus Jenners Erkenntnis andere Immunisierungsmöglichkeiten abzuleiten. So fristete die Schutzimpfung (genauer: die künstliche Immunisierung) hundert Jahre lang ein Schattendasein, und dieser Zustand änderte sich erst, als Pasteur das pathogene Potential der Bakterien entdeckte.

Die mißratenen Hühner: Pasteur entdeckt das Grundprinzip der Impfung

Mein Thema ist die Immunologie, aber die Entwicklung dieser Wissenschaft ist untrennbar verbunden mit der der Bakteriologie. Louis Pasteur, ein Chemiker aus Dijon, hat als erster bewiesen, daß bestimmte Bakterien Krankheitserreger sind und darüber hinaus gezeigt, daß diese Bakterien, wenn sie einer Modifikation unterzogen werden, sich gegen sich selbst immunisieren können. Wie viele andere «bahnbrechende» Entdeckungen in der Biomedizin kamen auch Pasteurs Ergebnisse durch einen glücklichen Zufall zustande. In seinem Bemühen um Mittel und Anerkennung möchte uns das moderne wissenschaftliche Establishment gern glauben machen, daß solche «Durchbrüche» auf streng logischen Verfahren beruhen. Dies trifft heute ebensowenig den Kern wie zu Pasteurs Zeit. In den meisten Fällen ist die «große Entdeckung» dem Zufall zu verdanken. Das entscheidende Phänomen wird beobachtet, während man nach etwas anderem sucht, das möglicherweise mit der Entdeckung gar nichts zu tun hat. Logik und Erklärung treten später hinzu. Die besondere Begabung der Wissenschaftler, die die großen Entdeckungen aufgrund von Zufallsbeobachtungen machen, liegt darin, daß sie deren Bedeutung *erkennen*. Am treffendsten hat Pasteur selbst dieses Phänomen in Worte gefaßt: «Der Zufall begünstigt den vorbereiteten Geist.»

Mit Sicherheit jedenfalls gilt dieses Zufallsprinzip für die Bakteriologie, an deren Anfang nicht Überlegungen zu Krankheitsursachen standen, sondern die Frage, warum Wein «umkippt».

Natürlich stellte man Wein schon seit mindestens zweitausend Jahren her, bevor Pasteur mit seinen Forschungen begann. Aber die Menschen im Altertum glaubten, der Wein entstehe aus einem spontanen, von äußeren Einflüssen unabhängigen Prozeß im Traubensaft. Pasteur ging von der Hypothese aus, der Wein sei das Produkt einer chemischen Reaktion, der Umwandlung von Zucker in Alkohol (Gärung), und er entdeckte, daß Hefeorganismen für diesen Prozeß verantwortlich sind. Er isolierte die Hefen und wies nach, daß sie die wunderbare Verwandlung sterilen Zuckerwassers in Alkohol zu leisten vermögen. Darüber hinaus stellte er fest, daß dieser Vorgang fast ohne jeden Sauerstoffzusatz (unter anaeroben Bedingungen) ablaufen kann.

Aus der Entdeckung, daß Hefen Zucker «vergären», schloß Pasteur auf ein ganzes Universum von Mikroorganismen, deren Aktivitäten nicht nur nützlichen Zwecken dienen wie bei der Verwandlung von Traubensaft in Wein, sondern auch schädliche Wirkungen hervorrufen – zum Beispiel «wilde Hefe», die den Wein während der Gärung sauer werden ließ. Bei der Suche nach «schlechten» *Mikroben* (ein Ausdruck, der nicht von Pasteur, sondern von seinem Kollegen Sédillot stammt) wandte er seine Aufmerksamkeit der «Krankheit» des Weins und Bieres, wie auch der Pébrine, einer tödlichen Erkrankung der Seidenwürmer, zu, die der französischen Seidenindustrie erhebliche Verluste zufügte. In allen Fällen – dem des sauren Weins, des bitteren Bieres und der sterbenden Seidenwürmer – identifizierte er als Ursache spezielle Mikroorganismen. Als nächstes beschäftigte er sich mit den Krankheiten von Haustieren und entdeckte, daß Bakterien den Milzbrand von Schafen und die Geflügelcholera verursachen. So bewies er, daß Mikroorganismen nicht nur die Gesundheit von Seidenwürmern gefährden, sondern auch die von Wirbeltieren. Da war es zum Menschen und seinen Krankheiten nur noch ein kleiner Schritt. Ende der siebziger Jahre des vorigen Jahrhunderts suchte – und fand – Pasteur Bakterien bei Patienten, die an Sepsis und Osteomyelitis litten (Infektionen des Blutes beziehungsweise des Knochenmarks).

Beim Nachweis der bakteriellen Ursache solcher Infektionen bediente sich Pasteur einer besonderen experimentellen Methode: Er isolierte die diese Krankheiten hervorrufenden Bakterien und züchtete sie in einer sterilen Nährflüssigkeit – gewöhnlich einer Hühner- oder Rindfleischbrühe –, indem er Gewebeproben des erkrankten Tiers oder Menschen löste und in die Nährflüssigkeit gab. Wenn es in der «Suppe» von Mikroorganismen wimmelte, injizierte er im Falle von Tierkrankheiten eine Probe dieser Flüssigkeit einem gesunden Tier und beobachtete, ob die Krankheit zum Ausbruch kam. Bei der Isolierung des Milzbrandbazillus (ein Bazillus ist ein stäbchenförmiges Bakterium) *Bacillus anthracis* löste er winzige Mengen Gewebe aus dem erkrankten Schaf. Die Bazillen gediehen in der Suppe, und als eine kleine Menge der Nährflüssigkeit, jetzt voller sich rasch teilender Mikroorganismen, einem Schaf eingeimpft wurde, erkrankte dieses an Milzbrand. Eines dieser Experimente – eines, das «schiefging» – war der erste Schritt auf dem Weg, der die Menschheit zur schützenden Immunisierung führte.

1887 leitete Pasteur ein Laboratorium in Paris (heute das Institut Pasteur), wo er sich mit den Ursachen der Geflügelcholera beschäftigte, einer tödlich verlaufenden Erkrankung von Hühnern. Von befallenen Tieren isolierte er in einer Nährflüssigkeit einen Bazillus, der heute als *Pasteurella aviseptica* bezeichnet wird. Nach ein paar Tagen wurde die Kultur virulent, das heißt, sie rief das typische Krankheitsbild hervor, wenn sie einem Versuchstier injiziert wurde. In einem seiner Experimente ließ Pasteur die Kultur jedoch länger als gewöhnlich inkubieren, bevor er sie in ein frisches Medium übertrug. Wie es auch immer zu dieser Verzögerung gekommen sein mag – als Pasteur die jetzt relativ alte Mikrobenkultur auf Hühner übertrug, geschah nichts. Bei den Tieren trat keine Geflügelcholera auf. Zunächst zog Pasteur keine Schlußfolgerungen daraus; doch er trennte sich auch nicht von diesen «mißratenen» Hühnern, sondern impfte sie ein paar Wochen später erneut, als er neue Kulturen mit «kräftigen» Bazillen der Geflügelcholera gezüchtet hatte. Indes, die Tiere steckten sich *auch dieses Mal* nicht an – sie waren gegen die virulenten Organismen *resistent*. Ein anderer hätte das Experiment vielleicht als hoffnungslos verpfuscht aufgegeben (und die Hühner verspeist). Pasteur dagegen folgerte, daß die Mikroorganismen durch das «Altern» auf irgendeine Weise an Virulenz verloren hatten – in ihrer Wirkung geschwächt worden waren. Nach Einbuße ihrer Fähigkeit, die Krankheit auszulösen, erzeugten sie Immunität.

Damit war er auf ein Grundprinzip der Immunisierung durch Impfstoffe gestoßen: Wenn ein mikrobieller Krankheitserreger so verändert oder behandelt wird, daß er seine schädliche Wirkung verliert, kann er bei gefährdeten Menschen oder Tieren zu einer schützenden Immunität führen.

Pasteurs Entdeckung der mikrobiellen Ursprünge bestimmter Krankheiten hatte weitreichende Auswirkungen auf den Krankheitsbegriff der Mediziner. Vor Pasteur wurden Krankheiten nach ihren Symptomen klassifiziert. Nach Pasteur wurde die Diagnose der Ursache (Ätiologie) zum wichtigsten Prinzip für Behandlung und Vorbeugung. Anders als hundert Jahre zuvor Jenners Arbeiten über die Pocken, gerieten Pasteurs Entdeckungen nicht ins wissenschaftliche Abseits, sondern leiteten das Zeitalter der Mikrobiologie und Immunologie ein, Disziplinen, die heute noch unvermindert brodeln und gären wie damals die Hefe, der sie ihre Entstehung verdanken.

Der Dorn im Seestern: Ilja Metschnikow und die Anfänge der Immunologie

Die Gedanken eines Franzosen über die Beschaffenheit des Weins begründeten die Bakteriologie – und die Immunologie verdankt ihre Entstehung den Betrachtungen eines Russen über die Verdauung des Seesterns.

Als Pasteur seine Hühner mit geschwächten Bakterienkulturen impfte und sie so vor der Geflügelcholera schützte, hatten er und seine Zeitgenossen keine Ahnung, welche immunologischen Mechanismen dahintersteckten. Pasteur war auf einer ganz falschen theoretischen Spur, als er behauptete, der Schutz beruhe auf «ernährungsbedingter Erschöpfung»; er glaubte nämlich, die geschwächten Bakterien würden einen wichtigen Nährstoff im Körper des Huhns verzehren und abbauen, den die virulenten Bakterien brauchten, um zu überleben und sich zu vermehren.[1] Die ersten Hinweise auf die Geheimnisse der Immunität sollte Ilja Metschnikow entdecken, ein russischer Wissenschaftler, der mit Pasteur befreundet war und von diesem unterstützt wurde. Metschnikow fand heraus, daß der Körper über eine Armee spezialisierter Zellen verfügt, deren einzige Aufgabe darin besteht, Fremdkörper, zum Beispiel Bakterien, zu fressen, zu verdauen und zu zerstören. Die These, der Körper könne sich selbst verteidigen und besitze zu

1 Pasteur lag mit seiner Vermutung nicht *völlig* falsch. Bestimmte Voraussetzungen, etwa ein zu niedriger Eisengehalt des Blutes, hindern Mikroorganismen daran, sich zu vermehren. «Ernährungsbedingte Immunität» wird im Kapitel «Ernährung und Immunität» erörtert.

diesem Zweck ein spezialisiertes Zellsystem, war zur damaligen Zeit eine kühne und revolutionäre Behauptung, die nur ein so versierter, streitlustiger und exzentrischer Geist wie Ilja Metschnikow gegen die Verfechter der althergebrachten medizinischen Dogmen im ausgehenden 19. Jahrhundert zu verteidigen vermochte.

In dem Comic strip «Magnus der Magier» fragt Sir Rodney den König: «Warum werden Sportler verehrt, während Wissenschaftler zu einem Mauerblümchendasein verurteilt sind?», woraufhin der König antwortet: «Würdet Ihr eine Eintrittskarte kaufen, um einen Wissenschaftler zu sehen?» – «Nein», sagt Rodney. – «Da habt Ihr die Antwort», sagt der König. Und so verhält es sich auch heute. In meiner Jugend jedoch, Ende der dreißiger und Anfang der vierziger Jahre, genoß der Wissenschaftler nicht nur hohes Ansehen in der Öffentlichkeit, sondern wurde in geradezu romantischer Verklärung verehrt. Wenn auch nicht so hochgeschätzt wie Sportler, so wurde doch in vielen Filmen und Büchern ein lautes Loblied auf ihn angestimmt. Biographen schilderten das Leben von Wissenschaftlern in leuchtenden Farben. Paul de Kruifs Buch ‹*Mikrobenjäger*› gewann eine ganze Generation von heranwachsenden Forschern für die Mikrobiologie. Seit ich die ‹*Mikrobenjäger*› mit dreizehn zum erstenmal las, habe ich eine Schwäche für das verschrobene Genie Ilja Metschnikow. Obwohl sogar ein Bewunderer Metschnikows feststellt, er sei «eine Fundgrube für den psychoanalytisch interessierten Biographen»[2], bin ich dieser Schwäche treu geblieben.

Ilja Metschnikow wurde 1845 in der Provinz Panaskowa in der ukrainischen Steppe geboren, wo das Land «weder schön noch reich ist: Steppen, kleine Hügel, bedeckt mit niedrigem Gras und wildem Wermut; ein armes Dorf, kümmerliche Vegetation, kein Fluß: der vorherrschende Eindruck ist melancho-

2 Gert H. Briegers Einleitung zur amerikanischen Ausgabe von Metschnikows ‹*L'immunité dans les maladies infectieuses*› (1901; New York 1968).

lisch. Aber wie endlos der Raum!»[3] Sein Vater war ein pensionierter Offizier, Grundbesitzer und Christ. Seine Mutter, die Tochter des Schriftstellers Leo Newahowitsch, riet ihrem Sohn ab, Arzt zu werden. Sie glaubte, er sei zu «empfindsam» für diesen Beruf.

1862 beschloß der siebzehnjährige Metschnikow, Zoologe zu werden. Er begab sich an die Universität Würzburg, wo ihn das erste einer langen Reihe wirrer Mißgeschicke erwartete, die ihn sein ganzes Leben hindurch heimsuchen sollten. Metschnikow glaubte, das Semester beginne im September, fand die Universität aber verlassen vor – er war einen Monat zu früh eingetroffen. Einsam und entmutigt floh er in die Panaskowa zurück, schrieb sich aber noch im gleichen Jahr an der Universität von Charkow ein, wo er sein Studium nach zwei Jahren glänzend abschloß. Doch Deutschland, das damals als wissenschaftliches Zentrum galt, lockte ihn noch immer. So ging er 1864 an die Universität Gießen, um sich von dem berühmten Rudolf Leuckart, dem «Vater der experimentellen Parasitologie», in dessen Wissenschaft einführen zu lassen. In Gießen beschäftigte sich Metschnikow mit dem Lebenszyklus der *Ascaris nigrovenosa*, eines Fadenwurms (Nematoden) der Frösche, und machte schon bald eine bemerkenswerte Entdekkung: *A. nigrovenosa* ist einem Fortpflanzungswandel unterworfen. Zunächst reproduziert sie sich sexuell und dann mit Hilfe eines asexuellen Prozesses, der Parthenogenese (der «Jungfernzeugung», einer Fortpflanzung durch Eier, die nicht befruchtungsbedürftig sind).

Die Entdeckung war einfach zu bedeutend für einen Studenten, der gerade sein Examen hinter sich hatte. Was sich dann in der Beziehung zwischen Metschnikow und Leuckart ereignete, zeigt ganz allgemein, wie schwer es Doktoranden haben, die auf ihre Doktorväter angewiesen sind, um die Forschungsarbeiten für ihre Dissertationen durchführen zu können. Nach eigener Darstellung wurde Metschnikow von Leuckart zu-

3 Olga Metschnikow, ‹*Vie d'Elie Metschnikow 1845 – 1916*›, Paris 1920.

nächst aufgefordert, die Studie in allen Einzelheiten auszuarbeiten – und dann veröffentlichte Leuckart die Ergebnisse unter seinem Namen und erwähnte Metschnikow nur in einer knappen Fußnote. Diese erste Enttäuschung und schmerzliche Auseinandersetzung mit einem Hohepriester der Forschung entfremdete Metschnikow der Parasitologie. Er verließ Gießen, ohne sich – wie seine Frau Olga in ihrer Biographie lapidar feststellt – «von Leuckart zu verabschieden».

Die russische Regierung kam ihm zu Hilfe und gewährte ihm ein Stipendium, das es ihm ermöglichte, am meeresbiologischen Laboratorium von Neapel zu arbeiten. Dort schloß er sich einem anderen jungen Russen an, dem Biologen Kowalewski, der sich der Zoologie ebenso leidenschaftlich verschrieben hatte wie Metschnikow. Gemeinsam verfolgten sie die Entwicklung des Schwammes von den zellulären Anfängen nach der Befruchtung bis zur Trennung und Verwandlung dieser Zellen in die spezialisierten Gewebe des Verdauungstraktes und des Nervensystems. Als Metschnikow später die Grundbegriffe der zellulären Organisation des Immunsystems formulierte, konnte er auf diese Studien zurückgreifen.

1827, gerade zweiundzwanzigjährig, war Metschnikow ein aufgehender Stern am Himmel der zoologischen Wissenschaft und erhielt einen Lehrauftrag an der Universität von Odessa (wo er abermals zu früh eintraf). Kaum hatte er dort seine Arbeit aufgenommen, geriet er mit einem älteren Kollegen aneinander – es ging um die Frage, wer von ihnen eine wissenschaftliche Tagung besuchen sollte. Noch im selben Jahr verließ er Odessa, um einen Lehrstuhl für Zoologie in Petersburg zu übernehmen, aber schon kurze Zeit nach Antritt des neuen Amtes kehrte er wieder nach Neapel zu seinen Schwämmen zurück. Wieder arbeitete er mit Kowalewski zusammen, doch dieses Mal kam es zu Meinungsverschiedenheiten: Die beiden Freunde konnten sich nicht darüber einig werden, wie sich das Nervensystem des Schwammes entwickelt (Kowalewskis Auffassung sollte sich am Ende als die richtige herausstellen). Metschnikow ging nach Petersburg zurück und begann schon bald, sein dortiges Leben zu beklagen – die Primitivität der Laboreinrichtungen, die Einsamkeit seines Junggesellendaseins, die Beengtheit seiner wirtschaftlichen Verhältnisse.

In der arktischen Kälte des Petersburger Winters erkrankte er. Ludmilla Fedorowitsch, die Tochter eines Freundes, pflegte ihn, und bald nach seiner Genesung verlobten die beiden sich. Es war keine leidenschaftliche Verbindung, aber Metschnikow hatte Ludmilla in den Tagen seiner Krankheit schätzengelernt und war ihr zutiefst dankbar; seiner geliebten Mutter aber prophezeite er zur selben Zeit düster: «Eine rosige, grenzenlose Glückseligkeit gehört nicht zu meinen Vorstellungen von der ferneren Zukunft.» Auch Nachkommen paßten nicht in seine Pläne, wie er seiner Mutter unverblümt schrieb: «Ich beabsichtige nicht, Kinder in die Welt zu setzen – das sage ich Dir als Embryologe.» Warum ausgerechnet ein Embryologe eine so ablehnende Haltung gegenüber der Hervorbringung neuen Lebens einnehmen soll, ist nicht ganz einzusehen und gewiß nicht der Regelfall unter den Vertretern dieser Zunft. Doch Metschnikows Vorhersagen sollten sich auf tragische Weise bewahrheiten. Noch vor der Eheschließung erkrankte Ludmilla so schwer an Tuberkulose, daß sie zur Hochzeit in die Kirche getragen werden mußte.

Man schrieb das Jahr 1869, und Metschnikow war fünfundzwanzig Jahre alt. Er haßte sein Petersburger Amt, seine Frau war todkrank, und er entwickelte ein paranoides Mißtrauen gegen seine Kollegen. Also packte er wieder seine Siebensachen und begab sich von Petersburg mit einem bescheidenen Forschungsstipendium nach La Spezia in Italien, wo er sich der Embryologie des Seesterns zuwandte. Ein Jahr später kehrten die Metschnikows nach Rußland zurück – er, um einen Lehrstuhl in Odessa zu übernehmen, sie, um sich einer empfohlenen Kur mit gegorener Stutenmilch, *Kumyß*, zu unterziehen, von der man meinte, sie könnte die Tuberkulose heilen. Doch Ludmillas Zustand verschlechterte sich weiter. Da hörten sie von einer Tuberkulosekur auf Madeira, die angeblich Wunder wirkte. Sogleich brachen sie von Odessa dorthin auf – ein Alptraum von einer Reise angesichts der damaligen Beförderungsmittel und der Schwäche Ludmillas.

Doch auch die Behandlung auf Madeira schlug fehl. Ludmilla wurde immer schwächer, bis sie schließlich am 20. April 1873 starb. In tiefer Verzweiflung reiste Metschnikow zu seinem Bruder nach Genf, wo er versuchte, sich mit einer Überdosis Morphium das Leben zu nehmen. Er verschätzte sich in der Menge – die Dosis reichte nicht aus. Als er aus dem Morphiumkoma erwachte, sah er aus dem Fenster seines Schlafzimmers und erblickte, noch in halbbewußtem Zustand, einen Schwarm Eintagsfliegen, die das Licht einer Laterne umtanzten. Diese Beobachtung regte ihn zu einer Frage an: «Diese Insekten leben nur ein paar Stunden; wie können Darwins Gesetze der natürlichen Zuchtwahl auf sie angewendet werden?» Der Forschergeist siegte über die Depression. Olga schreibt: «Seine Gedanken wandten sich der Wissenschaft zu; er war gerettet und das Band zum Leben wieder geknüpft.»

Zwei Jahre später (1875) finden wir Metschnikow erneut an der Universität Odessa. Er hat wieder geheiratet. Olga ist fast noch ein Kind neben dem einunddreißigjährigen Metschnikow. Bis zu seinem Tod im Jahre 1916 stand sie ihm als seine Frau und Mitarbeiterin mit Rat und Tat zur Seite. Doch auch die zweite Ehe machte keinen neuen Menschen aus Metschnikow. In Odessa, an einer Universität, wo der Konflikt zwischen Konservativen und Revolutionären heftige Formen annahm, beteiligte er sich an den politischen Auseinandersetzungen – fast immer auf der Seite der Verlierer.

Olga erkrankte an Typhus und wurde von ihm gesund gepflegt. Er war überarbeitet, sein Sehvermögen ließ nach, er bildete sich eine Herzkrankheit ein und litt unter Schlaflosigkeit. 1881 verfiel er in eine weitere tiefe Depression, die zu einem zweiten Selbstmordversuch führte. Diesmal entschied er sich für eine ausgefallene Todesart. Aus Rücksicht auf seine Familie wollte er den Suizid nach Möglichkeit vertuschen. Und da er auch in dieser Situation noch Wissenschaftler blieb, sollte sein Tod ein «Experiment» werden, von dem neue Erkenntnisse zu erwarten waren. Er injizierte sich das

Blut eines Kranken, der an Rückfallfieber[4] litt. Doch es zeigte sich, daß er ein ebenso schlechter Mikrobiologe wie Pharmakologe war, denn er überschätzte die tödliche Wirkung der Infektion, wie er zwölf Jahre zuvor die tödliche Dosis des Morphiums unterschätzt hatte. Wie Metschnikow rasch feststellte, war es *möglich*, den Erreger des Rückfallfiebers auf dem Blutweg zu übertragen. Außerdem erkannte er, daß diese Krankheit wiederholt Anfälle von heftigen Muskelschmerzen, längerem Fieber, Gelbsucht und Delirium verursacht. Aber sie verlief in der Regel nicht tödlich – nur zwei bis acht Prozent der Erkrankten starben an der Infektion, während sich die meisten spontan erholten. (Heute läßt sich das Rückfallfieber mit Antibiotika heilen.)

Während seiner Genesung besserte sich auch sein Gemütszustand. Olga kam in den Genuß einer bescheidenen Erbschaft, dank deren Metschnikow der Universität von Odessa und ihren unerfreulichen politischen Wirren den Rücken zuwenden konnte. Mit neuem Mut ließen sich die Metschnikows 1882 in Messina nieder, wo er mit seiner großen Arbeit über Phagozytose begann – jener Forschung, die ihn bis an sein Lebensende beschäftigte und beflügelte.

Am meeresbiologischen Laboratorium in Messina konzentrierte Metschnikow seine Forschungsaktivitäten auf die Embryologie der Seeanemonen (Hohltiere) und des Seesterns (Stachelhäuter). Besondere Aufmerksamkeit widmete er den zellulären Ursprüngen des Verdauungstraktes. In einigen der Zellen, die den Darm dieser primitiven Tiere auskleiden, bemerkte er winzige Nahrungsklümpchen. Diese Zellen hatten die mikroskopischen, organischen Bestandteile des Meeres, die ihre Nahrung bilden, aktiv aufgenommen. In einem Experi-

4 Der das Rückfallfieber verursachende Organismus, *Borrelia recurrentis*, ist ein Bakterium, das mit dem Erreger der Syphilis (*Treponema pallidum*) verwandt ist. Es wurde erstmals von Otto Obermeier im Jahre 1868 beschrieben. Im Normalfall wird das Rückfallfieber von Läusen oder Zecken übertragen. Seit frühester Zeit haben große Epidemien von Rückfallfieber Europa heimgesucht.

ment, das der Beobachtung dieser Aktivität diente, führte Metschnikow in die Mundscheibe einer Seeanemone Karmin ein. Daraufhin bildeten die Verdauungszellen amöbenartige Ausstülpungen, die die Fremdkörper umschlossen und ins Zellinnere beförderten.[5] Als Biologe daran gewöhnt, sich an Naturgesetzen zu orientieren, die für alle lebenden Tiere gelten, gewann Metschnikow die feste Überzeugung, daß sich mit Hilfe solcher spezialisierter Freßzellen (später nannte er sie *Phagozyten*) niedere wie höhere Organismen, einschließlich des Menschen, gegen Fremdkörper verteidigen – auch gegen feindliche Fremdkörper wie krankheitsverursachende Mikroorganismen.

Von Metschnikow selbst stammt der folgende Bericht über diese große Entdeckung:

«Ich erholte mich von dem Schock der Ereignisse, die durch meinen Abschied von der Universität hervorgerufen worden waren, und widmete mich begeistert meinen Studien in der herrlichen Umgebung an der Straße von Messina.

Eines Tages war die ganze Familie in den Zirkus gegangen, um sich eine außergewöhnliche Affennummer anzusehen, während ich allein mit meinem Mikroskop zurückblieb und das Leben in den beweglichen Zellen einer Seesternlarve beobachtete. Da schoß mir plötzlich ein neuer Gedanke durch den

5 Bei seinen Hypothesen zur entwicklungsgeschichtlichen Entstehung des Immunsystems, für dessen Hauptstütze Metschnikow die Phagozytenzelle hielt, scheint er mir den «Stammbaum» nicht weit genug zurückverfolgt zu haben. Der entscheidende evolutionäre Schritt, der schließlich zu den Säugetieren führen sollte, fand zu einem Zeitpunkt statt, da die Erde noch sehr jung war: mit dem Auftreten jenes Protozoons, das wir Amöbe nennen. Die Amöbe war vermutlich der erste Organismus, der die Nahrung aus der ihn umgebenden «Suppe» nicht passiv aufnahm und seine Energie nicht nach Art der Pflanzen aus dem Sonnenlicht gewann. Die Amöbe fängt ihre Nahrung aktiv ein. Das erscheint recht einfach, ist tatsächlich aber äußerst kompliziert, weil die Amöbe die Nahrung dazu erkennen und sie als verschieden – als Nicht-Selbst – wahrnehmen muß. Ihre Außenhaut verfügt wahrscheinlich über sensorische Funktionen in Gestalt chemischer Rezeptoren. In gewisser Weise war diese erste Unterscheidung zwischen Selbst und Nicht-Selbst zum Zwecke der Nahrungsgewinnung der Beginn des Bewußtseins.

Kopf. Mich dünkte, daß ähnliche Zellen der Verteidigung des Körpers gegen Eindringlinge dienen könnten. Ich war so aufgeregt, daß ich auf und ab lief und mich sogar ans Meer begab, um meine Gedanken zu sammeln.

Wenn meine Annahme richtig war, sagte ich mir, dann müßte ein Splitter, der in den Körper einer Seesternlarve – einem Körper ohne Blutgefäße und Nervensystem – eingeführt würde, binnen kurzem von beweglichen Zellen umgeben sein, wie man sie etwa beobachten kann, wenn sich ein Mensch einen Splitter in den Finger treibt. Gesagt, getan.

Zu unserem Haus gehörte ein kleiner Garten, in dem wir wenige Tage zuvor einen kleinen Tangerinenbaum zu einem ‹Weihnachtsbaum› hergerichtet hatten. Von ihm nahm ich ein paar Dornen und führte sie unter die Haut einiger schöner Seesternlarven, die so durchsichtig wie Wasser waren.

Ich fieberte dem Ausgang meines Experimentes so ungeduldig entgegen, daß ich in dieser Nacht keinen Schlaf fand, und schon früh am nächsten Morgen konnte ich mich davon überzeugen, daß der Versuch zu meiner vollsten Befriedigung geglückt war.

Dieses Experiment war die Grundlage der Phagozytentheorie, deren Entwicklung ich die nächsten fünfundzwanzig Jahre meines Lebens widmete.»

Von diesem Augenblick an war Metschnikows Interesse nicht mehr in erster Linie biologisch-naturwissenschaftlich, sondern vorrangig medizinisch ausgerichtet. In einer ersten Übertragung der Phagozytentheorie auf den Menschen versuchte er zu erklären, warum im Eiter so viele Zellen konzentriert sind. 1883, als Metschnikow die Ansätze seiner Theorie entwickelte, waren ihm zwei Dinge bekannt: 1. Aus Pasteurs Arbeiten wußte er, daß Furunkel von bestimmten pathogenen Bakterien verursacht werden, die in einen lokalisierten Hautbereich eindringen. 2. Die Arbeiten anderer Forscher hatten gezeigt, daß der zähflüssige Inhalt des Furunkels (der Eiter) nicht nur Bakterien enthält, sondern auch eine Fülle weißer

Blutkörperchen (Leukozyten).[6] Einige Jahre zuvor hatten die deutschen Pathologen Julius Friedrich Cohnheim und Rudolf Virchow nachgewiesen, daß die Leukozyten, die sich normalerweise innerhalb des Blutkreislaufs bewegen, die Wände der Blutgefäße auch durchdringen können, um sich am Ort einer Infektion zu sammeln – zum Beispiel in einem Furunkel. Andere, so auch Robert Koch, der namhafteste Bakteriologe jener Zeit, hatten Bakterien innerhalb mancher Leukozyten beobachtet, diesen Umstand aber nicht mit einem Abwehrmechanismus in Verbindung gebracht. Koch hielt diese Leukozyten vielmehr für die Transportmittel, die die Infektion auf andere Teile des Körpers übertragen.[7]

Metschnikow hat als erster erkannt, daß phagozytische Zellen am Heilungsprozeß beteiligt sind.[8] 1887 reiste der mittler-

6 Blut, «der hurtige Geist in unseren Adern», wie Shakespeare schreibt, besteht aus strukturierten Elementen – roten Blutkörperchen (Erythrozyten), weißen Blutkörperchen (Leukozyten) und Blutplättchen (Thrombozyten) –, die sich in einer chemisch komplexen Flüssigkeit befinden, dem Plasma (*Serum*, wenn der Gerinnungsfaktor beseitigt worden ist). Erythrozyten enthalten Hämoglobin und transportieren den Sauerstoff, den das Körpergewebe zum Atmen braucht. Leukozyten sind eine Familie verschiedener kernhaltiger Zellen, die viele immunologische Aufgaben haben, unter anderem auch die der Phagozytose (Kapitel «Immunität durch Vielfalt» und «T-Zellen und B-Zellen»). Thrombozyten sind kleine, kernlose Zellen, die an der Blutgerinnung beteiligt sind. Ein Bestandteil des Plasmas sind die Immunglobuline, die von Zellen des Immunsystems gebildeten Antikörper (Kapitel «Die Säfte der Immunität» und «Antigene und Antikörper»).

7 Koch hat nicht völlig unrecht. Bestimmte Mikroorganismen, wie etwa das Protozoon *Leishmania*, das die Krankheit Kala-Azar hervorruft, haben sich in bemerkenswerter Weise den Bedingungen innerhalb der Phagozyten angepaßt und führen dort ein Dasein als Schmarotzer. Andere Krankheitserreger, so die Bakterien, die Brucellose (Maltafieber) erregen, können in den Phagozyten überleben und sich vermehren.

8 Die Zellen, die Fremdkörper verzehren, haben Metschnikows ursprüngliche Bezeichnung *Phagozyten* als Kollektivnamen behalten. Doch die Phagozyten sind eine Familie sehr verschiedener Zellen, deren Namen sich im Laufe der Jahre verändert haben. Metschnikow entdeckte eine Phagozytenzelle mit einem gelappten Kern, die er *Mikrophage* nannte, und eine Zelle mit rundem Kern, die er als *Makrophage* bezeichnete. In der modernen Phagozyten-Nomenklatur wird die Mikrophage als *polymorphkerniger Leukozyt* bezeichnet.

weile Siebenundvierzigjährige zu einem Treffen mit Pasteur nach Paris. Damals war das Institut Pasteur gerade im Bau, und Metschnikow bat um einen kostenlosen Laborplatz, um seine Arbeit über die Phagozyten mit angemessenen Hilfsmitteln fortführen zu können. Pasteur war einverstanden, und ein Jahr später ließen sich die Metschnikows in einem Vorort von Paris nieder, wo sie bis an ihr Lebensende blieben.

Am Institut Pasteur wiesen Metschnikow und seine französischen Kollegen nach, daß die Phagozyten bei einer Vielzahl von Bakterieninfektionen aktiv werden. Im Laufe dieser Forschungsarbeiten gewannen sie die Überzeugung, daß sie den entscheidenden Immunitätsmechanismus entdeckt hatten. Doch inzwischen waren andere Studien, vor allem in Deutschland, durchgeführt worden, deren Ergebnisse auf eine zweite Waffe des Immunsystems schließen ließen: einen nichtzellulären, löslichen Faktor im Blutserum.

Metschnikow, der jetzt nur noch Augen für seine Phagozyten hatte, weigerte sich hartnäckig, die immer schlüssigeren Beweise für die Existenz des Immunfaktors im Serum zur Kenntnis zu nehmen, so daß es in den nächsten Jahren zu einem erbitterten deutsch-französischen «Immunitätsstreit» kam. Heute weiß man, daß beide Seiten recht hatten. Es besteht eine lebenswichtige enge Wechselbeziehung zwischen den zellulären und serösen (humoralen) Waffen des Immunsystems. Die Phagozyten nehmen immunologische Aufgaben wahr, an die Metschnikow nicht im Traum gedacht hat. Der Entdecker der Phagozyten wäre stolz auf sie, würde er heute noch leben.

Unter *Makrophagen* versteht man heute rundkernige Phagozytenzellen, die an Geweben fixiert sind (wie Schwämme an Felsen), vor allem an der Innenseite der Blutgefäße von Milz und Leber. Die rundkernigen Phagozyten, die im Blut zirkulieren und die Gewebe aufsuchen, von denen sie gebraucht werden, heißen *Monozyten*.

Die Säfte der Immunität

Nur sehr wenige Ärzte der westlichen Welt werden jemals einen Fall von Diphtherie zu Gesicht bekommen. Vor sechzig Jahren war das noch ganz anders. Diphtherie war eine verbreitete und vielfach tödliche Krankheit, vor allem bei Kindern. Tausende starben einen grausamen Erstickungstod, wenn die schmutzigweißen Beläge, die durch die sich ungehemmt vermehrenden Bakterien hervorgerufen wurden, die Atemwege von Hals und Lungen blockierten. Seit den dreißiger Jahren haben wirksame Immunisierung und verschiedene neue Behandlungsformen zu einem drastischen Rückgang der Krankheit geführt, obwohl der Tod durch Diphtherie in den Teilen der «Dritten Welt», in denen Immunisierung und Medikamente noch Luxus sind, nach wie vor an der Tagesordnung ist.

Nachdem Pasteur seine Theorie der Krankheitskeime bewiesen hatte, entwickelte sich die Bakteriologie mit bemerkenswertem Tempo. Schon bald befaßten sich deutsche Mediziner mit der neuen Wissenschaft, und im Wechselspiel dieser deutsch-französischen Konkurrenz wurde eine Fülle neuer Erkenntnisse zutage gefördert. 1883 – nur drei Jahre nachdem Pasteur seine Kollegen in aller Welt mit der Erklärung verblüfft hatte, daß Furunkel durch Bakterien verursacht werden – beschrieb der deutsche Pathologe Edwin Klebs ein stabförmiges Bakterium (heute unter dem Namen *Corynebacterium diphtheriae* bekannt), das er in Abstrichen aus dem Hals von Diphtheriepatienten fand. Ein Jahr später bewies der deutsche Bakteriologe Friedrich Löffler, daß dieser Organismus die

Krankheit verursacht, und entwickelte eine Methode, die Bakterien in einer Nährflüssigkeit zu züchten.

Zurück nach Frankreich. Dort überprüften 1888 Pierre Émile Roux und Alexandre Yersin, zwei Wissenschaftler des Institut Pasteur, in einer Reihe von Experimenten, ob sich durch Impfung mit einer Bazillenkultur eine typische Diphtherie bei einem Kaninchen hervorrufen ließ. Zu ihrer Überraschung zeigte sich bei dem Tier kein *progressiver* Krankheitsverlauf, wie er für die Diphtherie charakteristisch ist. Vielmehr starb das Kaninchen fast *unmittelbar* nach der Injektion. Der Bazillus hatte eine hochwirksame Substanz, ein Toxin, das gefährlicher ist als das Gift einer Viper, in die Nährflüssigkeit ausgeschieden. Dieses Toxin verursachte den Herztod des Kaninchens (eine Krankheitsfolge, die gelegentlich auch bei diphtheriekranken Menschen auftritt). Einige Monate später wurde ein ähnlich wirksames Toxin in der Nährflüssigkeit einer Kultur von Tetanusbazillen entdeckt.

Jetzt überstürzten sich die Ereignisse. Ende 1890 erklärten der deutsche Mediziner Emil von Behring und sein japanischer Kollege Shibasaburo Kitasato, die beide in Robert Kochs [1] Institut für Infektionskrankheiten in Berlin arbeiteten, daß sich ihnen eine völlig neue Dimension des Immunsystems eröffnet hätte. In ihrem Aufsatz, der am 3. Dezember 1890 in der *Berliner klinischen Wochenzeitschrift* erschien, schilderten sie Experimente, bei denen sie Kaninchen winzige, nicht-tödliche Mengen des Tetanustoxins aus Bakterienkulturen injiziert hatten. Einige Wochen später impften sie Mäuse, die kurz zuvor eine tödliche Toxindosis erhalten hatten, mit dem Serum dieser Kaninchen. Die Mäuse überlebten, ja, nicht das geringste Anzeichen deutete auf eine schädliche Wirkung des Toxins hin. Eine Woche später veröffentlichte Behring einen weiteren Artikel, in dem er das gleiche Experiment mit den gleichen

1 Robert Koch (1843–1910) gilt als der Begründer der modernen Bakteriologie. Er entwickelte die Grundprinzipien der Züchtung spezifischer Bakterienkulturen und der systematischen Bakteriologie. Außerdem entdeckte er die Erreger der Tuberkulose und Cholera.

Ergebnissen beschrieb, nur daß es sich diesmal um das Toxin des Diphtheriebazillus handelte. Offensichtlich neutralisierte irgendeine Substanz im Serum injizierter (immunisierter) Kaninchen das bakterielle Toxin. Behring nannte dieses Element des Serums *Antitoxin.*

Das war eine bedeutende wissenschaftliche Entdeckung – aber hatte sie auch praktischen Wert für die Medizin? An der Diphtherie starben Kinder und keine Mäuse. Konnte das Antitoxin die Krankheit eindämmen und heilen? Am Heiligabend des Jahres 1891 entschloß man sich – das Berliner Institut verfügte über einen winzigen Vorrat Antitoxin – zur Anwendung bei einem diphtheriekranken Kind, das seinen Erstickungsanfällen zu erliegen drohte. Man räumte ihm keine Überlebenschancen mehr ein. Der behandelnde Arzt hatte das Institut um eine Phiole voll Antitoxin gebeten und sie erhalten. In einem Augenblick von höchster Dramatik spritzte er dem Kind das Serum in die Vene. Am nächsten Morgen war das Fieber gesunken, der Belag zurückgegangen und die Atmung nicht mehr so mühsam. Das Leben war dank des Antitoxins in den ermatteten Körper zurückgekehrt. In den folgenden Jahren wurden Tausende von Diphtheriepatienten durch das antitoxische Serum gerettet[2] – mit Antitoxinen, die man in großen Mengen durch die Immunisierung von Pferden gewann.

Die Jagd nach den Antitoxinen hatte begonnen. Ein weiterer bedeutender Wissenschaftler hielt Einzug im Revier: Paul Ehrlich, der es sich zur Aufgabe machte, Ordnung in die Verwir-

2 Ähnlich wie bei anderen «bahnbrechenden» Entdeckungen in der Medizin glaubte man zunächst mit der Antitoxintherapie über ein Allheilmittel gegen alle von Bakterien verursachten Krankheiten zu verfügen. Doch die meisten Bakterien produzieren keine Toxine, so daß sich die Antitoxine ebensowenig als therapeutischer Stein der Weisen erwiesen wie in neuerer Zeit die Antibiotika. Nachdem man in den dreißiger Jahren die spezifische Immunisierung und die Chemotherapie mit Sulfonamiden entwickelt hatte, wurde die antitoxische Therapie auch bei Diphtherie und Tetanus kaum noch verwendet. Diese Form der «passiven Immuntherapie» beschränkt sich heute weitgehend auf die Anwendung von Schlangenseren (Antitoxine gegen Schlangengifte) zur Behandlung von Schlangenbissen.

rung zu bringen, die hinsichtlich der Natur und Anwendung der Antitoxine herrschte. Als er nicht lange nach der ersten Antitoxin-Behandlung von Menschen mit seinen Forschungsarbeiten begann, folgte die Verabreichung weitgehend dem Prinzip von Versuch und Irrtum – die Dosis war noch nicht standardisiert und die Wirksamkeit des antitoxischen Serums von Fall zu Fall verschieden.

Ehrlich war das schlesische Pendant zum Franzosen Pasteur. Dieser war ein Chemiker, der wie ein Arzt dachte, während Ehrlich ein Arzt war, der sich die Kategorien eines Chemikers zu eigen machte. Der Chemiker in ihnen veranlaßte beide, biologische Erscheinungen unter dem Aspekt ihrer chemischen Reaktionen zu betrachten – wie sich die Elemente zu komplexen Molekülen verbinden und wie sich diese Reaktionen quantifizieren und messen lassen. Ehrlich nahm eine bestimmte Menge Toxin und die gleiche Menge Antitoxin. Dann prüfte er, in welchem quantitativen Verhältnis sie miteinander reagierten: wieviel Antitoxin eine bestimmte Menge Toxin neutralisiert. Diese Untersuchungen waren nicht nur von großem theoretischen Interesse, sie ermöglichten auch die Standardisierung der Antitoxine und später anderer biologischer Heilsubstanzen (etwa des Insulins und der Hormone). Ohne Standardisierung ließen sie sich nur experimentell für die Behandlung von Menschen verwenden, nicht in großem Maßstab.

Bislang waren alle Toxine bakterielle Produkte, und man ging davon aus, daß sie alle gleich seien. Ehrlich wies als erster darauf hin, daß toxische Substanzen auch anderen Ursprungs sein können – zum Beispiel das Rizin, eine hochgiftige Substanz der Rizinus-Samen, oder das Abrin, das aus dem Samen der Paternostererbse gewonnen wird. Ehrlich entdeckte ein Grundprinzip der Immunität, das für unser Verständnis der Immunreaktionen von entscheidender Bedeutung ist. In seinen Experimenten erzeugte er in Kaninchen zunächst ein Antitoxin gegen Rizin. Wie zu erwarten, schützte das Antitoxin Mäuse vor der tödlichen Wirkung dieses Toxins. Dann injizierte Ehrlich den Mäusen *Abrin* und versuchte, sie mit einer Dosis *Rizin*-Antitoxin zu schützen. Die Mäuse verendeten.

Umgekehrt konnte er mit dem Antitoxin des Abrins keine Schutzwirkung gegen Rizin erzielen. So wies Ehrlich nach, daß Antitoxine *spezifisch* wirken: Ihr Einfluß erstreckt sich jeweils nur auf die Toxine, die zu ihrer Bildung geführt haben. Auf der Grundlage dieser Ergebnisse entwickelte er die Theorie, daß Toxin und Antitoxin eine besondere chemische Struktur haben, dank deren sie zueinander passen wie Schlüssel und Schloß. Das Antitoxin des Rizins konnte bei den Mäusen die Wirkung des Abrins nicht neutralisieren, weil die «Verriegelungsmechanismen» dieses Antitoxins anders «angeordnet» sind als der «Schlüsselbart» des Abrins. Entsprechend kann das Diphtherie-Antitoxin keinem Tetanuspatienten helfen. Im Fortgang dieses Buches wird sich zeigen, daß Spezifität der *Modus operandi* der allermeisten Immunreaktionen ist.[3]

In dem Jahrzehnt, das auf Behrings und Ehrlichs Entdeckungen folgte, durchlief die Antitoxin-Forschung eine rasche Entwicklung. Die Arbeiten französischer, deutscher, englischer und amerikanischer Forscher zeigten, daß dieser Serumfaktor, den man inzwischen als *Antikörper* bezeichnete, nicht nur gegen die Toxine von Bakterien und Pflanzen gezüchtet werden konnte, sondern sich auch zum Einsatz gegen ganze Bakterien und andere Krankheitserreger eignet. Die Reaktion zwischen Antikörper und Krankheitserreger ließ sich im Reagenzglas

3 Inmitten all dieser Forschungsarbeiten begründete Ehrlich außerdem die Chemopharmakologie (die Therapie durch chemisch hergestellte Mittel). Nach seiner Auffassung waren Immunologie und Chemotherapie jedoch gar nicht so verschieden: Sowohl Antitoxine (Antikörper) als auch Drogen – so Ehrlich – verbinden sich mit ihren Zielen, den Toxinen und Mikroorganismen, aufgrund ihrer spezifischen chemischen Schloß-Schlüssel-Paßform. Kurioserweise stieß er auf den Ursprung dieses Konzepts in der organischen Farbenindustrie, die Ende des 19. Jahrhunderts in Deutschland aufzublühen begann. Ehrlich bemerkte, daß bestimmte Farbstoffe nur bestimmte Mikroorganismen anfärbten – sich also mit ihnen verbanden. Dies veranlaßte ihn zu der Annahme, die Farbstoffe könnten wie «ferngelenkte Geschosse» als spezifisch wirkende Heilmittel verwendet werden. Dieser Idee verdankte es Ehrlich schließlich auch, daß seine Suche nach einem Mittel gegen Syphilis erfolgreich war: Die arsenhaltige organische Verbindung Salvarsan ergab sich durch Abänderung der chemischen Formel eines Farbstoffs.

sogar beobachten, wenn man beide mischte: Die Organismen klumpten zusammen, aus dem Toxin oder dem löslichen Extrakt des Krankheitserregers bildete sich ein Niederschlag oder der Krankheitserreger wurde abgetötet und aufgelöst.[4] Im letzten Fall wies der belgische Wissenschaftler Jules Bordet 1895 nach, daß bei der Auflösung (Lyse) des Krankheitserregers dem Antikörper ein anderer, im Blut natürlich vorkommender Stoff, das *Komplement*, zu Hilfe kommen muß.

Schließlich stellte sich heraus, daß sich Antikörper nicht nur gegen Toxine und mikrobielle Krankheitserreger bilden, sondern gegen jede Substanz von hinreichender Größe (Molekulargewicht), die in ihrem chemischen Aufbau so komplex ist, daß der Körper sie als fremd, als Nicht-Selbst erkennt. Man gab diesen Substanzen, zu denen so unterschiedliche Stoffe gehören wie Blut einer anderen Blutgruppe, das Albumin des Hühnereis oder Blütenstaub, den Kollektivnamen *Antigene*.

Als in den theoretischen Überlegungen die «Säfte der Immunität»[5] den Phagozyten den Rang abzulaufen begannen, stellten Metschnikow und seine Anhänger im Institut Pasteur sie

4 Eine Teildisziplin der Immunologie, die *Serologie*, beschäftigt sich mit den verschiedenen Laborverfahren für den Nachweis und die Messung von Antikörperreaktionen. Serologische Verfahren dienen nicht nur zur Diagnose gegenwärtiger und früherer Infektionen, sondern auch zu anderen Zwecken, zum Beispiel der Blutgruppenbestimmung. Ohne die serologischen Methoden zur Bestimmung des Spender- und Empfängerblutes wären Bluttransfusionen überhaupt nicht möglich.

5 Von Hippokrates bis in die Mitte des 19. Jahrhunderts hinein glaubte man, es gebe vier verschiedene *humores* (Säfte) im menschlichen Körper: Blut, Phlegma (Schleim), schwarze Galle und gelbe Galle. Krankheiten und Verstimmungen wurden auf ein Ungleichgewicht der Körpersäfte zurückgeführt (deshalb der Aderlaß – er sollte der Wiederherstellung des Gleichgewichtes dienen). Die Immunologen übernahmen den Terminus «humoral» (die Körperflüssigkeiten betreffend), um die Immunität durch Antikörper im Serum zu bezeichnen. Das also ist die *humorale Immunität*.

Für die von Metschnikow entdeckte Form der Immunität sind Zellen verantwortlich, die Phagozyten. Hier spricht man von *zellulärer Immunität* oder, im erweiterten Kontext der modernen immunologischen Theorienbildung, von *zellvermittelter Immunität*.

prinzipiell in Abrede. Antikörper seien – so Metschnikows Argumentation – lediglich ein Zerfallsprodukt der Phagozyten. Wie die folgenden Kapitel über die modernen immunologischen Auffassungen zeigen werden, irrte Metschnikow mit seiner Polemik. Sowohl die Verfechter der zellulären wie die der humoralen Immunität hatten recht. Wir wissen heute, daß die zelluläre und die humorale Waffe des Immunsystems in enger Beziehung und Wechselwirkung stehen. In gewisser Weise hat das Nobelpreiskomitee 1908 die Verbindung der beiden Schulen vorweggenommen, als es Metschnikow und Ehrlich gemeinsam ehrte.

1910 waren damit die grundlegenden Mechanismen des Immunsystems bekannt:

1. Der Körper verteidigt sich gegen Substanzen, die er als Fremdkörper (Antigene), das heißt als verschieden von sich selbst erkennt.

2. Dazu stehen ihm zwei Verteidigungssysteme zu Verfügung: (A) spezialisierte, sowohl fixierte wie wandernde Zellen (Phagozyten), die Fremdkörper, zum Beispiel eindringende Bakterien, verschlingen; (B) die humorale Waffe, Antikörper im flüssigen Teil des Blutes (Plasma/Serum), die in Reaktion auf Fremdkörper (Antigene) gebildet werden, sich *spezifisch* mit ihnen verbinden und sie neutralisieren; an der Abtötung (Lyse) der Bakterien ist ein weiteres, im Blutplasma natürlich vorkommendes Element, das *Komplement*, beteiligt.

In den Jahren nach 1910 konzentrierte sich die Forschung auf die humorale Waffe des Immunsystems. Woraus besteht der Antikörper? Wie wird er im Körper hergestellt? Wie wirkt er? – Es sollte noch weitere dreißig Jahre dauern, bevor diese Fragen befriedigend beantwortet waren. Die hochentwickelten Instrumente, deren die Immunologen bedurften, um diesen Problemen auf den Grund zu gehen, waren 1910 noch nicht verfügbar.

In der Zwischenzeit machte ein interdisziplinärer Wissenschaftszweig, die Biochemie, atemberaubende Fortschritte bei der Suche nach den Bausteinen des Lebens. Man fand heraus, welche Rolle die chemischen Substanzen in den Lebensprozessen spielen. Der wichtigste Bestandteil aller Lebewesen, von den Amöben bis zu den Zebras, ist – so zeigte sich – das Protein. Alle Proteine sind aus zwanzig verschiedenen Aminosäuren aufgebaut, die sich zu Ketten von enormer Länge zusammenschließen.[6] Die Beschaffenheit des Proteins hängt von der Art und Reihenfolge der Aminosäuren in der Kette ab. In den zwanziger Jahren stellte man fest, daß ein Hauptbestandteil des Serums Protein ist und daß Antikörper Serumproteine sind – was nicht bedeutet, daß es sich bei allen Serumproteinen um Antikörper handelt.

Ende der dreißiger Jahre waren die technischen Voraussetzungen geschaffen, um das Antikörper-Protein zu beschreiben. Dank ihrer chemischen Zusammensetzung sind die Proteinmoleküle Träger einer elektrischen Ladung. Die Größe dieser Ladung unterscheidet sich von Protein zu Protein. Der Schwede Arne Tiselius untersuchte (in Zusammenarbeit mit dem amerikanischen Genetiker Elvin Kabat) die elektrische Ladung des Proteins, indem er in einem eigens zu diesem Zweck entworfenen Apparat einen polarisierten Strom durch Blutserum schickte. Unter diesen Bedingungen zerfiel das Serum in vier Bestandteile: drei Substanzen, die die beiden Forscher als *Gammaglobulin*, *Betaglobulin* und *Alphaglobulin* bezeichneten, und eine Fraktion von Teilchen mit hoher Wandergeschwindigkeit, die sie als Albumin identifizierten. Als Tiselius das Serum eines immunisierten Probanden mit Hilfe dieser Methode (Elektrophorese) zerlegte, stellte er fest, daß sich die Antikörper vor allem im Gammaglobulin befanden. Vierzig Jahre später, nach mindestens ebenso vielen Verbesserungen der ursprünglichen Elektrophorese sowie der Entwick-

6 Über den Aufbau der Proteinkette durch lebende Zellen gewann man Klarheit, als man die DNS (Desoxyribonukleinsäure) entdeckte und sie als Träger der Erbinformation erkannte. Das im Zellkern liegende DNS-Molekül ist das kodierte Band, das durch seine Anweisungen festlegt, welche Aminosäuren in welcher Reihenfolge zusammenzufügen sind, damit das gewünschte Protein entsteht. Die kodierte Anweisung wird an die RNS (Ribonukleinsäure) weitergegeben, die aus dem Kern hinaus ins Zytoplasma transportiert wird und dort den Aufbau der Proteine festlegt.

lung völlig neuer Methoden, konnte gezeigt werden, daß Antikörper nicht eine einzige Klasse des Globulinproteins bilden, sondern eine Familie von fünf Klassen, die man als *Immunglobuline* (abgekürzt Ig) *G, M, D, A* und *E* bezeichnet. Jedes dieser Igs hat seine charakteristische Struktur und Funktion. In den nächsten Kapiteln werde ich einige dieser Merkmale beschreiben und mich mit dem komplizierten Zusammenwirken der spezialisierten Zellen befassen, die im Rahmen der Immunreaktion des Körpers für die Bildung der Immunglobuline zuständig sind.

Das Immunsystem

Woraus es besteht und wie es funktioniert

Antigene und Antikörper

Wäre dies ein Lehrbuch, würde ich nun mit einer Beschreibung der natürlichen Immunität beginnen. «Natürliche Immunität» ist eine Sammelbezeichnung für die körpereigenen antimikrobiellen Faktoren und die Zellen des Immunsystems, die die Fremdkörper (Antigene) «instinktiv» erkennen und bekämpfen. Bei der natürlichen Immunität tritt nichts *künstlich hervorgerufen* in Aktion. Der historische Rückblick der Einleitungskapitel hat uns jedoch eher mit dem Prinzip der *erworbenen Immunität* vertraut gemacht, mit der spezifischen Induktion durch Antigene und der Reaktion auf sie. Deshalb will ich mich zunächst der erworbenen Immunität zuwenden und erst später auf die natürliche zurückkommen. Die Immunität ist ohnehin das Ergebnis so vielfältiger Wechselbeziehungen, daß sich zu ihrer Darstellung verschiedene logische Ausgangspunkte anbieten. Beginnen wir also mit:

A wie «Antigen»

Antigene schalten das Immunsystem ein. Alles, was seine Tätigkeit aktiviert, wird unter den Begriff «Antigen» gefaßt. Spezialisierte Zellen des Immunsystems erkennen die Antigene als Nicht-Selbst, als nicht zum Körper gehörige Substanzen. Solche Fremdkörper können lebensbedrohende Krankheitserreger wie Viren, Bakterien und Parasiten sein. Doch neben den mikrobiellen Erregern gibt es noch eine ungeheure Vielfalt anderer Antigene, zum Beispiel Zellen, auch Blutzellen, anderer Individuen und Arten. Es können Drogen sein, wie etwa Tabak, und Krebszellen, die sich in unserem eigenen Körper bilden. Und es gibt Krankheiten – die Autoimmunkrankheiten –, bei denen das Immunsystem «in Verwirrung gerät» und sich gegen die Gewebe des eigenen Körpers wendet, als wären es Antigene.

Anhand der Darwinschen Prinzipien ließe sich ein Immunsystem erklären, das sich herausbildete, um jene Krankheitserreger zu erkennen und zu bekämpfen, die den menschlichen Körper seit ungezählten Jahrtausenden heimsuchen. Da uns während unserer Entwicklungsgeschichte Parasiten ständig begleitet haben, stünde ein selektiv schützendes Immunsystem mit der Theorie der natürlichen Selektion in Einklang: Individuen mit Eigenschaften, die die Pathogenität eines Mikroorganismus einschränken, wären eher imstande, zu überleben und diese Eigenschaften zu vererben, als Individuen, denen diese Eigenschaften fehlen. Aber Darwin und seine Nachfolger hätten Schwierigkeiten, uns zu erklären, warum Tiere (auch der Mensch) auf mikrobielle und anders beschaffene Antigene reagieren, auch wenn sie im Laufe der Entwicklungsgeschichte nie mit ihnen in Berührung gekommen sind. Wenn es sich um eine nichtspezifische, wahllose Abwehr handelte, würde sie noch in die Logik der Darwinschen Theorie passen. Doch unser Immunsystem agiert nicht wahllos, sondern verfügt über ein vortreffliches spezifisches Unterscheidungsvermögen, dank dessen es praktisch jedes Antigen auf der Erde Molekül für Molekül zu identifizieren vermag. Die höheren Wirbeltiere sind mit einem Immunsystem ausgestattet, das es ihnen erlaubt, nicht nur mit allen bekannten Antigenen fertig zu werden, sondern auch mit allen *künftigen.* Sollte in zehntausend Jahren ein völlig neuer mikrobieller Krankheitserreger auftreten, so wäre unser Immunsystem auch darauf vorbereitet.

Es hat den Anschein, als würde eine Immunreaktion etwa durch ein Bakterium, ein Grippevirus, ein Blütenstaubkorn oder einen zehn Meter langen Bandwurm ausgelöst werden.

Genau betrachtet ist das jedoch nicht der Fall. Beispielsweise stellt nicht ein *ganzer* Mikroorganismus eine Antigeneinheit dar. Das Immunsystem reagiert nur auf molekulare Bestandteile des Mikroorganismus. Wenn wir uns mit der Beschaffenheit von Antigenen beschäftigen, müssen wir in sehr kleinen, in molekularen Dimensionen denken. Antigene gehören drei chemischen Klassen an: den Proteinen (Eiweißen), den komplexen Kohlenhydraten (Mehrfachzuckern) und den Fetten. Fette (Lipide) sind nicht sehr wirksam als Antigene, können aber eine Immunreaktion hervorrufen, wenn sie sich mit Proteinen verbinden (Lipoproteine). In ähnlicher Weise können Zucker und Proteine eine Verbindung eingehen und Glykoproteine bilden.

Ein immunologisches Paradoxon, für das es bisher noch keine befriedigende Erklärung gibt, ist der Umstand, daß Antigene, gemessen an molekularen Maßstäben, sehr groß sein müssen, um das Immunsystem zu aktivieren. Ein Molekulargewicht[1] von mehr als 10000 ist erforderlich, um eine Immunreaktion auszulösen, und allgemein gilt: je größer das Antigenmolekül, desto heftiger die Immunreaktion. Das Paradoxon liegt darin, daß die spezifische Immunreaktion nur auf einen sehr kleinen Bereich des Antigenmoleküls anspricht. Beispielsweise besteht ein Proteinantigen mit einem Molekulargewicht von 14000 aus einer Kette von ungefähr 120 Aminosäuren; doch die Spezifität bestimmt nur ein Abschnitt von sechs bis zwanzig Aminosäuren. Dies weiß man aus früheren Untersuchungen, in denen Immunchemiker

1 Wenn sich die Atome zweier oder mehrerer Elemente zu einem Molekül verbinden, so hat diese Verbindung ein *Molekulargewicht*, das der Summe ihrer atomaren Teile entspricht. Wasser also, das aus zwei Wasserstoffatomen (Atomgewicht des Wasserstoffs = 1) und einem Sauerstoffatom (Atomgewicht des Sauerstoffs = 16) besteht, hat ein Molekulargewicht von 18. Aminosäuren setzen sich aus Kohlen-, Wasser-, Sauer- und Stickstoffatomen zusammen (einige wenige Aminosäuren besitzen auch Schwefelatome). Zum Beispiel besteht die Aminosäure Alanin aus drei Kohlenstoffatomen, sieben Wasserstoffatomen, einem Stickstoffatom und zwei Sauerstoffatomen, was ein Molekulargewicht von 89 ergibt.

eine einfache benzolartige Verbindung mit einem «Trägerprotein» koppelten. Für sich allein löste die Benzolverbindung keine Antikörperbildung aus, wenn man sie einem Versuchstier injizierte – ihr Molekulargewicht war zu niedrig. Bei Kopplung mit dem Trägerprotein hingegen bildeten sich Antikörper, die aber ausschließlich und spezifisch die Benzolverbindung erkannten. Heute verfügen Immunchemiker über ausgereifte Techniken, die es ihnen erlauben, Teile aus Proteinen oder Polysacchariden (Mehrfachzuckern) herauszuschneiden und diese Teile an ein langkettiges Trägermolekül zu binden. Sie können Versuchstiere mit diesem hybriden Antigen immunisieren und nachweisen, daß der gebildete Antikörper spezifisch auf den künstlich eingefügten Abschnitt des Antigens reagiert. Wie wir im Kapitel «Gute Aussichten» sehen werden, verwendet man diese Techniken zur Identifizierung der entscheidenden, der determinierenden Antigen-Abschnitte, um so neue und wirksame Impfstoffe herstellen zu können.

Insgesamt gibt es nur zwanzig verschiedene Aminosäuren. Sie lassen sich alle miteinander zu kurzen Ketten (Peptiden) oder langen Ketten (Proteinen) verbinden.[2] In biochemischen Lehrbüchern werden diese Ketten als eine Anordnung von Cs (Kohlenstoffatomen), Hs (Wasserstoffatomen), Os (Sauerstoffatomen) und Ns (Stickstoffatomen) dargestellt und durch gestrichelte Linien verbunden, um ihre Bindung zu verdeutlichen. Auf dem bedruckten Papier erscheinen die chemischen Formeln flach (zweidimensional). Das ist verwirrend und irreführend. Als Student konnte ich nie so recht an den Wirklichkeitsbezug der chemischen Symbole glauben; deshalb beschloß ich, mich an die konkreten Sachverhalte der Biologie zu halten. Leider mußte ich bald feststellen, daß auch die greifbaren biologischen Formen aus chemischen Substanzen bestehen. Es blieb mir also nicht erspart, mich mit Chemie zu befassen.

2 In lebenden Organismen wirken Enzyme als «Schweißgeräte», die die Aminosäuren nach dem Muster «Kopf-an-Schwanz» verbinden.

In Wirklichkeit ist die Aminosäurekette dreidimensional. Die räumliche Anordnung – die Physiognomie – der sechs bis zwanzig Aminosäuresequenzen in der Peptid- oder Proteinkette, die den determinierenden Abschnitt des Antigens konstituieren (Immunologen nennen diesen Abschnitt *Epitop*), wird durch die Art und Reihenfolge der beteiligten Aminosäuren bestimmt. Wird eine einzige Aminosäure durch eine andere ersetzt, so verändert sich die Form des Epitops. Das Immunsystem reagiert so außerordentlich fein, daß es diese winzige Veränderung bemerkt und für die neue Konfiguration einen ganz spezifischen Antikörper bildet. Auch wenn die Gesamtzahl der Aminosäuren auf zwanzig begrenzt ist, so ergibt sich natürlich schon bei einem Epitop aus sechs Aminosäuren eine ungeheure Zahl von möglichen Kombinationen – das heißt, eine ungeheure Zahl von möglichen Antigenen. Ein Immunologe hat ausgerechnet, daß eine Milliarde verschiedener Antigene (Epitope) möglich sind.

Die Vielfalt der Aminosäurekombinationen ist nicht nur eine wesentliche Voraussetzung für die Spezifität der Antigene, sondern auch für deren Fähigkeit, als solche zu wirken. Eine Kette von Aminosäuren oder Zuckern ist im Prinzip, wie die synthetisch verbundenen Molekülreihen, aus denen Nylon, Orlon oder Teflon bestehen, ein Polymer. Es gibt jedoch einen entscheidenden Unterschied zwischen den Polymeren des Lebens und denen der Industrie. Die Polymere in unseren Hemden und Hosen sind chemisch gleichförmig; ein Molekül ist wie das andere. Aus Gründen, die noch nicht bekannt sind, nimmt das Immunsystem diese chemische Monotonie nicht zur Kenntnis – es reagiert nicht auf sie. Wahrscheinlich fehlt es dieser Gleichförmigkeit an der stereoskopischen Form, die das Antigen ausmacht. Deshalb können Chirurgen Teflonklappen ins Herz setzen und andere Plastikprothesen verwenden, ohne sich Sorgen um eine Immunreaktion machen zu müssen, die zu einer Abstoßung führen könnte. Das Herz eines anderen Menschen (oder eines anderen Tieres) ist dagegen in Hinblick auf die Antigene ganz anders beschaffen. Mit Ausnahme eineiiger Zwillinge und einiger Stämme von speziell gezüchteten Labortieren trägt jedes Individuum seinen persönlichen Aminosäuresequenz-Code auf der Oberfläche aller seiner Zellen, so daß diese nach einer Organ- oder Gewebetransplantation von einem anderen Individuum (mit anderen persönlichen Epitopen auf seinen Zellen) als antigen erkannt werden würden. Mehr über dieses Spender-Empfänger- oder *Graft-versus-Host*-Problem an späterer Stelle.

A steht auch für «Antikörper»

Ich fahre jetzt mit dem Gegenstand fort, der sich als Pendant zum Antigen geradezu aufdrängt – dem Antikörper. Antigene lösen eine Fülle verschiedenster Immunreaktionen aus. Die Bildung von Antikörpern ist nur eine von ihnen. Sie ist jedoch die Immunreaktion, die uns meist als erste in den Sinn kommt. Deshalb wird uns eine Beschreibung der Antikörper vielleicht am leichtesten den Zugang zum Immunsystem eröffnen. Später werde ich mich mit der Frage auseinandersetzen, woher die Antikörper kommen, doch zunächst geht es um ihre Beschaffenheit und ihre Funktionen.

Kurioserweise hat die Papayafrucht einem Wissenschaftler, der sich mit diesen Themen befaßte, zum Nobelpreis verholfen. Wir sind mittlerweile in den sechziger Jahren angelangt! Die meisten Eigenschaften der Antikörper waren erforscht. Man wußte, daß sie Serumproteine sind und daß es fünf Arten dieses Proteins gibt. Die fünf Antikörperklassen wurden als *Immunglobuline (Ig) G, M, A, D* und *E* bezeichnet. Auch war man sich über die Funktionsweise dieser Immunglobulin-Antikörper – mit Ausnahme des IgD – weitgehend klar. Nur der Aufbau des Immunglobulin-Moleküls und die Eigenschaften, die zu der Fähigkeit führen, auf ein spezifisches Antigen-Epitop anzusprechen, blieben noch ein Rätsel.

Die Papayafrucht enthält ein Enzym, das Protein zerlegt. (Man bezeichnet solche Enzyme als Proteasen.) Das Enzym der Papayafrucht, Papain, wird in aufbereiteter Form dazu verwendet, zähes Fleisch zart zu machen – jeder kann es im

Lebensmittelgeschäft kaufen. Es wirkt als enzymatische Schere, die lange Proteinmoleküle in zwei kürzere (Peptid-) Ketten zerschneidet. Der Immunologe Rodney Porter hatte den klugen Einfall, diese Trennfähigkeit des Papains in den Dienst der Wissenschaft zu stellen. Er ging von der Überlegung aus, daß dem Papain beim Immunglobulin-Molekül das gleiche möglich sein müsse wie beim Eiweißmolekül des Steaks: die Zerlegung in zwei Teile. Dann, so überlegte er, müßte sich die Funktion jedes Teils bestimmen lassen. Sein Experiment zeigte, daß von einem Fragment, das er *Fab* («fragment, antigen binding» = antigenbindendes Fragment) nannte, die gesamte Bindungsaktivität ausgeht. Der andere Teil, den er als *Fc*-Fragment («fragment crystalline») bezeichnete, weil er sich kristallisieren ließ, verband sich nicht mit dem Antigen. Bei den Molekülen des IgG und IgM besaß das Fc-Fragment jedoch einen Rezeptor, der sich mit dem Komplement verband.[3] Porter und andere Forscher verwendeten dann weitere proteolytische Enzyme (Proteasen), die das Proteinmolekül des Antikörpers in andere (und mehr) Teile und Stücke zerlegten als das Papain. Auch Elektronenmikroskope mit sehr hohem Auflösungsvermögen wurden verwendet, um eine Vorstellung von der Struktur des Immunglobulin-Moleküls zu gewinnen. So zeichnete sich allmählich ein Bild des Ig-Moleküls ab – eine Leistung von großer wissenschaftlicher Artistik, für die Rodney Porter 1972 den Medizin-Nobelpreis erhielt.

Abbildung 1 (S. 54) zeigt, daß alle fünf Klassen der Immunglobuline die gleiche Grundstruktur besitzen, die ich hier schematisch wiedergegeben habe. Das Immunglobulin-Molekül ist Y-förmig. Es besteht aus zwei langen Ketten, die je 440 Aminosäuren umfassen und durch Schwefelatome verbunden sind. Ebenfalls durch Schwefelatome ist an jeden Arm des Y

3 Das Komplement ist eine der «natürlichen Immunsubstanzen» im Serum. Es unterstützt die Antikörper bei einigen wichtigen Immunreaktionen, so bei der Abtötung und Auflösung von Gonorrhoe-Bakterien. Mehr zum Komplement im Kapitel «T-Zellen und B-Zellen», S. 75 ff.

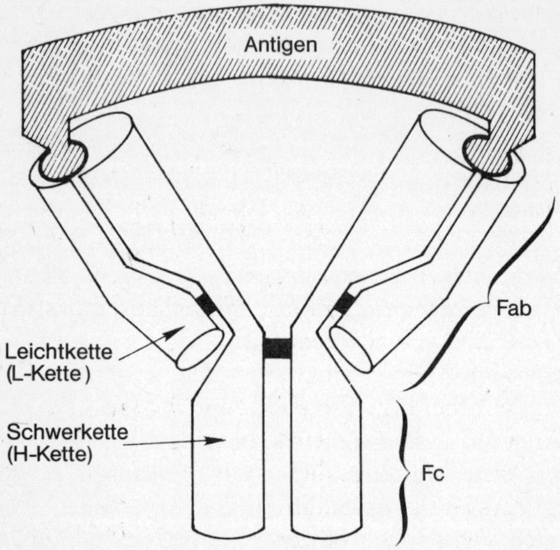

Abb. 1: Immunglobulin-Molekül – schematische Darstellung

eine kurze Kette von ungefähr 220 Aminosäuren gebunden. Die lange Kette nennt man *Schwerkette* und die kurze *Leichtkette.* Das Fab-Fragment des Immunglobulin-Moleküls sind die ausgebreiteten Arme des Y, das Fc-Fragment ist der «Stamm».

Durch das Abtrennen einzelner Teile und Stücke mit «Enzymskalpellen» und durch die moderne Technik der Aminosäurensequenzierung, mit deren Hilfe sich Art und Position jeder Aminosäure in einer Protein- oder Peptidkette feststellen läßt, konnte man schließlich auch die feinsten Einzelheiten im Bild des Immunglobulins ergänzen. So ergibt sich das folgende Porträt des Immunglobulin-Moleküls:

1. Die Antigen(Epitop)-Bindungsstellen auf dem Fab-Fragment sind auf die vordere Hälfte jedes Y-Arms (den variablen Abschnitt) beschränkt. Auf diesem variablen Abschnitt sind

die Stellen, an denen das Antigen-Epitop tatsächlich gebunden wird, aus Abschnitten von sechs bis zwanzig Aminosäuren entlang der Kette zusammengesetzt. Das paßt zu der Erkenntnis, daß auch die Antigen-Determinante, das Epitop, aus einer ähnlichen Zahl von Aminosäuren besteht. Man hat den Aufbau der Epitope mehrerer Antigene untersucht und ihre Moleküle in einer Art Steckbaukasten rekonstruiert, so daß man dreidimensionale, plastische Modelle erhielt. Entsprechend hat man die Antikörper dieser Epitope analysiert: Die Regionen, die sich mit einem bestimmten Epitop verbinden, wurden nach Art und Reihenfolge ihrer Aminosäuren bestimmt und im Modell nachgebaut. Wenn man die beiden Modelle – das des Epitops und das der entsprechenden Antikörper-Bindungsstelle – zusammenführt, so stellt man fest, daß sie sich ineinanderfügen wie zwei Teile eines Puzzles.

2. Die Aminosäurensequenz und -zusammensetzung des Fc-Fragments ist unveränderlich.

Nehmen wir an, Sie hätten eine Streptokokkeninfektion und Ihr Immunsystem würde einen IgG-Antikörper zu dem betreffenden Streptokokkus bilden (genauer gesagt, zum Epitop dieses Antigens). Nehmen wir weiter an, Sie würden kurz darauf eine Grippe bekommen und das Immunsystem würde einen neuen IgG-Antikörper bilden, diesmal zum Grippevirus. Die Aminosäuren des veränderlichen Abschnitts im Fab-Fragment der beiden Antikörper würden sich hinsichtlich ihrer Art und Sequenz unterscheiden, weil sie unterschiedliche Epitop-Bindungsstellen hätten. Jeder Abschnitt müßte eine besondere Aminosäuresequenz aufweisen, damit er die Gestalt hätte, welche die nahtlose Verbindung mit seinem Epitop ermöglichen würde. Die Fc-Fragmente beider IgG-Antikörper dagegen wären identisch aufgebaut.

3. Doch es gibt nicht nur IgG-Antikörper: Wir kennen *fünf* Arten von Immunglobulinen. Ihre Klassenzugehörigkeit richtet sich nach den jeweiligen Fc-Fragmenten. IgG, IgM, IgA, IgD und IgE unterscheiden sich durch die Zusammensetzung dieser Fc-Segmente. Die Zahl, Art und Reihenfolge der Aminosäuren, die den «Stamm» des Immunglobulin-Moleküls bil-

den, statten es mit einem Molekulargewicht und anderen, später zu erörternden Eigenschaften aus, die typisch für seine Klasse sind.

4. Ein letztes Faktum, das Sie über Ihre Immunglobulin-Moleküle wissen müssen: Das IgG (ebenso wie jede der vier anderen Immunglobulin-Klassen) von Mäusen und Menschen ist gleich – und doch verschieden. Wenn das IgG einer Tierart – sagen wir, einer Maus – einer anderen Tierart – sagen wir, einem Menschen – injiziert wird, erkennt der menschliche Organismus das Mäuse-IgG als fremd (antigen) und bildet einen Antikörper dagegen; entsprechend verhält es sich, wenn menschliches IgG einer Maus eingespritzt wird.

Immunglobuline (genauer: die Gene, die für die Herstellung der Immunglobuline sorgen) gibt es schon lange. Das IgM existiert, seit es die Knochenfische gibt, also seit etwa 300 Millionen Jahren. Das IgG tritt dagegen erst bei den Säugetieren auf und ist damit erst bescheidene 180 Millionen Jahre alt. Wie alle Gene waren auch jene, die die Immunglobulin-Synthese kodieren, im Laufe der Evolution der Arten leichten Veränderungen unterworfen. Ein Austausch von nur wenigen Aminosäuren, vor allem im Fc-Fragment des Moleküls, stattete die Art mit ihrer besonderen Immunglobulin-Signatur aus. So hat das IgG von Mäusen und Ratten natürlich in beiden Fällen die Signatur von IgG-Molekülen, doch leichte Unterschiede im Aminosäurenaufbau sorgen dafür, daß zum Beispiel das Immunsystem einer Ratte, der man das IgG einer Maus injiziert, dieses als Fremdsubstanz identifizieren und einen entsprechenden Antikörper produzieren kann.

Was ich eben beschrieben habe, ist mehr als ein exotisches Faktum der Immunchemie. Es hat große Bedeutung für die Anwendungsmöglichkeiten und Grenzen der Serotherapie – der Behandlung von Krankheiten (vor allem von Infektionskrankheiten) durch Serumantikörper, die man in Labortieren züchtet. Nachdem Sie gelesen haben, daß man Diphtherie mit dem Antidiphtherieserum immunisierter Pferde behandelt hat, fragen Sie sich vielleicht: Warum hat die biomedizinische Forschung diesen Weg nicht weiterverfolgt? Warum alle diese Anstrengungen, um neue Medikamente und Antibiotika zur Behandlung von Infektionen zu entwickeln? Es wäre doch logisch, gegen jeden in Frage kommenden Krankheitskeim den Antikörper in einem Pferd oder einem anderen geeigneten Tier zu züchten.

Erinnern Sie sich an das diphtheriekranke Kind in Berlin, das im vorigen Jahrhundert mit antitoxischem Pferdeserum behandelt wurde? Schon wenige Minuten nach der Injektion verbanden sich die Antikörper mit dem Toxin und begannen, es zu neutralisieren. Doch im Laufe der nächsten Tage, noch bevor das Pferdeserum im Körper völlig abgebaut werden konnte, erkannte das Immunsystem des Kindes es als fremd und bildete einen Antikörper dagegen. Wenn nun das Kind später an Tetanus erkrankt wäre und ein wiederum von einem Pferd stammendes Tetanusserum erhalten hätte, dann wäre es zu einer Reaktion der Antikörper des Kindes mit dem Pferdeserum gekommen. Das hätte nicht nur die antitoxische Wirkung zunichte gemacht, sondern die massive, rasche Verbindung der Antikörper des Kindes mit dem Pferdeserum wäre auch sehr schädlich, möglicherweise sogar tödlich gewesen. Unter normalen Umständen «steuert» der Körper die Immunreaktionen, so daß sie mit optimaler Geschwindigkeit ablaufen. Wenn jedoch durch falsche Impfung oder abnorme immunologische Reaktionen, die bei bestimmten Krankheiten auftreten, große Mengen von Antikörpern und Antigenen zusammenkommen, bilden sich übermäßig viele Immunkomplexe und führen zur Serumkrankheit (Immunkomplexkrankheit), deren Symptome von Fieber bis zu einer lebensgefährlichen, schockartigen (anaphylaktischen) Reaktion reichen.

Die Wunder des Ig

Bislang war viel von den Immunglobulinen die Rede, ohne daß ich darauf eingegangen bin, was sie tatsächlich tun, von der allgemeinen Feststellung abgesehen, daß sie sich mit Antigenen verbinden. Damit ist auch schon ihre Hauptaufgabe charakterisiert. Im folgenden werde ich die Art, wie, und den Ort, wo sie dies tun, unter die Lupe nehmen, denn erst eine solche genauere Beobachtung ermöglicht ihre Unterteilung in verschiedene Klassen.

IgM

Es ist das Musterexemplar der Immunglobuline: IgM wird nach der Kontaktaufnahme mit einem Antigen gewöhnlich als erstes Immunglobulin hergestellt. Wenn Sie beispielsweise nie Malaria hatten, bevor Sie als Tourist nach Indien kommen (und vergessen, Ihre Malariatabletten zu nehmen), so sind bei einer Infektion die ersten Antikörper, die in Ihrem Blutserum auftreten, «Anti-Malaria-IgM». Diese Antikörper sind sehr groß, weil sie aus fünf Immunglobulin-Molekülen bestehen, die wie Speichen eines Rades zusammenhängen (Abb. 2). Und da es fünf Y-Komponenten gibt statt nur einem wie in den anderen Immunglobulin-Klassen, besitzt der IgM-Antikörper die fünffache Zahl von Antigen-Bindungsstellen. So kann theoretisch jeder IgM-Antikörper zehn Bakterien inaktivieren, der IgG-Antikörper dagegen nur zwei.

Wenn das IgM so leistungsfähig ist, warum brauchen wir dann noch andere Arten von Immunglobulinen? Der Nachteil des IgM ist seine Kurzlebigkeit. Alle Serumproteine werden im Laufe der Zeit zerlegt – metabol zersetzt – und ihre Produkte im Zuge eines Recycling-Prozesses als Bausteine für die Erneuerung verwendet. Dem Gesamtgebilde unseres Körpers mögen seine siebzig Jahre zugemessen sein, doch das Schicksal seiner Teilelemente ist ständiger Tod und fortwährende Erneuerung. Ein rotes Blutkörperchen lebt durchschnittlich 120

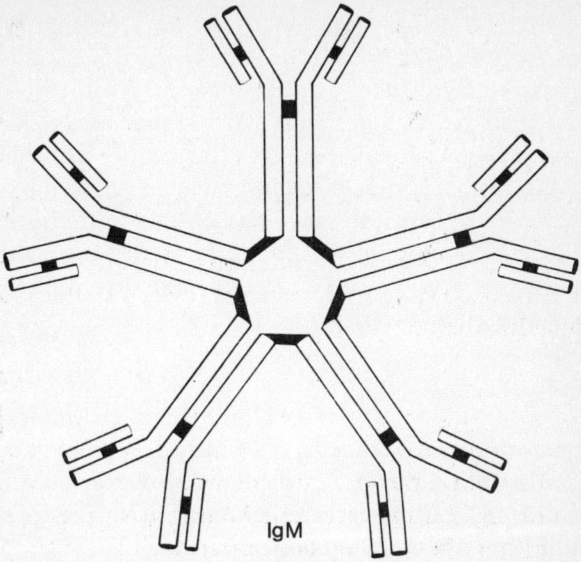

Abb. 2

Tage, eine Epithelzelle an der Innenseite des Darms drei Tage, und dem IgM-Antikörpermolekül ist eine Lebensdauer von nur fünf Tagen beschieden. Zwar nehmen die Zellen, die IgM-Antikörper herstellen (die Plasmazellen, auf die ich in den beiden folgenden Kapiteln zurückkommen werde), nach antigener Stimulation zahlenmäßig zu, doch ist ihrer Vermehrung Grenzen gesetzt, und dieser Umstand – in Verbindung mit der kurzen Lebensspanne des Moleküls – verhindert im allgemeinen, daß sich im Blut über längere Zeit hohe IgM-Konzentrationen halten.

IgG

Beim üblichen Verlauf einer Immunreaktion – nach der Infektion mit einem Krankheitserreger zum Beispiel – tritt das IgG als zweite Antikörperart auf. Wenn es sich um einen «Wiederholungsfall» handelt, eine erneute Infektion mit dem gleichen Krankheitserreger oder die Auffrischung einer Impfung, werden die IgG-Antikörper ohne das IgM-Vorspiel gebildet. Wenden wir uns wieder Ihrer Indienreise zu. Sie erkranken an einer leichten Form der Malaria. Nach ungefähr vier Tagen lassen sich in Ihrem Serum IgM-Antikörper feststellen, und etwa zehn Tage später treten IgG-Antikörper auf. Nehmen wir an, ein Jahr später kommen Sie wieder nach Indien, vergessen abermals, Ihre Tabletten zu nehmen (nicht jeder wird aus Schaden klug) und erkranken erneut an Malaria. In diesem Fall wären drei bis vier Tage nach dem ersten Eindringen der Parasiten IgG-Antikörper – und nur sie – in Ihrem Serum nachzuweisen.

IgG (es gibt vier Unterklassen des IgG, doch für unsere Zwecke genügt es, wenn wir sie als eine einzige Klasse behandeln) ist zwar nur ein einzelnes Y-Molekül und kann deshalb weniger Antigene binden als das IgM-Molekül, aber es lebt sehr viel länger – 23 bis 28 Tage, eine stattliche Zeitspanne im Vergleich zu den fünf Tagen des IgM-Moleküls. Auch die Zellen, die IgG-Antikörper bilden, haben eine längere Lebensdauer als die Zellen, die IgM herstellen.

Einzigartig ist die Fähigkeit des IgG, durch die Plazenta der Mutter hindurch zum Ungeborenen zu gelangen. IgG ist das Starthilfe-Programm der Natur. Nehmen wir noch einmal die Malaria als Beispiel dafür (meine Vorliebe für die Malaria ist reiner Zufall; ich könnte genausogut andere Infektionskrankheiten wählen). Kinder in hochendemischen Gebieten erleiden wiederholt Malariaanfälle. Die Überlebenden entwickeln allmählich eine Immunität, so daß sie als junge Erwachsene weitgehend vor symptomatischen Infektionen geschützt sind. Ein spezifischer IgG-Antikörper, der gegen den Malariaparasiten wirkt, ist ein wesentlicher Bestandteil dieser funktionellen Immunität. Die meisten Schwangeren in der «Dritten Welt» haben diesen Antikörper also in ihrem Blut und übertragen ihn auf den Fetus. Bei der Geburt hat das Kind das von der Mutter übertragene Antimalaria-IgG in *seinem* Blut, so daß es vor der Infektion geschützt ist. Der Schutz hält jedoch nur ein oder zwei Monate an – eine Zeit, in der das Kind seine eigene Antimalaria-Immunreaktion entwickelt und die erworbenen Antikörper der Mutter allmählich von Stoffwechselprozessen abgebaut werden. Die Mutter stattet somit den Säugling in den ersten, besonders gefährlichen Monaten nach der Geburt, während deren das Immunsystem des Kindes erst seine vollständige Funktionsfähigkeit entfalten muß, mit einem immunologischen «Schutzschild» aus.

IgA

IgA ist das Immunglobulin verschiedener Körpersekrete – vor allem der Milch, der Tränen und der Verdauungssäfte. Die anderen Immunglobuline, vor allem IgG und IgM, weisen die höchste Konzentration im Blutplasma auf (sie sind auch in der Flüssigkeit vorhanden, die das Zentrale Nervensystem umgibt, dem *Liquor cerebrospinalis*). Anders das IgA: Seine Konzentration im Blut ist niedrig, dafür aber relativ hoch in den oben erwähnten Körpersekreten. Seine Moleküle sind kurzlebig wie die des IgM – nach fünf bis sechs Tagen sterben sie ab. Trotzdem spielt das IgA eine wichtige Rolle für die Immunverteidigung, weil es auch in die Körperregionen gelangt, die für die «Blutimmunglobuline» IgG und IgM nicht oder nur in niedrigen Konzentrationen erreichbar sind – den Magen-Darm-Trakt, die Atemwege und den Urogenitaltrakt –, wo es pathogene Viren und Bakterien sowie deren Toxine bindet (und inaktiviert).

Vor nicht langer Zeit büßte die Muttermilch erheblich an Ansehen ein. Man meinte, die Flaschennahrung sei für Mutter und Kind geeigneter. Muttermilch galt als ungesund im Vergleich zur Ernährung auf Kuhmilchbasis. Dabei ließ man den Immunschutz außer acht, den die Muttermilch liefert, obwohl Paul Ehrlich schon 1892 nachgewiesen hatte, daß neugeborene Mäuse, wenn sie von Müttern gesäugt wurden, die man gegen bestimmte bakterielle Toxine geimpft hatte, ebenfalls gegen diese Toxine immun waren. Trotzdem glaubte man nicht, daß Milch und Kolostrum (ein Sekret der weiblichen Brustdrüse, «Vormilch» genannt, das sich während der

Schwangerschaft und in den ersten Tagen nach der Entbindung bildet) für eine solche Immunität sorgen könnten.[4] Noch 1958 schrieb ein namhafter Kinderarzt in der Fachzeitschrift *Advances in Pediatrics*: «...die Daten widersprechen der Annahme, daß Muttermilch dem Kind einen nennenswerten Schutz durch Antikörper bieten könne.»

Da ist man heute anderer Meinung. Obwohl die Daten, auf denen sie basiert, in erster Linie aus epidemiologischen und experimentellen Beobachtungen stammen, lassen sie doch den Schluß zu, daß Säuglinge mit der Brust und nicht mit der Flasche großgezogen werden sollten, wenn man die Wahl hat. Bei Säuglingen, die gestillt werden, liegt die Sterbe- und Krankheitsrate erkennbar niedriger als bei Flaschenkindern.

Die geringere Krankheitsrate bei gestillten Säuglingen läßt sich im wesentlichen auf den Schutz vor Darminfektionen zurückführen, und dieser wiederum ist vor allem den antimikrobiellen IgA-Molekülen zu verdanken, die in der Muttermilch enthalten sind und mit ihr in den Magen-Darm-Trakt des Kindes gelangen. Es gibt auch Anhaltspunkte dafür, daß gestillte Säuglinge besser gegen Infektionen der Atemwege geschützt sind. Die vorläufige Erklärung dafür lautet, daß während des Stillens etwas Milch (und damit auch IgA) in die Atemwege gelangt. Für das Stillen spricht auch, daß die mit Muttermilch genährten Säuglinge, die eine erbliche Neigung zu allergischen Reaktionen haben, gegen diese geschützt sind. Der Grund ist nicht bekannt. Man weiß nur: Allergien haben mit IgE-Antikörpern zu tun – der Immunglobulin-Klasse, auf die wir nun unsere Lupe richten.

4 Die Veterinärmediziner wußten es zwar besser, aber ihre Patienten waren Kühe und Pferde. Die Plazenta von Wiederkäuern läßt, anders als beim Menschen, kein IgG zum Fetus durch. Dafür gestatten die Darmwände der Wiederkäuer den Durchtritt des IgG aus dem in den Darm gelangten Kolostrum in die kleinen Blutgefäße und damit ins Blut. Dieser Übergang findet nur für einen kurzen Zeitraum nach der Geburt statt. Dann verändert sich der Darm und ist künftig für Antikörper nicht mehr durchlässig. Beim Menschen verhält es sich natürlich anders; da versorgt die Mutter das Kind ausschließlich über die Plazenta mit IgG.

IgE

Heuschnupfen? Da meldet sich Ihr IgE zu Wort. Im Normalfall ist dieses Immunglobulin ein sehr geringer Bestandteil des Blutplasmas, etwa 0,5 mg pro 100 ml Plasma (zum Vergleich: das IgG hat eine durchschnittliche Konzentration von ungefähr 1000 mg pro 100 ml Plasma). Allergiker dagegen, also zum Beispiel Menschen, die unter Heuschnupfen oder Asthma leiden, haben einen weit höheren IgE-Gehalt im Blut. Größtenteils handelt es sich dabei um Antikörper, die mit den für die allergische Reaktion verantwortlichen Substanzen reagieren (ich komme gleich darauf zurück).

Doch in noch weit höherem Maße wird das IgE bei Menschen gebildet, die von Eingeweidewürmern befallen sind: Nicht selten ist die IgE-Konzentration in ihrem Blut fünfhundertmal höher als normal, und sie ist immerhin noch zehn- bis hundertmal so hoch wie bei einem Allergiker. Weshalb Würmer eine so starke IgE-Produktion hervorrufen, ist nicht bekannt. Es gibt eine Theorie, der zufolge die Ursache in fernster Vergangenheit zu suchen ist. Wir können vermuten, daß das Immunsystem und seine Mechanismen sich entwickelt haben, weil sie für die Art im Prozeß der natürlichen Auslese von Vorteil waren.

Doch der allergische Zustand – ein immunologisches Phänomen – paßt beim besten Willen nicht ins Darwinsche Selektionskonzept. Was für ein Nutzen läßt sich aus Heuschnupfen, der Überreaktion auf einen Bienenstich oder aus Asthma ziehen? Die «Wurmisten» vertreten die Theorie, daß zu irgendeinem Zeitpunkt in der Entwicklungsgeschichte der Säugetiere die allergische Reaktion erworben wurde, um den Parasiten einen «Asthmaanfall» einzubrocken. Alle Säugetiere, vom Schnabeltier bis zum Menschen, haben Würmer als unwillkommene Untermieter in ihren Darmwänden. Experimentell konnte nachgewiesen werden, daß IgE-Antikörper ihnen den Räumungsbescheid übermitteln. Als Antigene wirken die Stoffwechselprodukte der Würmer. Sie veranlassen, wie wir noch sehen werden, bestimmte Zellen im Darm dazu, Histamin und andere pharmakologisch wirksame Substanzen freizusetzen, und dies wiederum verursacht bei den Würmern einen «allergischen Krampf». Der Wurm «niest», verliert seinen Halt an der Darmwand und wird von der Fäkalmasse mitgerissen. Als die erste IgE-produzierende Mutantenzelle in einem fernen Vorfahren des Menschen die ersten Moleküle dieses Immunglobulins bildete, ist sie möglicherweise vom Evolutionsprozeß in den Kreis der Auserlesenen als eine Art Wurmmedizin aufgenommen worden – als Anthelminthikum. Leider geriet die gute Sache dann zur Katastrophe: Es bildeten sich IgE-produzierende Zellen, die Allergie-Antigene erkannten und auf sie reagierten – ein Umstand, unter dem wir heute zu leiden haben.[5]

Sind alle Antigene fähig, IgE-Antikörper und die mit ihnen verbundene Allergie hervorzurufen? Die Antwort ist ein entschiedenes Ja. Zunächst einmal weiß jeder, daß bestimmte Stoffe besonders geeignet sind, Allergien zu verursachen. Beispielsweise neigen Pollen, die Milben im Hausstaub und (wie bereits erwähnt) Eingeweidewürmer in besonderem Maße dazu, die IgE-Antikörperbildung anzuregen. Solche Antigene werden als *Allergene* bezeichnet. Welche Molekularakrobatik die Ursache dafür ist, daß aus einem Antigen ein Allergen wird, das die Bildung von IgE-Antikörpern veranlaßt, während andere Antigene nicht zu Allergenen werden, sondern IgG- oder IgM-Antikörper hervorrufen, ist nicht bekannt.

Zum zweiten: Die Antikörperreaktion auf ein bestimmtes Antigen (wenn es kein Allergen ist) ist Bestandteil unserer genetischen Determination. Immunglobuline werden wie alle anderen Proteine von der RNS der Zelle nach Anweisungen des genetischen Codes, der DNS, aufgebaut. Bei den meisten Menschen (der immunologischen Norm) führt die Begegnung

5 In meinem Buch ‹*New Guinea Tapeworms and Jewish Grandmothers*› (New York 1981) gehe ich in dem Kapitel «The Wheeze and the Worm» ausführlicher auf die Beziehung zwischen Würmern und IgE ein und komme auch auf die recht paradoxe Hypothese zu sprechen, daß Würmer einerseits Asthma und andere allergische Zustände verursachen und andererseits gegen sie schützen können.

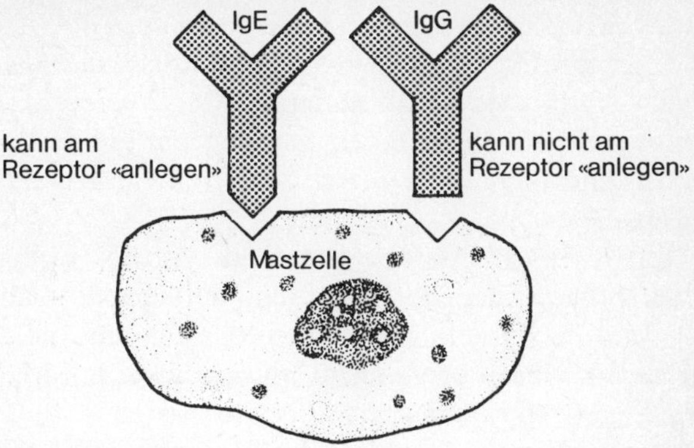

Abb. 3

mit einem Antigen, wenn es kein Allergen ist, zur Bildung von IgM- und/oder IgG-Antikörpern. Bei einigen Menschen dagegen veranlaßt der genetische Code die Bildung von IgE-Antikörpern. In diesen Fällen liegt eine Erbanlage zur Allergie vor. Allerdings ist nur die *Tendenz* zur Allergie erblich, nicht ihre Spezifität. Eltern, die beispielsweise gegen Katzenhaare allergisch sind, vererben ihren Kindern nicht diese besondere Überempfindlichkeit. Bei ihren Kindern ist die Wahrscheinlichkeit, daß sie eine Allergie entwickeln, zwar größer als bei anderen, aber ihre Empfindlichkeit wird sich fast immer gegen ganz andere Substanzen richten als die ihrer Eltern. Das Kind des katzenallergischen Elternteils wird im Laufe seines Lebens vielleicht eine Immun(IgE)-Aversion gegen Krabben, Milch oder Hausstaubmilben entwickeln – oder gegen irgendein anderes der Tausende von «Umweltallergenen».

IgE-Antikörper sind für die Allergie verantwortlich, weil sie anders operieren als IgG-, IgM- oder IgA-Antikörper. Diese Antikörper verbinden sich direkt mit den Antigenen, für die sie spezifisch sind – mit der Zellwand eines Bakteriums, mit einem Toxin oder einem anderen löslichen Antigen, im Serum zum Beispiel. Anders das IgE. Die Wechselwirkung zwischen Antikörpern und Antigenen findet auf der Membranoberfläche von basophilen Zellen und Mastzellen statt.[6] Die chemische Struktur der Außenhaut dieser Zellen sieht spezielle Bereiche vor – Rezeptorbereiche –, wo die Fc-Fraktion des IgE-Moleküls «anlegen» kann. Moleküle anderer Immunglobulinklassen sind aufgrund ihres chemischen Aufbaus nicht in der Lage, an diesen Rezeptorbereichen festzumachen, wie Abbildung 3 (S. 65) zeigt.

Das «Anlegen» (Anbinden) eines IgE-Antikörpermoleküls am Rezeptorbereich auf der Membranoberfläche der Mastzelle oder basophilen Zelle allein reicht nicht aus, um die allergische Reaktion auszulösen. Dazu müssen zwei IgE-Moleküle des gleichen Antikörpers an zwei benachbarten Rezeptorstellen «anlegen». Dann muß eines ihrer Allergene vorbeischwimmen und von ihnen eingefangen werden, so daß es sie wie eine Brücke verbindet (Abb. 4).

Wenn es zur Überbrückung kommt, erhält die basophile oder die Mastzelle ein chemisch-energetisches Signal, auf das hin sie ihren granulären Vorrat an Histamin oder anderen biogenen Substanzen ausschüttet.[7] Die Wirkung mag heftig sein, aber sie ist nur eine der immunologischen Strategien der Natur zur Vertreibung fremder Allergene – etwa der Würmer. Histamin und die histaminartigen Substanzen machen die Blutge-

6 Eine basophile Zelle ist ein weißes Blutkörperchen (Leukozyt), das blauanfärbende Granula enthält, das heißt, bei bestimmten Färbungsvorgängen werden diese blau. Eine Mastzelle ist eine fixierte (nichtwandernde) Zelle, die in vielen verschiedenen Körpergeweben vorkommt. Beide Zelltypen sind biogenetische Bomben voller Histamin und anderen biologisch wirksamen Substanzen. Das Histamin und die verwandten Amine führen zu einer erhöhten Durchlässigkeit kleiner Blutgefäße, zu Kontraktionen der glatten Muskulatur und anderen physiologischen Erscheinungen.

7 Es gibt noch mindestens drei andere Substanzen mit einer histaminartigen Wirkung, die während eines allergischen Anfalls freigesetzt werden: Serotonin, Bradykinin und die sogenannte *slow reacting substance*. Die Antihistamin-Tablette, die manche einnehmen, wirkt nur gegen Histamin, nicht gegen diese anderen biogenen Substanzen. Deshalb können die Symptome auch nach Einnahme des Antihistaminikums fortdauern.

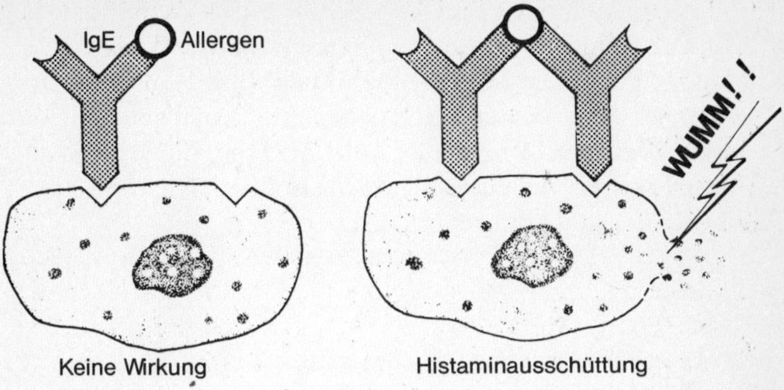

Abb. 4

fäße durchlässiger. Das erklärt teilweise, warum Ihnen die Nase läuft: Es ist der Versuch, Ihre allergenen Dämonen fortzuwaschen. Diese Substanzen verursachen auch Kontraktionen der glatten Muskulatur – Niesen, Husten und Keuchen. Es ist mehr oder weniger ein Rechenexempel: Je mehr IgE-Antikörper und Allergene vorhanden sind, desto mehr Histamin wird freigesetzt. Und so wie der Hurrikan der gleichen meteorologischen Familie angehören kann wie der sanfte Frühlingsregen, so kann auch das immunologische System der Natur überreagieren. Das Niesen als sofortige leichte Überempfindlichkeitsreaktion kann zu den mißlichen Erscheinungen des Heuschnupfens oder gar zum verzweifelten Keuchen des Asthmatikers ausarten.

IgD

Über das IgD läßt sich nicht viel sagen, denn seine immunologische Funktion ist kaum bekannt. Im Blutserum ist es in niedrigen Konzentrationen vorhanden, nur wenig höher als die des IgE bei normalen Menschen. Wie IgE und IgM hat auch das IgD eine kurze metabole Lebensspanne von ungefähr drei Tagen. Kürzlich wurde berichtet, das IgD sei an B-Lymphozyten gebunden. Die plausible Vermutung beziehungsweise wissenschaftliche Hypothese lautet, das IgD habe mit der spezifischen Antigenbindung und -erkennung an der Lymphozytenoberfläche zu tun. Auf eine nicht näher bekannte Weise regt es, wie man glaubt, die Proliferation und Reifung dieses Klon von B-Zellen an. (Das war ziemlich kompliziert, aber seien Sie unbesorgt – welch entscheidende Rolle die Lymphozyten bei der Immunreaktion spielen, erkläre ich im übernächsten Kapitel ausführlicher und konkreter.)

Immunität durch Vielfalt

Mit Ausnahme von Astrophysikern reagieren die meisten von uns mit Faszination und Demut auf die Unendlichkeit – die Staatsverschuldung, die Sterne am Himmel, die Dimension der Ewigkeit. Auch der immunologische Kosmos konfrontiert uns in seiner Vielfalt mit ähnlich beeindruckenden Ausmaßen. Wie bereits erwähnt, ist «Vielfalt» ein grundlegender Begriff für unser Verständnis des Immunsystems und seiner Funktionen. Auch die Wissenschaftler haben sich von diesem Aspekt der Immunität fesseln lassen. «Die ungeheure Spezifität», schreibt Arthur M. Silverstein in einer vor kurzem erschienenen Geschichte der Immunologie, «die so charakteristisch für die Immunreaktion ist, fasziniert die Immunologen seit achtzig Jahren.» Eine Theorie folgte der anderen, um zu erklären, wie es dem Immunsystem gelingt, eine fast unendliche Zahl von Antikörpern in Reaktion auf eine ebenso unfaßbare Zahl von Antigenen zu bilden. Die vorerst letzte, beste und plausibelste Theorie, die der *Klon-Selektion*, bildet die Grundlage der modernen Immunologie. Mit ihrer Hilfe können wir verstehen, wie sich das Immunsystem entwickelt hat und wie es funktioniert.

Nicht lange nach der Entdeckung der Antikörper hatte man bereits eine Erklärung für die Vielfalt und Spezifität parat. Die Antikörper, so lautete die Theorie, würden gar nicht durch den Organismus gebildet werden; vielmehr seien sie lediglich Fragmente des durch Stoffwechselprozesse zerlegten Antigens. Man glaubte, ein solches «Fragment» könne sich mit dem ursprünglichen, vollständigen Antigen verbinden und entfalte so seine immunologischen Eigenschaften. Die Theorie erwies sich als unhaltbar, weil ein Pferd, nachdem man es beispielsweise mit Diphtherie-Antigenen immunisiert hatte, bei wiederholter Blutabnahme eine unveränderte Konzentration von Antikörpern aufwies. Wäre das Antitoxin (die Antikörper) tatsächlich nur ein Spaltprodukt des Antigens, mit dessen Hilfe man das Pferd immunisierte, dann hätte sich seine Konzentration allmählich verringern müssen. Der unveränderte Antitoxingehalt (Titer), der bei den Blutproben festgestellt wurde, ließ darauf schließen, daß die Substanz auf irgendeine Weise ständig im Körper des Pferdes gebildet werden mußte.

Die nächste Erklärung lieferte Paul Ehrlich. Er meinte, auf der Oberfläche der (unbekannten) Antikörper bildenden Zelle würden zahlreiche «Seitenketten» sprießen. Jede Seitenkette, also jeder Antikörper, sei zur Verbindung mit einem spezifischen Antigen bestimmt. Etwas konfus und rätselhaft wurde die Theorie durch die Behauptung, die «Seitenketten-Zelle» sei ein Phagozyt und in der Lage, das Antigen zu fressen. Sobald die Zelle das Antigen verschlungen habe, reagiere sie «mit der uralten Weisheit ihres Protoplasmas». In einem Anpassungsprozeß verändere sich ihr Stoffwechsel so, daß eine große Zahl der komplementären, antigenspezifischen Seitenketten gebildet würden. Das war zur damaligen Zeit eine logische Hypothese. Sie vertrug sich auch mit Darwins Thesen über die natürliche Selektion. Nach Ehrlich hat die Zelle durch den Prozeß der natürlichen Auslese die Mechanismen entwickelt, die es ihr gestatten, Seitenketten (Antikörper) gegen die Krankheitserreger und Toxine zu bilden, welche die Art und ihre Vorläufer heimsuchen. In der Zeit, da Ehrlich seine Seitenketten-Theorie formulierte, klang sie einleuchtend. Man hatte erst verhältnismäßig wenig Antigene identifiziert, und sie waren alle pathogener oder schädlicher Art. Doch als sich ein paar Jahre später herausstellte, daß auch alle möglichen harmlosen Substanzen als Antigene wirken können, verlor die Seitenketten-Theorie ihre Überzeugungskraft. Das Hauptmanko der

Theorie war, daß auf der Zelloberfläche einfach kein Platz ist für die vielen Millionen Seitenketten (spezifischen Antikörpermoleküle), die den vielen Millionen möglicher Antigene entsprechen.

In den dreißiger und vierziger Jahren unseres Jahrhunderts entwickelte man deshalb die Instruktionstheorien, um die unbequemen Fragen zu beantworten, die die Vielfalt der Antigene und Antikörper aufwirft. In diesen Jahrzehnten begann man gerade erst, in die lebensbestimmenden Geheimnisse der Antikörper und Gene einzudringen. Man fand damals heraus, daß Antikörper Globulinproteine sind und daß sich die Gene in irgendeiner Weise am Aufbau dieser Proteine beteiligen. Es sollten noch mehr als fünfzehn Jahre vergehen, bis man erkannte, wo die Antikörper gebildet werden, durch welche molekulare Form sie ihre Spezifität erhalten, woraus der genetische Code besteht und wie er seine Anweisungen zum Proteinaufbau übermittelt. Ausgehend vom Wissensstand jener Zeit äußerte man die Vermutung, der unbekannte Zelltyp, der die Antikörper bilde, sei unspezifisch «plastisch», vom Antigen nach Belieben zu strukturieren. Die Theorie machte sich Ehrlichs Annahme zu eigen, der zufolge diese Zelle ein Phagozyt sei und das Antigen in sich aufnehme. Die neue Hypothese wich aber insofern von Ehrlichs Auffassung ab, als man jetzt annahm, das Antigen wirke als Matrize und *instruiere* die Zelle, den spezifischen, komplementären Antikörper zu bilden. Wie die Antigen-Matrize der Zelle diese Anweisung übermitteln sollte, war unklar. Die Vertreter der einen Schule meinten, noch nicht bekannte Enzyme setzten die Globulinproteine zusammen, wobei das Antigen das Enzym auf irgendeine Weise modifiziere, so daß es ein Antikörper-Protein aufbaue, welches die Negativform der Matrize darstelle. Andere vertraten die Auffassung, das Antigen komme nach der Aufnahme in die Zelle mit den Genen im Zellkern in Berührung. Das Antigen instruiere nun das Gen (auf eine nicht näher bekannte Weise), das komplementäre Antikörper-Protein aufzubauen.

1958 entdeckte Francis Crick das genetische Gesetz, nach

dem ein Protein den präkodierten Anweisungen gemäß hergestellt wird, die von der DNS des Gens an die RNS übermittelt werden. Die RNS setzt dann das Protein zusammen. Dieses Gesetz, das sich auf experimentelle Beweise berufen konnte, entzog der Instruktionstheorie der Antikörpervielfalt die Basis. Nach der neuen Theorie war es zwar denkbar, daß das Antigen die Bildung *einleitete*, aber es konnte kein «plastisches» Gen anweisen, nach seinen Angaben einen Antikörper herzustellen. Es gibt keine «plastischen» Gene. Die Form des Gens ist unveränderlich (wenn es nicht mutiert). Es ist bereits kodiert, darauf festgelegt, die Herstellung eines besonderen Antikörpers von besonderer Spezifität zu steuern.

Angesichts der genannten biologischen Fakten schien sich die Antikörpervielfalt nur durch einen einzigen Mechanismus erklären zu lassen, die Klon-Selektion. Dieser Mechanismus war so verschieden von allem, was man über die Lebensprozesse der Säugetiere wußte, daß man zunächst begriffliche Schwierigkeiten hatte, ihn zu akzeptieren. Ausgangspunkt war die Annahme, daß jede Antikörper bildende Zelle die Herstellung eines antigenspezifischen Antikörpers kodiere: eine Zelle – ein Antikörper. Die verblüffende Konsequenz dieser Prämisse war, daß jedes Individuum über einen enormen Vorrat (Pool) von Zellen verfügen muß, die fähig sind, unter geeigneten Umständen Antikörper zu bilden. Darüber hinaus muß *jede* Zelle des Pools einen Antikörper von besonderer Spezifität herstellen. Diese Zelle produziert einen Antikörper, der sich nur mit einem Tetanusbazillus verbindet, jene einen Antikörper, der sich nur an ein Pollenantigen bindet – und so fort *ad infinitum*. Wie nachgewiesen werden konnte, stellt dieser Vorrat an verschiedenen Antikörper bildenden Zellen für jeden Menschen seine immungenetische Erbanlage dar. Alle Zellen, die einen Antikörper zu jedem Antigen bilden, das es gibt und je geben wird, besitzen wir *von Geburt an*. Man nimmt an, daß die Möglichkeiten des Pools durch Mutationen sogar noch ausgeweitet werden, und man schätzt gegenwärtig, daß Mäuse und Menschen (und vermutlich alle anderen Säugetiere auch) über die Mittel verfügen, zwischen zehn und hundert Milliarden verschiedene Arten von Antikörpern zu bilden!

Das bringt uns zum zweiten Teil der Theorie der Klon-Selektion. Natürlich gibt es keine zehn bis hundert Milliarden Zellen, die pausenlos damit beschäftigt sind, zehn bis hundert Milliarden Antikörper zu produzieren. Unser Blut wäre rasch mit Immunglobulinen übersättigt. So unrationell ist die Natur nicht. (Allerdings hat der dänische Immunologe Niels Jerne 1955 in einem Aufsatz die Auffassung vertreten, kleine Mengen von Antikörpern aller möglichen Spezifitäten seien ständig im Blut vorhanden. Doch diese Theorie ließ sich experimentell nicht bestätigen.) Mikrobiologen und Experten für Gewebekulturen hatten eine klare Vorstellung, wie der Körper Antikörper «nach Bedarf» bildet: durch Erweiterung eines Klons. Wenn es uns durch eine kunstvolle Technik gelänge, ein *einziges* Bakterium oder irgendeine andere sich geschlechtslos teilende Zelle [1] zu isolieren und in eine geeignete Nährflüssigkeit zu bringen, so würde sie sich durch fortlaufende Teilung zu einer Zellpopulation entwickeln. Und da alle diese Zellen geschlechtslos aus einer einzigen hervorgehen würden, wäre jede Zelle der Population identisch mit der Mutterzelle und mit jeder anderen. Definitionsgemäß würde es sich dann um einen Klon handeln. 1957 faßte der australische Biologe, Mikrobiologe und Physiker Mcfarlane Burnet alle diese Beobachtungen in schlüssiger Form zur Klon-Selektionstheorie der Antikörpervielfalt zusammen. Diese Theorie ist inzwischen differenziert worden und wird ständig durch neue experimentelle Befunde ergänzt.

Das darf uns jedoch nicht darüber hinwegtäuschen, daß es noch eine Vielzahl von Lücken in der Klon-Selektionstheorie

1 Es gibt keine Mitwirkenden männlichen oder weiblichen Geschlechts bei der asexuellen Vermehrung von Zellen. Bei diesen Zellen, etwa einer Amöbe oder einer Epithelzelle aus unserer Darmwand, spaltet sich das genetische Material des Kerns (die Chromosomen) einfach in zwei gleiche Teile auf. Danach teilt sich auch das Zytoplasma, so daß zwei *identische* Tochterzellen entstehen.

gibt, vor allem hinsichtlich der Mechanismen, die für die Expansion des Klons und die Bildung der Antikörper verantwortlich sind. Trotzdem wird sie heute allgemein als die gültige Erklärung für die Antikörpervielfalt anerkannt. Im folgenden Kapitel werde ich mich ausführlicher mit ihr auseinandersetzen, doch zunächst will ich hier noch einmal ihre wichtigsten Punkte zusammenfassen:

1. Wir verfügen von Geburt an über einen Pool bestimmter Zellen (heute als *B-Lymphozyten* bezeichnet); jede Zelle im Pool hat die Möglichkeit, einen Antikörper von besonderer Spezifität zu bilden.

2. Wenn ein Antigen in den Körper eindringt, verbindet es sich ausschließlich mit dieser besonderen Zelle (diesem Lymphozyten) aus dem Pool, für die es spezifisch ist.

3. Die Verbindung des Antigens mit seinem Lymphozyten löst in diesem eine Reaktion aus, die es zu wiederholten Teilungen veranlaßt. Folglich bildet sich eine große Population, ein Klon, dieser Zellfamilie.

4. Die Zellen (Lymphozyten) in diesem Klon reifen und beginnen, die Antikörper zu bilden, die spezifisch für das Antigen sind.

Wir werden also mit einer wunderbaren Immunkapazität geboren. Niemand weiß genau, wie wir zu ihr gekommen sind, aber es scheint sie schon sehr lange zu geben – zumindest seit der Zeit der ersten Säugetiere. Im folgenden Kapitel werde ich die Funktionsweise dieses Systems näher erläutern.

T-Zellen und B-Zellen

Vor dreißig Jahren war die Immunologie eine relativ einfache, übersichtliche Disziplin: Phagozyten verschlingen Fremdkörper, während sich spezifische Antikörper (von irgendeiner unbekannten Zellart hergestellt) mit Bakterien und allen anderen – teilchenförmigen und nicht-teilchenförmigen – Antigenen verbinden und sie inaktivieren. Man wußte auch, daß es eine Art «Immungedächtnis» gibt, da es bei einer Zweitimpfung oder einem zweiten Zusammentreffen mit einem pathogenen Mikroorganismus zu einer rascheren Bildung und einer größeren Menge von Antikörpern kommt als bei der ersten Berührung mit dem Antigen.

Heute verschlingen die Phagozyten noch immer Bakterien und verbinden sich die Antikörper noch immer mit den Antigenen, auf die sie ansprechen. Geändert hat sich allerdings unser Verständnis dieser Phänomene. Die immunologischen Forschungsarbeiten, die in der Zwischenzeit durchgeführt wurden, haben gezeigt, daß diese Immunreaktionen das Ergebnis einer Reihe komplexer zellulärer Wechselwirkungen sind.

Die «Neue Immunologie» begann Mitte der fünfziger Jahre mit Untersuchungen über zwei Teile der inneren Anatomie, deren Funktion unbekannt war und die manche Wissenschaftler für nutzlose Relikte der Evolution hielten: die *Bursa Fabricii* (eine Tasche mit lymphatischem Gewebe, die sich in die

Kloake[1] der Vögel öffnet) und die Thymusdrüse[2]. In den Jahren vor 1950 hatte man versucht, die Frage, welche Aufgabe diese anatomischen Gebilde haben, in Radikalexperimenten zu lösen: Schneid sie raus, näh das Versuchstier wieder zu und warte ab, was geschieht. – Nichts geschah!

Der Bericht, der unsere Vorstellungen von der Immunität so radikal verändern sollte, erschien in keiner der Zeitschriften, die in den Kreisen der wissenschaftlichen Nobilität zirkulieren, sondern als zweiseitige Forschungsnotiz in einem Blatt für Geflügelzüchter, der Zeitschrift *Poultry Science*. Bruce Glick, ein junger Doktorand an der University of Ohio, hatte sich als Thema seiner Dissertation das Rätsel der *Bursa Fabricii* ausgesucht. Bis zu diesem Zeitpunkt hatten die «Exstirpationsexperimentatoren» heranwachsende oder ausgewachsene Tiere für ihre Versuche gewählt, da sie leichter zu operieren waren als Jungtiere. Glick machte es anders: Er entfernte die Bursa ganz junger Vögel. Das hatte keine erkennbare Wirkung. Deshalb wurden die Vögel in einen Käfig gesteckt und vergessen. Ein Jahr später, 1956, gehörte der inzwischen mit Doktorwürden ausgestattete Glick der Ohio Agricultural Experimental Station an und brauchte Antikörper gegen das Bakterium *Salmonella typhimurium*. Dazu machten er und seine Kollegen Timothy Chang und George Jaap mehr oder weniger das gleiche, was Pasteur hundert Jahre zuvor getan hatte: Sie impften die Vögel mit einer Bakterienkultur. Zufällig befanden sich unter den Versuchstieren auch einige jener – inzwischen ausgewach-

1 Vögel haben keine getrennten Ausgänge für den Urogenital- und Darmtrakt. Der Urogenitalapparat führt im Innern des Körpers in den unteren Darm. Ein Huhn entleert seinen Stuhl, legt seine Eier und uriniert durch eine einzige Öffnung – was Ornithologen vergangener Epochen so unappetitlich erschienen sein muß, daß sie ihr den Namen «Kloake» (von *cloaca*, dem lateinischen Wort für «Abwasserkanal») gaben.

2 Weil sich die Thymusdrüse – das im oberen Brustraum gelegene «Bries» – nach der Pubertät allmählich zurückbildet, glaubte man lange Zeit, sie habe keine Funktion. Man hielt sie für ein entwicklungsgeschichtliches Relikt, ein Erbstück der Dinosaurier, wie jenes andere Stück vermeintlich überflüssigen Gewebes, den Wurmfortsatz des Blinddarms.

senen – Vögel, denen Glick ein Jahr zuvor die Bursa entfernt hatte. Diese Vögel hätten nun eigentlich – wie *les poulets de M. Pasteur* – immunisiert, mit Antikörpern ausgestattet werden und gesund bleiben müssen. Nicht so die *poulets* des Dr. Glick. Einige starben. Die meisten bildeten nur wenige oder keine Antikörper. Zur großen Überraschung stellte sich bei einem Blick in die Aufzeichnungen heraus, daß allen Vögeln, die eingegangen waren oder keine Antikörper gebildet hatten, als Jungtieren die Bursa herausgenommen worden war. Das Experiment wurde wiederholt – mit dem gleichen Ergebnis. Wenn man ausgewachsenen Vögeln die Bursa entfernte und ihnen das *Salmonella*-Antigen injizierte, blieben sie gesund und bildeten die normale Menge von Antikörpern. Auf diese Weise fand man heraus, daß die *Bursa Fabricii* entscheidenden Anteil an der *Reifung* des Immunsystems hat – vor allem in Hinblick auf seine Fähigkeit, Antikörper zu bilden.

Etwa zur gleichen Zeit, als Bruce Glick die Experimente für seine Doktorarbeit durchführte, ging der Immunologe Robert Good an der University of Minnesota der Frage nach, welche Aufgabe der Thymus hat. Auch Good war einer jener «exstirpationistischen» Experimentatoren: Wenn ein Organ dir Rätsel aufgibt, dann schneid es heraus! Wie die Wissenschaftler, die sich mit der Funktion der *Bursa Fabricii* beschäftigt hatten, stellte auch er fest, daß wenig geschah, wenn man bei ausgewachsenen Mäusen den Thymus entfernte. Dann stieß Good auf Glicks Artikel in *Poultry Science* und beschloß, seine Methode zu kopieren, das heißt, den Thymus bei neugeborenen Mäusen zu entfernen. Abermals bewährte sich das Verfahren und ermöglichte erste Einsichten in die Funktion des Organs – Einsichten, die zu einer grundlegenden Veränderung unserer Auffassung von der Immunität führten. Die Thymektomie des Neugeborenen bewirkte schwerwiegende Mängel des Immunsystems, ganz ähnlich denen, die bei der Bursektomie der Jungvögel beobachtet worden waren. Die Mäuse bildeten nach der Impfung mit den meisten Antigenen wenige oder keine Antikörper und stießen Hauttransplantate von anderen Tieren auch nur zögernd ab.

Mäuse haben keine *Bursa Fabricii.* Hat der Thymus im Laufe der Entwicklung von den Vögeln zu den Säugetieren die immunologischen Aufgaben der Bursa übernommen? Wahrscheinlich nicht. Unter anderem spricht dagegen, daß Vögel über eine Bursa *und* einen Thymus verfügen. Aus diesem Grund waren Hühner interessantere Versuchstiere als Mäuse, boten sie doch die Möglichkeit, eines oder beide der Organe zu entfernen. 1962 kamen Noel Warner und Alexander Szenberg in Australien sowie Max Cooper an Goods Laboratorium in Minnesota, die sich dieser selektiven chirurgischen Methode bedient hatten, schließlich zu dem Ergebnis, daß Bursa und Thymus in der Tat für unterschiedliche immunologische Aufgaben zuständig sind.

Diese Arbeiten zeigten, daß das Immunsystem weit komplexer ist, als man fünfzig Jahre lang gemeint hatte. Bis zu diesem Zeitpunkt hatte sich Ehrlichs Theorie vom Ursprung der Antikörper behauptet – die Auffassung, es gebe einen spezialisierten Zelltyp, der für die Herstellung von Antikörpern zuständig sei (1960 hatte man die «Mutterzelle der Antikörper» noch nicht entdeckt). Wie bereits erwähnt, besagte diese Theorie des weiteren, das Antigen wirke wie eine Matrize, die die Zelle *instruiere,* den Antikörper nach ihrem Bilde herzustellen. Aus den Untersuchungen über den Thymus und die Bursa gewannen die «Neuen Immunologen» die Überzeugung, daß die Bildung der Antikörper nicht so einfach vonstatten gehe, wie Ehrlich es sich vorgestellt hatte. Die Forschungsergebnisse ließen darauf schließen, daß zumindest zwei «spezialisierte» Zelltypen notwendig sind, um Antikörper zu bilden, nämlich zusätzlich einen Typ, der die «Körperfremdheit» eines Antigens erkennt und es einfängt. Diese Erkennungszelle, so meinte man, gibt die Information an den zweiten Spezialisten weiter, der dann den antigen-spezifischen Antikörper einer bestimmten Immunoglobulinklasse bildet. Vieles deutete darauf hin, daß der Thymus mit den Zellen zu tun hat, die das Antigen «erkennen», während die Bursa für die Zellen zuständig zu sein schien, die Antikörper bilden.

In diesem frühen Forschungsstadium herrschte zwar noch

keine endgültige Klarheit über die Identität der betreffenden Zellen, aber man hegte eine Vermutung, für die einiges sprach: die Lymphozyten, die weißen Blutkörperchen mit rundem Kern. Thymus und Bursa bestehen beide aus *lymphatischem Gewebe*, das sich durch eine große Zahl von Lymphozyten auszeichnet (andere Regionen, in denen lymphatisches Gewebe vorkommt, sind Rachenmandeln und Lymphknoten). 1960 war die Aufgabe der Lymphozyten noch genauso geheimnisvoll wie zu dem Zeitpunkt, da sie das erste Mal beschrieben worden waren. In den Theorien hatten die Lymphozyten in Blut und Lymphe mehr als hundert Jahre lang ein Schattendasein geführt. Niemand hatte die geringste Vorstellung von ihrer Funktion. Ich habe das histologische Lehrbuch ausgegraben, das ich Ende der vierziger Jahre als Student benutzte, und nachgeschlagen, was dort über Lymphozyten steht: «...wahrscheinlich haben ihre Funktionen mit dem Fettstoffwechsel und der Immunität zu tun.» Noch 1956 hieß es in einem anderen Standardwerk zu den Lymphozyten: «...eine unauffällige Zelle ohne besondere funktionelle und morphologische Eigenschaften».

Vermutungen hinsichtlich der Rolle der Lymphozyten bei der Immunreaktion reichten nicht aus. Was man jetzt brauchte, waren Techniken zur Isolierung der Lymphozyten aus dem Blut und dem lymphatischen Gewebe. Dann mußte man sie in einem geeigneten Nährmedium am Leben erhalten und mit Antigenen oder anderen stimulierenden Substanzen (Mitogenen[3]) aktivieren, um etwaige Reaktionen mit großer Genauigkeit messen und beschreiben zu können. Dies stellte erhebliche technische Anforderungen, doch Mitte der sechziger Jahre waren alle benötigten Verfahren zur Hand.

Immunologen konnten jetzt Lymphozyten aus einem im-

3 Antigene regen, wie noch zu schildern sein wird, ihre spezifischen Lymphozyten zur Reifung und Vermehrung an. Es gibt Substanzen, zumeist pflanzlicher Herkunft – die Mitogene –, die alle Lymphozyten aktivieren. Die Gesundheit von Lymphozyten – und damit die Gesundheit des Immunsystems – läßt sich an der Reaktion der Lymphozyten auf diese Substanzen beurteilen.

munisierten Versuchstier gewinnen und sie einer Kultur mit den Antigenen zusetzen, die für die Immunisierung verwendet worden waren. Unter diesen Versuchsbedingungen veränderten sich die antigenstimulierten Lymphozyten radikal. Sie wurden größer, bekamen mehr Zytoplasma und begannen vor allem, sich rasch zu teilen, was zu einem enormen Anwachsen ihrer Zahl führte. Einige entwickelten sich zu *Plasmazellen*.

Plasmazellen? Im fünften Kapitel, «Antigene und Antikörper», habe ich versprochen, auf die Frage einzugehen, woher die Antikörper kommen. Ihre Geburtsstätte sind die Plasmazellen. Diese Zellen sind größer als die Lymphozyten (aus denen sie entstehen), haben einen einzelnen runden Kern und sind besonders reich an Zytoplasma. Der genetische Code der DNS im Kern der Plasmazelle weist die RNS im Zytoplasma an, das Immunglobulin-Molekül einer bestimmten Klasse und Antikörper-Spezifität herzustellen. Diese Antikörper werden mit einer Rate von mehreren tausend Ig-Molekülen pro Minute in das Blutplasma abgegeben.

Doch von all den in der Kultur «angeschalteten» Lymphozyten verwandelte sich nur ein Teil in Antikörper bildende Plasmazellen. Auch die anderen Lymphozyten veränderten sich und teilten sich fortwährend – aber sie stellten keine Immunglobuline her. Daraus schloß man, daß alle Lymphozyten unter dem Mikroskop zwar gleich aussehen, tatsächlich aber zwei verschiedenen Kategorien angehören: einer Zellart, die bei entsprechender Anregung durch Antigene zu einer Antikörper bildenden Zelle wird, und einer zweiten, die sich auch verwandelt und wahrscheinlich irgendeine Aufgabe hat. Aber welche?

Die beiden Lymphozytenarten sehen sich äußerlich so ähnlich, daß sie durch die herkömmlichen Färbemethoden und mikroskopischen Untersuchungen nicht auseinanderzuhalten waren. Wenn man weitere Fortschritte erzielen wollte, mußte man sich geeignete Techniken einfallen lassen, um die beiden Lymphozytenklassen zu trennen und zu isolieren. Theoretisch war dies kein unüberwindbares Hindernis, denn wenn es funktionelle Unterschiede gibt, dann müssen auch ihnen entsprechende, spezifisch unterschiedliche Merkmale vorliegen – biochemisch, antigen usw. Es dauerte nicht lange, bis man diese «Marker» entdeckte. Wie sich herausstellte, sind die Lymphozyten, die dazu bestimmt sind, Immunglobulin (Antikörper) auszuscheiden, mit einer Schicht von Immunglobulin überzogen. Diese Vorläufer der Plasmazellen stellen gerade genug Immunglobulin her, um sich damit zu umhüllen und so dem gesamten Immunsystem mitzuteilen, daß sie diese Substanz produzieren, falls sie sich verwandeln. Man verfügte bereits über äußerst empfindliche serologische Verfahren zur Entdeckung von Immunglobulinen, die Zellen oder anderen Teilchen anhafteten, so daß es nicht schwer war, die lymphozytischen Vorläufer der Plasmazellen anhand ihrer Ummantelung zu erkennen.

Auch die Identifizierung der Marker für die anderen Lymphozyten erwies sich als ein «Kinderspiel», wenn der Weg methodisch auch eher verschlungen war. Man beobachtete, daß bei Mischung der Lymphozyten vom Menschen oder von Nagern mit roten Blutkörperchen des Schafes sich die «anderen» Lymphozyten und nur die «anderen» (man wußte das, weil sich kein Immunglobulin an ihrer Oberfläche befand) an die roten Blutkörperchen hefteten und mit ihnen ein blütenartiges Muster bildeten – eine Rosette. Als man eine Mischung von Lymphozyten durch ein Nylongewebe passierte, stellte man fest, daß die «anderen» Lymphozyten ungehindert hindurchkamen, während die mit Immunglobulin umhüllten Vorläufer der Plasmazellen am Nylon haftenblieben. Ich habe keine Ahnung, wie jemand auf den Gedanken verfällt, Lymphozyten mit roten Blutkörperchen vom Schaf zu mischen und sie durch ein Geflecht von Nylonfäden zu filtern. Forscher tun manchmal seltsame Dinge und nennen sie Wissenschaft – und hin und wieder trifft diese Bezeichnung sogar zu. Vor kurzem wurden einige sehr exakte Methoden zur Ermittlung der verschiedenen Lymphozytenarten und, wie sich herausstellte, -unterarten entwickelt (die monoklonalen Antikörper-Techniken, auf die ich im letzten Kapitel zurückkomme).

Als die «Markertechniken» aufkamen, konnte man sich den

Problemen, die durch die «Exstirpationsexperimente» aufgeworfen worden waren, erneut zuwenden. Was geschah im Thymus und in der Bursa? Standen die beiden Lymphozytenarten in irgendwelchen besonderen Beziehungen zu diesen Organen?

Diese Fragen ließen sich nur dadurch beantworten, daß man den Weg der Lymphozyten verfolgte: Woher sie kommen, wohin sie gehen und zu welcher Art sie gehören (oder zu welcher sie werden), wenn sie an ihrem Ziel angelangt sind. Aus Untersuchungen an einer Reihe menschlicher Embryos wußte man, daß Lymphozyten zu einem sehr frühen Zeitpunkt des fetalen Lebens gebildet werden – von der sechsten Schwangerschaftswoche an sind sie in der Leber nachzuweisen. In der achten Woche verlassen sie die Leber und siedeln sich im Knochenmark an. Fortan ist die Leber an der Lymphozytenbildung nicht mehr beteiligt.

In den sechziger Jahren wurden Methoden zur radioaktiven Markierung entwickelt, mit deren Hilfe man die Lymphozyten in ihrem Knochenmarkversteck aufspüren kann. Die Verfahren ähneln der Kennzeichnung von Walwanderungen durch implantierte Funksender. Auf diese Weise konnte man zeigen, daß sich die Lymphozyten, nachdem sie in der Leber scheinbar unterschiedslos produziert werden, in einer Art «Berufsschule» zu B- oder T-Zellen ausbilden.

B- und T-Zellen? Zu einem relativ frühen Zeitpunkt des menschlichen Lebens (etwa in der zehnten Schwangerschaftswoche) beginnen einige Lymphozyten, aus dem Knochenmark in den Thymus zu wandern. Dort werden sie unter dem Einfluß bestimmter vom Thymus abgesonderter Hormone zu den «anderen» Lymphozyten, deren Oberfläche kein Immunglobulin aufweist; sie entwickeln sich also nicht zu Antikörper ausscheidenden Plasmazellen weiter. Nun können wir sie bei ihrem richtigen Namen nennen: Sie heißen *T-Lymphozyten* oder, nach immunologischer Ausdrucksweise, *T-Zellen*.

Bei Vögeln findet die Umwandlung zu «Antikörper-Lymphozyten», wie man herausfand, in der *Bursa Fabricii* statt. Deshalb erhielten die mit Immunglobulin umhüllten Lymphozyten, die als Vorläufer der Plasmazellen dienen, die Abkürzung *B-Lymphozyten* oder *B-Zellen*. Menschen und andere Säugetiere haben keine Bursa, und bislang weiß man nicht, in welcher «Schule» die B-Zelle ihre Ausbildung abschließt (mit Sicherheit ist nur bekannt, daß ein solches Organ oder Gewebe existieren muß). Es gibt Anhaltspunkte dafür, daß bei den Säugetieren die Rolle der Bursa von den *Peyerschen Plaques* übernommen wird, einem lymphatischen Gewebe im Darm. Andere Forscher sind der Auffassung, daß die B-Lymphozyten vom Knochenmark selbst gebildet werden. Sie machen geltend, daß B-Lymphozyten bereits im Knochenmark, im Blut und in anderen Geweben des zwölf Wochen alten menschlichen Embryos nachzuweisen sind.

Zehn Jahre nachdem Glick die Bursa des Huhns und Good den Thymus der Maus entfernt hatten, waren die experimentellen Voraussetzungen für die immense Erweiterung unseres Wissens über das Immunsystem geschaffen, die bis heute andauert.

Fast unmittelbar nach ihrer Entdeckung wurde die T-Zelle zum Lieblingskind der Immunologen. Die T-Lymphozyten ähneln den B-Zellen darin, daß sie antigen-spezifisch reagieren. Zu jedem Antigen (Epitop) gibt es einen passenden T-Lymphozyten, der einen spiegelbildlichen Rezeptor auf seiner Membranoberfläche trägt. Wie bei der B-Zellen-Antwort bewirkt die Vereinigung von Antigen und entsprechendem T-Zellen-Rezeptor, daß der Lymphozyt zu wuchern beginnt und seine Funktion aufnimmt: Der Klon expandiert. Und wie die B-Zelle bildet der antigen-aktivierte T-Lymphozyt Proteinmoleküle und scheidet sie aus. Der elementare Unterschied liegt darin, daß die Sekrete der T-Zelle keine Immunglobuline sind, sondern die Proteingruppe der *Lymphokine*. Die Bildung der Lymphokine kann durch eine spezifische Wechselwirkung zwischen Antigenen und T-Lymphozyten hervorgerufen werden, doch anders als die Immunglobulin-Antikörper verbinden sich die Lymphokine nicht mit den Antigenen, die ihre Herstellung anregen. Statt dessen haben Lymphokine eine Reihe immunregulatorischer Funktionen. Wenn Ihnen die Widrigkeiten des Lebens zum Beispiel einen entzündeten großen Zeh beschert haben, antworten die T-Lymphozyten (der erweiterte Klon) auf die eindringenden Antigene der Bakterien durch Absonderung eines Lymphokins. Dieses Lymphokin ist ein chemisches Signal für die Phagozyten, die sich daraufhin an der Entzündungsstelle versammeln. Sobald die Phagozyten diesem Aufruf gefolgt sind, geben die T-Lymphozyten ein anderes Lymphokin[4] ab, das die Makrophagen am Ort der Infektion zusammenhält, wo sie gebraucht werden.

Nehmen wir jetzt an, Sie hätten es nicht mit einem entzündeten großen Zeh, sondern mit einer Virusinfektion zu tun – einer Erkältung oder einer Grippe zum Beispiel. Wieder kommt Ihnen ein T-Zellen-Lymphokin zur Hilfe, nur heißt das Lymphokin jetzt *Gamma-Interferon*.

Interferon war die Erklärung für ein Problem, mit dem sich die Virologen seit langem herumschlugen. Bakteriologen können die meisten ihrer Tierchen in Brühen oder auf anderen Nährböden kultivieren. Virologen dagegen sind auf kompliziertere Techniken angewiesen. Viren müssen ins Innere einer Wirtszelle gelangen (sie sind intrazelluläre Schmarotzer), um überleben, sich vermehren und wachsen zu können. Will man eine Virenkultur erhalten, braucht man zunächst eine Zell-Linie eines Gewebes, die in einem Nährmedium unbegrenzt wächst. Im nächsten Schritt müssen Sie Ihr Virus dazu bringen, in dieser Zell-Linie zu wachsen. Es ist schwierig und mühsam, für ein Virus eine geeignete Zell-Linie zu finden. Und wenn man auch auf diese Art schon eine stattliche «Virusbibliothek» unterhält, so gibt es doch Viren, für die man noch keine passende Zell-Linie ausfindig gemacht hat. Solche Viren müssen unter Umständen auf geeigneten Versuchstieren gehalten werden.

Jahrelang fanden die Virologen keine Erklärung dafür, daß es schwierig oder gar unmöglich war, in einer bereits virusinfi-

4 Die tatsächliche Zahl verschiedener Lymphokinarten konnte noch nicht mit annähernder Sicherheit bestimmt werden. Ebensowenig ist bekannt, ob irgendein Lymphokin verschiedene Funktionen hat.

zierten Gewebekultur ein zweites Virus anzusiedeln. Ihnen war auch bekannt, daß das Virus nach einiger Zeit auf eine frische Gewebekultur übertragen werden muß, weil er keine neuen Zellen mehr befällt. Nehmen wir etwa an, Dr. X möchte am Modell einer Gewebekultur untersuchen, was mit einem Menschen geschieht, wenn er sich zunächst mit Virus Y infiziert und kurz darauf auch noch Virus Z ausgesetzt ist. Unser Wissenschaftler weiß bereits, daß die Viren Y und Z in einer bestimmten Zell-Linie – sagen wir, Zellen aus einer Affenniere – bestens gedeihen. Er infiziert also seine Zellkultur mit Virus Y, das «anschlägt» (das heißt, Dr. X kann klare Flächen, «Plaques», sehen, wo das Virus seine Wirtszellen zerstört hat). Ein paar Tage später fügt er der Gewebekultur das Virus Z hinzu. Unter diesen Versuchsbedingungen dringt Virus Z jedoch nicht in die Zellen der Gewebekultur ein. Die Sekundärinfektion bleibt aus.

1957 entdeckten die beiden Virologen A. Isaacs und J. Lindemann endlich den Grund für das Problem, das ihrer Zunft so lange Kopfzerbrechen bereitet hatte. Isaacs und Lindemann gingen von der Annahme aus, daß die virusinfizierten Zellen der Gewebekultur irgend etwas in das Nährmedium absondern und daß dieses Etwas das andere Virus entweder tötet oder ihn daran hindert, in neue Wirtszellen einzudringen. Um diese Hypothese zu beweisen, sammelten sie die Nährflüssigkeit einer virusinfizierten Gewebekultur und passierten sie durch einen Filter mit so feinen Poren, daß anschließend kein Virus mehr in der Flüssigkeit enthalten sein konnte. Dann verwendeten sie die gefilterte, virusfreie Nährlösung als Überstand für eine Gewebekultur, die noch von keinem Virus infiziert war. Das Wachstum der Gewebekultur verlief normal – also konnte man davon ausgehen, daß es in der Flüssigkeit nichts gab, was den Stoffwechsel oder die Reproduktionsfähigkeit der Gewebekultur eingeschränkt hätte.

Der letzte Schritt des Experiments sollte nun das Geheimnis des gehemmten Virus lüften. Die beiden Wissenschaftler gaben den Überstand auf eine nichtinfizierte Gewebekultur und stellten fest, daß es unter diesen Umständen nicht möglich war, eine Virusvermehrung herbeizuführen. Das Virus «schlug nicht an». Es gab keine Antikörper im Überstand, welche die Viren getötet hätten. Vielmehr sonderten die infizierten Zellen eine ungewöhnliche Substanz ab, die die Zellen in der Umgebung dergestalt veränderte, daß sie für Viren undurchlässig wurden. Isaac und Lindemann nannten diesen Faktor *Interferon*. Inzwischen konnte gezeigt werden, daß es drei große Interferonklassen gibt, jede von einem anderen virusinfizierten Zelltyp abgesondert: Alpha-Interferon von weißen Blutkörperchen mit einem gelappten Kern (polymorphkernigen Leukozyten), Beta-Interferon von Fibroblasten (Zellen, die an der Bildung der Grund- und Kittsubstanz des Bindegewebes beteiligt sind) und Gamma-Interferon[5] von T-Lymphozyten. Wie alle Interferone wirkt Gamma-Interferon gegen eine Vielzahl von Viren. Es hemmt auch die Teilung von Tumorzellen und regt einige Zellen des Immunsystems zu erhöhter Aktivität an.

Wie Ihnen sicherlich nicht entgangen ist, wurde Interferon in den Medien als die neue biologische Wunderwaffe gegen Krebs und Virusinfektionen gepriesen. Leider konnte es in klinischen Versuchen den Vorschußlorbeeren nicht gerecht werden, die es in der Presse erhalten hatte. Vielleicht kann es sich jedoch eines Tages tatsächlich als ein sehr wirksames Heilmittel erweisen. Dazu muß es uns aber zunächst gelingen, genügend reines, stabiles Gamma-Interferon aus Lymphozytenkulturen zu gewinnen, um fundierte klinische Versuche durchführen zu können. Vor kurzem konnte das interferon-kodierende Gen isoliert und in Hefezellen sowie in das Bakterium *Escherichia coli* eingefügt werden. Diese gentechnisch veränderten Mikroorganismen beginnen nun, das Gamma-Interferon zu produzieren. Allerdings sind die klinischen Versuche mit dem rekombinanten Erzeugnis noch im Stadium der Planung und der ersten Erprobung. Den neuesten Nachrichten

5 Gamma-Interferon läßt sich auch aus Lymphozytenkulturen gewinnen, die nicht von Viren befallen sind, sondern mit Mitogenen angeregt werden. Ein solches Mitogen ist das Phythämagglutinin, das aus der Bohne *Phaseolus vulgaris* gewonnen wird.

zufolge soll in Kürze ein Interferonmittel gegen Schnupfen auf den Markt kommen.

Weitere Forschungsarbeiten zeigten, daß die T-Lymphozyten mehr als nur Lymphokine zu bieten haben. Ende der sechziger Jahre stellte man fest, daß es nicht nur *einen* T-Lymphozyten gibt, sondern mehrere verschiedene Klassen, die alle bestimmte immunregulatorische Funktionen erfüllen. Diese T-Zellen sind die Zentrale für den Notdienst – die B-Lymphozyten und Makrophagen. Sie geben das Signal zum Einsatz, blasen ihn ab und teilen dem Notdienst mit, daß er wieder in Bereitschaft gehen kann.

Daß die B-Lymphozyten nicht für sich allein wirksam sind, ahnte man erstmals, als sich kultivierte B-Lymphozyten aus einem immunisierten Versuchstier nicht, wie erwartet, in Antikörper bildende Zellen verwandelten, nachdem man der Kultur das immunisierende Antigen hinzugefügt hatte. Doch es kam unter gleichen Versuchsbedingungen zur Veränderung der B-Zellen, wenn außerdem T-Lymphozyten zugegeben wurden. Offensichtlich brauchten die B-Zellen *a little help from their friends*, ein bißchen Hilfe von ihren T-Zellen-Freunden, die man deshalb auch *T-Helferzellen* genannt hat.

Dann entdeckte man noch einen weiteren Zelltyp und erkannte, daß in das Immunsystem Kontroll- und Ausgleichsmechanismen eingebaut sind. Wenn man zu B-Zellkulturen bestimmte T-Zellen hinzugab, vor allem solche, die man einem Tier am Ende der Genesungsphase nach einer Infektion entnommen hatte, dann unterließen die B-Zellen jede Form von Reaktion, ja stellten ihre Tätigkeit ein, sofern sie durch Antigen- oder Mitogenstimulation bereits «aktiviert» worden waren. Diese T-Lymphozyten signalisierten: «Halt! Es reicht!» und wurden deshalb als *T-Suppressorzellen* bezeichnet.[6]

6 Wenn man sie ließe, würden die Klone von B-Zellen und T-Helferzellen – sobald sie sich einmal in Reaktion auf ein spezifisches Antigen verwandelt hätten – sich unaufhörlich vermehren und Antikörper oder Lymphokine bilden. Eine solche ungehemmte, unangemessene und fortgesetzte Wucherung

Bei näherer Betrachtung erweist sich das System jedoch als nicht ganz so überschaubar. Helfer- und Suppressorzellen können ihre antigen-spezifische immunregulatorische Tätigkeit nur aufnehmen, wenn auch Phagozyten zugegen sind – und nicht nur das –: sie müssen entweder von demselben Individuum wie die T-Zellen stammen, oder von einem eineiigen Zwilling oder – im Falle von Versuchstieren wie Mäusen – von den Angehörigen eines Inzuchtstamms (wo jedes Tier praktisch ein eineiiger Zwilling des anderen ist). Mit anderen Worten: Die Zellen müssen vom gleichen Gewebetyp sein. Sehen wir uns jetzt den veränderten Ablauf der Immunreaktion an, wobei ich abermals den entzündeten großen Zeh zum Ort des Geschehens mache.

Die Phagozyten leisten Erste Hilfe. Sie wandern zum Entzündungsherd, packen die Bakterien und verschlingen sie. Die Enzyme der Makrophagen zerlegen die Bakterien in verschiedene Antigenbestandteile. Diese Antigenfragmente (Epitope) werden an die Außenseite der Zellmembran des Phagozyten[7] gebracht und dort den T-Helferlymphozyten angeboten, die den entzündeten großen Zeh inzwischen ebenfalls aufgesucht haben. Eine der T-Helferzellen ist spezifisch für das angebotene Epitop: Sie hat einen spiegelbildlichen Rezeptor auf ihrer Membran, der eine exklusive Bindung ermöglicht. Bevor jedoch die Anbindung des Epitops (in unserem Falle des Fragments eines bakteriellen Antigens) stattfinden kann, müssen die beiden Zellen ihren identischen Ursprung erkennen. Die Losung dafür ist außen auf ihrer Zellmembran als spezifische strukturelle Determinante kodiert, für deren Aufbau ein bestimmter Genkomplex zuständig ist. Diese Determinanten

eines Zelltyps entspricht der Krebsdefinition. (Tatsächlich gibt es Krebserkrankungen des Immunsystems – zum Beispiel Lymphome und Leukämien.) Daher ist es notwendig, daß die T-Suppressorzellen die Immunprozesse steuern.

7 *Phagozyt* wird hier einfach als bequemer Oberbegriff verwendet. Nicht alle Phagozyten zerlegen Antigene und bieten sie T-Zellen dar. Polymorphkernige Leukozyten zum Beispiel sind – im Gegensatz etwa zu Makrophagen – keine «präsentierenden» Phagozyten.

werden als Haupt-Histokompatibilitätskomplex bezeichnet (abgekürzt MHC, nach dem englischen Terminus *major histocompatability complex*). Der MHC ist mit den ABO-Determinanten auf der Membran der roten Blutkörperchen vergleichbar, nur ist das System komplexer als das der Blutgruppenfaktoren, denn es gibt mindestens 22 bis 25 (möglicherweise sogar mehrere hundert) MHC-Arten. Da wir jeder zwei Determinanten tragen – eine von jedem Elternteil – und es etwa 22 verschiedene Determinanten gibt, ist unser Immunregulationssystem von großer individueller Vielfalt.[8]

Ist das MHC-Erkennungszeichen zur Zufriedenheit des Phagozyten ausgefallen, wird er das Epitop an die Oberfläche der T-Helferzelle abgeben. Welche Mechanismen diesem Prozeß zugrunde liegen, ist noch nicht genau bekannt, doch diese beiden Vorgänge – Identifizierung des MHC-Typus und Antigen-Übertragung – aktivieren den T-Helferlymphozyten und verwandeln ihn in eine Protein absondernde Zelle. Dieses Protein ist der «Helferfaktor» und insofern spezifisch, als er nur solchen B-Lymphozyten hilft, die bereits ihrerseits das Antigen/Epitop selektiv an ihre Membranoberfläche (das spezifische Immunglobulin auf der B-Zellmembran) gebunden haben. In Sandwichmanier bindet sich der Helferfaktor an das Antigen-Epitop – in diesem Falle das Bruchstück eines Bakteriums aus dem entzündeten Zeh –, das seinerseits an die B-Zellenoberfläche gebunden ist. Die oberste Schicht des Sandwiches (der T-Helferzellfaktor) veranlaßt die B-Zelle zur wiederholten Teilung und Verwandlung in einen Klon von Plasmazellen, die spezifische Antikörper ausscheiden.[9] Es gibt nur wenige Anti-

8 Die MHC-Abstimmung ist bei Organtransplantationen von entscheidender Bedeutung. Wenn das Immunsystem des Empfängers die MHC-Determinanten auf dem Gewebe des Spenders als verschieden von den eigenen erkennt, wird es das Gewebe als Antigen behandeln und versuchen, es durch Antikörper und andere Mittel zu zerstören.

9 Abermals «Immunität durch Vielfalt». Es ist ungewiß, ob es vier Arten von B-Zellen für jedes Antigen/Epitop gibt: eine für die Bildung der entsprechenden IgM-Antikörper, eine für die IgG-, eine weitere für die IgA- und eine vierte für die IgE-Antikörper. In einigen Fällen konnte beobachtet werden, daß eine

gene – zumeist sind es Polysaccharide aus den Zellwänden von Bakterien –, die nicht die Übertragung Phagozyt-T-Zelle-B-Zelle durchlaufen müssen. Diese Antigene wirken direkt, ohne irgendwelche Vermittler, auf die B-Zellen ein.

Nun sind also die Antikörper da, können die Bakterien töten und den Heilungsprozeß einleiten – welch komplexer Vorgang, diese Antikörper herzustellen! Doch damit nicht genug. Die Natur sorgt für ein Feedback, das den Heilungsprozeß noch weiter beschleunigt. In den ersten Tagen der Infektion haben die Makrophagen die Bakterien aufs Geratewohl und recht träge angegriffen. Wichtig war der Makrophage nur, weil er das Antigen zerlegte und die humorale (Antikörper-)Reaktion vorantrieb, doch als allesverschlingendes Werkzeug der Vernichtung hat er nicht überzeugen können. Verschiedene Faktoren regen jetzt die Makrophagen und Monozyten zu größerer Aktivität an. Ilja Metschnikows Einschätzung, die Makrophagen seien die wahren Helden des Immunabwehrgeschehens, findet weitgehende Bestätigung durch die modernen Forschungsergebnisse. Man weiß heute, daß viele Immunreaktionen das Ziel haben, die Makrophagenaktivität zu steigern. Ein T-Zell-Lymphokin, der Makrophagen aktivierende Faktor, ist ein solcher Energiespender. Auch Antikörper wirken förderlich. Ein Antigen, das einen Antikörper an sich gebunden hat, ist weit appetitlicher für den Makrophagen als ein «nichtumhülltes» Antigen. (Dieses «schmackhafte» Belegen der Antigene mit Antikörpern wird als *Opsonierung* bezeichnet.)

Antikörper und Makrophagen haben also (vielleicht mit der diskreten Hilfe eines Antibiotikums) den großen Zeh geheilt. Jetzt kann die Immunreaktion abgeblasen werden. Durch welche Signale der Suppressorteil des Immunsystems eingeschaltet wird, ist noch nicht ganz geklärt. Gegenwärtig können wir nur die Auswirkungen des Systems beobachten. Versuche mit Mäusen deuten darauf hin, daß bei Zunahme der Antigen-(und wahrscheinlich auch der Antikörper-)Konzentrationen die

Plasmazelle mit der Herstellung von IgM-Antikörpern begann und dann mit der Bildung von IgG-Antikörpern zu dem betreffenden Antigen fortfuhr.

T-Suppressorlymphozyten aktiviert werden. Von den Mäusen wissen wir auch, daß bei einigen großen Antigenmolekülen, die aus mehreren Epitopen zusammengesetzt sind, einige Epitope die Wucherung und Tätigkeit von T-Helferzellen anregen, während andere Epitope aus der Molekularkette die Aktivität der T-Suppressorzellen auslösen. Wie gezeigt, zerlegen die Makrophagen die Molekularkette des Antigens in die Teilelemente ihrer Epitope und präsentieren diese den T-Zellen. Vielleicht werden die Epitope von «allwissenden» Makrophagen zunächst den Helferzellen und dann den Suppressorzellen zur Erkennung präsentiert.

Wie auch immer dieser Mechanismus beschaffen sein mag, irgendwann während der Heimsuchung des großen Zehs wird die T-Suppressorzelle auf der Bildfläche erscheinen und wie ihr Helfer-Pendant anfangen, zu wuchern und sich zu einem sezernierenden Gebilde zu entwickeln. Es scheint eine Vielzahl von Unterdrückungsfaktoren zu geben: Einige schalten die T-Helferzellen ab, andere beenden die Antikörperbildung. Wieder andere dieser von T-Suppressorlymphozyten gebildeten Faktoren wirken breitgestreut und unspezifisch, unabhängig von dem Antigen, das ihre Aktivität ursprünglich ausgelöst hat.

Unklar ist, wie die T-Suppressorzellen ihrerseits unterdrückt – abgeschaltet – werden. Natürlich wäre ein ständig gedrosseltes Immunsystem genauso schlimm wie ein ständig überaktives, wenn nicht schlimmer. Neuere Forschungsergebnisse lassen darauf schließen, daß im Kern des Lymphozyten ein spezielles Gen angesiedelt ist, das den Code für die Bildung eines Abschaltfaktors ausgibt.[10] Die überwiegende Zahl der T-Zellen (beider Arten) haben eine relativ kurze Lebensdauer von drei bis vier Tagen, so daß die Immunreaktion nach dem Abschalten allmählich zum Stillstand kommt (erinnern wir uns, daß selbst das «langlebige» IgG-Antikörpermolekül nach ungefähr dreißig Tagen vom Stoffwechsel abgebaut ist).

10 Es gibt auch Anhaltspunkte dafür, daß noch eine weitere Untergruppe von T-Zellen an der Beendigung der Immunreaktion beteiligt ist. Man nennt sie *T-Contra-Suppressorzellen*.

Doch wenn das Lymphozytenleben so kurz ist, wie läßt sich dann der immunologische Kernsatz «Beim zweitenmal geht alles besser» erklären? Wenn es nach einer angemessenen Pause zu einer zweiten Begegnung mit einem Antigen kommt, fällt die Immunreaktion kräftiger und rascher aus als beim erstenmal. Das ist nicht nur der Grund für Wiederholungsimpfungen, sondern auch dafür, daß die Symptome bei erneuten Infektionen mit vielen Krankheitserregern schwächer sind und rascher abklingen.

Die Ursache für die Heftigkeit der zweiten Immunreaktion liegt darin, daß nicht alle Lymphozyten innerhalb weniger Tage nach der Verwandlung durch Antigen-Stimulierung absterben. Einige wenige dieser verwandelten Lymphozyten entwickeln sich auf eine noch nicht näher bekannte Weise zu sehr langlebigen Zellen, den *B-Gedächtnis-* und den *T-Gedächtniszellen*. Diese Lymphozyten kreisen im Blut oder «überwintern» in einem lymphatischen Organ wie der Milz, bis sie durch ihr spezifisches Antigen reaktiviert werden. Wenn dies der Fall ist, setzt eine sehr rasche Wucherung der Gedächtniszellen ein, so daß sie zu umfangreichen Klonen funktionierender T-Helferzellen und/oder Antikörper ausscheidender B-Zellen (Plasmazellen) anwachsen. In gewisser Hinsicht hat unser immunologisches Gedächtnis ein besseres Erinnerungsvermögen als unser Gehirn.

Das Problem des Dr. Frankenstein

Nach der bisherigen Darstellung fällt die entscheidende Aufgabe, der Einsatz gegen die spezifischen Antigene, den B-Zellen zu, die ihre Wirkstoffe, die Immunglobuline, aus der Apotheke der humoralen Immunität beziehen. Doch ich muß noch eine weitere Klasse von Lymphozyten vorstellen: die zytotoxischen T-Killerzellen, die ihre Arbeit auch ohne die Unterstützung von Antikörpern zu leisten vermögen.

Vielleicht fesseln künstliche Geschöpfe wie Frankensteins Monster unsere Phantasie so nachhaltig, weil sie dem tiefverwurzelten Wunsch des Menschen entspringen, seine dem Alter und dem Verschleiß unterworfenen Glieder und Organe durch «fabrikneue» Teile zu ersetzen. Die Chirurgie verfügt heute weitgehend über die Techniken und Voraussetzungen zu solchen Transplantationen, trotzdem bleibt der Traum, Fleisch durch Fleisch, Glied durch Glied, Organ durch Organ zu ersetzen, weitgehend unerfüllt. Dabei scheitert seine Verwirklichung eher an den immunologischen als an technischen Voraussetzungen.

Seit langem schon befaßt sich die Forschung mit Hauttransplantationen, vor allem bei den Opfern von Verbrennungen, deren Haut oft großflächig ersetzt werden muß. Außerdem bietet eine Hauttransplantation technisch wenig Schwierigkeiten und ist deshalb für Experimente besonders geeignet. So läßt sich zum Beispiel ein Hautstück von einer schwarzen Maus auf eine weiße Maus verpflanzen, und man kann sein weiteres Schicksal ohne Schwierigkeiten verfolgen. Solche Experimente sind in großer Zahl durchgeführt worden. Die Ergebnisse waren eindeutig: Wenn Spender und Empfänger nicht dem gleichen Mäuse-Inzuchtstamm angehörten, begann das Hauttransplantat nach einer Woche abzusterben und war nach zwei Wochen gänzlich tot. Erhielt die Empfängermaus ein paar Wochen danach ein zweites Hauttransplantat, vollzog sich der Abstoßungsvorgang sogar noch schneller, meist in drei bis vier Tagen.

Als man in den ersten Experimenten dieser Art kleine Gewebeproben von der Nahtstelle zwischen der Haut des Empfängers und dem absterbenden Transplantat untersuchte, entdeckte man, daß dieser Bereich von Lymphozyten infiltriert war. Doch da man damals die Funktionen der Lymphozyten nicht kannte, konnte man sich ihre Anwesenheit im absterbenden Transplantat nicht erklären. Heute ist das Geheimnis der Gewebeabstoßung weitgehend gelüftet, und wieder einmal war die Lösung des Rätsels keineswegs einer systematischen Forschung zu verdanken.

Die Geschichte beginnt im Jahre 1960 mit einem Bericht von A. Govaerts im *Journal of Immunology*. Govaerts hatte

Lymphozyten aus der Lymphe und den Lymphdrüsen eines Hundes gewonnen, der eine experimentell verpflanzte Niere abgestoßen hatte. Govaerts wusch die Lymphozyten, um sie von der Lymphe zu befreien, legte eine Kultur an und fügte dieser Nierenzellen des Spenderhundes hinzu. Zu seiner Überraschung wurden die Nierenzellen in Gegenwart dieser Lymphozyten nicht nur rasch getötet, sondern sogar aufgelöst – als hätte man sie in eine starke Säure oder in Verdauungssäfte gelegt. Das erschien sehr merkwürdig, weil damals keine immunologische Ursache für den Tod der Nierenzellen bekannt war. Man wußte, daß Antikörper in Gegenwart von Komplement solche als Ziel ausgemachten Nierenzellen hätten töten und auflösen können. Doch in Govaerts' Versuchsanordnung gab es keine Antikörper. Auch Makrophagen hätten die Zielzellen töten können, doch sie lösen Zellen erst auf, wenn sie sie verschlungen haben. Es handelte sich um eine nie zuvor beobachtete Erscheinung, für die eine bis dahin unbekannte Lymphozytenart verantwortlich war – ein zytotoxischer Killerlymphozyt.

Wie erwähnt, waren die sechziger Jahre in der immunologischen Forschung das Jahrzehnt der Lymphozyten. Man begann sich über ihre Einteilung und Funktion klarzuwerden. Auf der Oberfläche jeder Lymphozytenart entdeckte man einen charakteristischen Marker – ein spezifisches Antigen, anhand dessen die Lymphozyten identifiziert werden konnten. Als die zytotoxischen Lymphozyten den «Markertests» unterworfen wurden, erwiesen sie sich als Angehörige der T-Zellfamilie, unterschieden sich aber doch von ihren Helfer- und Suppressorzellverwandten.

Es handelt sich also um eine T-Zelle besonderer Art. Alle anderen T-Zellen übernehmen bei der Immunreaktion eine Mittlerrolle. Ganz anders die zytotoxische T-Zelle, die nicht nur direkt die Kampfhandlung ausführt, sondern sich auch in ihrer Wirkungsweise von allen anderen Lymphozyten unterscheidet. Diese scheinen mittels chemischer Signale aus einer gewissen Entfernung auf ihre Zielzellen einzuwirken. Die B-Zellen scheiden Antikörper aus, während T-Helfer- und

T-Suppressorzellen Helfer- beziehungsweise Suppressorfaktoren absondern. Nach allem, was wir von der zytotoxischen T-Zelle wissen, muß sie ganz nahe an ihr Ziel heran, ja mit ihm in Berührung kommen, um es auszuschalten. Mit welchem Werkzeug sie ihre tödliche Arbeit verrichtet, ist nicht bekannt; es scheint sich jedoch um eine chemische Substanz zu handeln, welche die Zellmembran zerstört. Dabei überlebt die T-Zelle die tödliche Begegnung und kann ihr Vernichtungswerk fortsetzen. Wie es ihr gelingt, die Membran der Zielzelle zu zerstören, ohne der eigenen Zellmembran Schaden zuzufügen, ist noch immer ein Rätsel.

Hauptziele zytotoxischer T-Zellen sind virusinfizierte Zellen und Zellen mit körperfremden MHC-Proteinen (etwa auf der Zelloberfläche von Organtransplantaten mit mangelnder Gewebeverträglichkeit). Die wichtigsten immunologischen Aufgaben dieser Killer sind also: (1) Verteidigung gegen eindringende Viren und (2) Tötung von Zellen mit «fremden» MHC-Proteinen (das beste Beispiel für diese Tätigkeit ist die Transplantatabstoßung). Die Wirkung ist spezifisch, gerichtet gegen spezifische Antigenziele. Zytotoxische T-Zellen scheinen auch von bestimmten Komplizen-Zellen, Makrophagen und T-Inducer-Zellen, auf den Plan gerufen zu werden.

Ich erwähnte zu Beginn dieses Abschnitts, daß sich bei der Verpflanzung eines zweiten Transplantats vom selben Spender die Abstoßung rascher vollzieht als beim erstenmal. Verantwortlich für das schnellere Tempo sind Antikörper und eine zweite Formation zytotoxischer T-Zellen.

Es ist viel geschehen, seit Mary Shelley ihren Dr. Frankenstein geschaffen hat, der seinerseits sein Monster schuf. Würde Mrs. Shelley heute schreiben, müßte sie lang und breit auf die Frage eingehen, wie Dr. Frankenstein seine Sammlung von Körperteilen hinsichtlich ihrer MHC-Determinanten aufeinander abzustimmen und welche immunsuppressiven Medikamente er zu verabreichen gedenkt, um die Transplantatabstoßung zu verhindern. Es ist noch immer sehr schwierig, dafür zu sorgen, daß der Organismus eines Empfängers ein neues Herz (oder irgendein anderes transplantiertes Organ) behält, doch nach und nach gelingt es der Wissenschaft, Licht in das Dunkel der immunologischen Geheimnisse zu bringen. Experten prognostizieren, daß der Tag nicht mehr fern sei, an dem sich Gewebetransplantationen mit einem Grad an Sicherheit vornehmen ließen, der einer «Garantie auf Lebenszeit» gleichkomme.

Immunität im Naturzustand

Die beiden letzten Kapitel haben gezeigt, wie wirksam, flexibel und sensibel das Immunsystem auf Krankheitserreger und andere körperfremde Organismen und Substanzen reagiert. Ein Problem liegt aber darin, daß sogar die raschen sekundären Immunreaktionen, die von den B- und T-Gedächtniszellen veranlaßt werden, ihre Zeit brauchen, und Zeit kann im Kampf gegen virulente Mikroorganismen ein sehr kostbarer Faktor sein. Vom Augenblick unserer Geburt an haben wir mit diesem Problem zu tun. Wir werden ohne jede Erfahrung im Umgang mit Mikroorganismen geboren und geraten in eine Welt hinein, in der es von ihnen nur so wimmelt. Vom ersten Augenblick unseres eigenständigen Lebens an bedroht uns eine überwältigende Zahl von Krankheitserregern. In späteren Lebensphasen sind wir dann in Gefahr, wenn wir auf die Reaktion unseres Immunsystems warten müssen.

Daß wir in dieser Situation nicht unterliegen, verdanken wir der Natur – sie hat uns mit einer ersten, nichtspezifischen Verteidigungslinie ausgestattet, die Eindringlinge «instinktiv» erkennt und ständig bemüht ist, alle Infektionen abzuwehren. Dieses natürliche Verteidigungssystem besteht aus löslichen Faktoren in den Körperflüssigkeiten und aus spezialisierten «Polizistenzellen».

Die guten Säfte der natürlichen Immunität

Zu Beginn unseres Jahrhunderts war die immunologische Forschung damit beschäftigt, die Geheimnisse zu lüften, welche die Beschaffenheit und den Ursprung der spezifischen Antikörper umgaben. Die erste Verteidigungslinie, die natürliche Immunität in der Form, wie sie Metschnikow den Phagozyten zuschrieb, wurde als Forschungsgegenstand weitgehend außer acht gelassen. Dann entdeckte Alexander Fleming in den Jahren 1921/1922 durch ein technisches Mißgeschick eine völlig neue Dimension der natürlichen Immunität (später gelang ihm aufgrund eines weiteren Mißgeschicks die Entdeckung des Penizillins). Fleming untersuchte eine Petri-Schale, in der auf einem Nährboden einige Bakterienkolonien gediehen, als ihm in einem Augenblick selbstvergessener Konzentration ein Tropfen Sekret aus seiner verschnupften Nase in die Schale fiel. Die meisten modernen Bakteriologen, die mit äußerster Genauigkeit in einer sterilen Umgebung arbeiten, hätten sich niemals eine solche Nachlässigkeit zuschulden kommen lassen beziehungsweise eine in so krasser Weise verunreinigte Kultur sofort in den Mülleimer geworfen. Doch das entsprach nicht Flemings Arbeitsstil. Er stellte die Petri-Schale in den Inkubator zurück. Als er sie ein paar Tage später untersuchte, sah er zu seiner Überraschung, daß die Bakterienkolonien entweder verschwunden oder erheblich geschrumpft waren. Irgend etwas im Nasensekret hatte die Bakterien zerstört. Das Sekret enthielt «ein bemerkenswertes bakteriolytisches Element», wie Fleming in einem 1922 erschienenen Aufsatz feststellte.

Dieses Element, das als *Lysozym* bezeichnet wird, ist, wie sich später herausstellte, nicht nur im Nasensekret vorhanden, sondern auch in Tränen, Speichel und in den Phagozyten. Es scheint sich um eine sehr alte Form der Immunabwehr zu handeln, die schon früh in der Entwicklungsgeschichte auftrat, denn man trifft sie überall im Tierreich an, bei den Wirbellosen ebenso wie bei den Wirbeltieren.

Lysozym ist ein Enzym und greift das komplexe Aminosäure-Glyko-Polymer an, das die Zellwand vieler Bakterien bildet. Die Wand wird in ähnlicher Weise aufgelöst wie das Proteinmolekül von dem Fleischzartmacher, dem Enzym Papain. Man nimmt an, daß Lysozym eine wichtige Rolle bei der Verhinderung von Infektionen des Mundes (auch Karies) und des Auges spielt. Bei einer seltenen Erbkrankheit, dem Sjögren-Syndrom, ist Lysozym entweder gar nicht oder nur in sehr geringer Konzentration im Speichel und in der Tränenflüssigkeit vorhanden. Patienten mit dieser genetischen Anomalie leiden unter ständig wiederkehrenden Infektionen der Mund-Rachen-Region und der Augen.

Zu den guten Säften der natürlichen Immunität gehört auch das Laktoferrin. Es handelt sich um ein eisenbindendes Protein, das zunächst in der Milch entdeckt wurde, danach aber auch in Speichel, Bronchialsekret, Tränenflüssigkeit, Urin, Gebärmutterhalssekret, Samenflüssigkeit und in den phagozytierenden weißen Blutkörperchen nachgewiesen werden konnte. Transferrin, ein eisenbindendes Protein im Serum, ist mit dem Laktoferrin verwandt, wenn es auch in seiner chemischen Struktur von diesem leicht abweicht. Laktoferrin und wohl auch Transferrin hemmen, wie man annimmt, das Wachstum zahlreicher mikrobieller Krankheitserreger, indem sie ihnen das verfügbare Eisen entziehen, das diese für ihre biochemische Physiologie unbedingt brauchen.[1] Bei leichter Eisenmangelanämie kommt es zu einer Art «ernährungsbedingter Immunität» (eine schwere Anämie hingegen unterdrückt die Reaktionen des Immunsystems). Es gibt etliche Beispiele dafür, daß die Behebung einer Anämie zu unerwarteten und unerwünschten Ergebnissen geführt hat. In einem Fall wurden Somali, die unter den Folgen einer Hungersnot litten, ins Krankenhaus eingeliefert und dort unvermittelt auf normale Kost

1 Sowohl die Mikroorganismen als auch die Wirtszellen brauchen Eisen. Man weiß inzwischen recht genau, wie der Körper zur Versorgung der eigenen Zellen das Eisen dem Laktoferrin und Transferrin mittels eines Mechanismus entziehen kann, der dem Mikroorganismus fehlt.

umgestellt. Sie erkrankten schwer an Malaria, Tuberkulose und Brucellose (Maltafieber). Man erklärte sich dies folgendermaßen: Der Eisenmangel, mit dem die Patienten eingeliefert wurden (das verfügbare Eisen war an das Laktoferrin und Transferrin gebunden), hemmte die Vermehrung der Krankheitserreger, mit denen die Somali schon infiziert waren, bevor sie ins Krankenhaus kamen, und bewirkte so einen klinisch unauffälligen Zustand.

Ein anderes Beispiel für die positive Wirkung einer leichten Anämie liefern die Massai und Zulu in Afrika. Beide Stämme leben aufgrund unhygienischer Zustände in ständiger Gefahr, sich mit *Entamoeba histolytica*, dem Erreger der Amöbenruhr, zu infizieren. Doch man weiß seit geraumer Zeit, daß die Massai kaum, wenn überhaupt je, an Amöbenruhr erkranken, während sie bei den Zulu eines der schwerwiegendsten Gesundheitsprobleme darstellt. Man erklärt sich diesen Unterschied so, daß sich die Massai, die von der Rinderzucht leben, fast ausschließlich von Kuhmilchprodukten ernähren. Kuhmilch hat einen sehr niedrigen Gehalt an Eisen, das darüber hinaus größtenteils an das Laktoferrin gebunden ist. Amöben brauchen Eisen zum Leben, können es aber nicht vom Laktoferrin gewinnen. Diese anämischen Amöben können sich deshalb nicht so zahlreich im Darm der Massai ansiedeln, wie es für einen Ausbruch der Krankheit erforderlich wäre. Dagegen kann der Massai der Milch das Eisen entziehen, wenn auch die geringe Konzentration zu einer leichten Anämie führt. Leichte Anämie ist ein gutes Mittel gegen Amöben, die Darm und Leber zerstören. Im Unterschied dazu haben die Zulu, deren Ernährungspalette sehr viel breiter gefächert ist, nicht nur eine sehr eisenhaltige Kost, sondern kochen ihre Nahrung auch in Eisentöpfen. Beim Kochen löst sich Eisen von den Topfwänden, so daß sich die Konzentration im Essen noch erhöht. Dieser Eisenüberschuß schafft ideale Lebensbedingungen für die Amöben.

In unseren Breiten konnte wiederholt nachgewiesen werden, daß Säuglinge, die gestillt werden, deutlich seltener an Magen-Darm-Katarrh (Gastroenteritis) leiden als Kinder, die

die Flasche bekommen. Dieser Schutz ist nicht nur auf die spezifischen IgA-Antikörper zurückzuführen, die mit der Muttermilch in den Magen-Darm-Trakt des Kindes gelangen, sondern auch auf die nichtspezifischen, natürlichen Schutzfaktoren Laktoferrin und Laktoperoxidase.

Laktoperoxidase ist ein weiterer natürlicher antimikrobieller Faktor in Speichel, Milch und Tränenflüssigkeit. Sie fördert (katalysiert) eine chemische Reaktion, an der Zucker, schwefelhaltige Verbindungen (Thiozyanate) und Wasserstoffperoxid beteiligt sind und deren Endprodukte bakteriostatisch wirken, und die Bakterien an Wachstum und Vermehrung hindern.

Die Laktoperoxidase gilt als wichtiger Faktor zur Eindämmung der Bakterienvermehrung im Mund. Aus den Kohlenhydraten, die wir zu uns nehmen, gewinnen diese Bakterien den Zucker, den sie zu ihrer Vermehrung brauchen. Bei der Zuckerverarbeitung geben die Bakterien Wasserstoffperoxid ab. Wenn dieses eine kritische Konzentration erreicht, wandelt die Laktoperoxidase aus dem Speichel es in eine bakteriostatische Substanz um und verhindert auf diese Weise ein zu üppiges bakterielles Wachstum. Leider ist der Vorrat an Laktoperoxidase begrenzt, so daß die ständige Zufuhr von Nahrungsmitteln mit hohem Zuckergehalt zu einer Vermehrung der Bakterien führen muß.

Die Phagozyten in Aktion

Man kommt selten aus dem Sprechzimmer des Arztes heraus, ohne daß einem etwas Blut für diagnostische Zwecke abgezapft wurde. Doch wir sollten uns zu diesem Obolus ohne großes Wehklagen bereit erklären, weil das Blut auf vielfältigste Weise unseren Gesundheitszustand und die zahlreichen Anomalien widerspiegelt, die mit einer Krankheit einhergehen. Das Blutbild ist die grundlegende hämatologische Untersuchung und gewöhnlich ein erster Orientierungspunkt für den Arzt. Wenn Sie ein normaler, gesunder Erwachsener sind, wird Ihr Blutbild in etwa der folgenden Aufstellung entsprechen (machen Sie sich keine Sorgen, wenn sich die Zahlen nicht genau decken; es gibt erhebliche individuelle Schwankungsbreiten sowie beträchtliche altersbedingte und geschlechtsspezifische Unterschiede):

Hämoglobin	15 g/100 ml Blut
Hämatokritwert[2]	42 %
Rote Blutkörperchen	5 Millionen/mm³
Weiße Blutkörperchen	7000/mm³

Differentialblutbild

Neutrophile	68,0 %
Eosinophile	1,5 %
Basophile	0,5 %
Lymphozyten	25,0 %
Monozyten	5,0 %

Die Zahl der roten Blutkörperchen, der Hämoglobingehalt und der Hämatokritwert zeigen an, ob eine Anämie vorliegt. Die weißen Blutkörperchen und ihre Zusammensetzung (Differentialblutbild) geben Hinweise auf andere Krankheiten. Eine Zunahme der weißen Blutkörperchen, vor allem der Neutrophilen, zeigt häufig eine Bakterieninfektion an. Eine Vermehrung der eosinophilen Leukozyten ist meist ein Hinweis auf eine Infektion durch einen Parasitenwurm oder auf eine allergische Reaktion. Die neutrophilen, eosinophilen und basophilen Leukozyten werden kollektiv als polymorphkernige Granulozyten bezeichnet, weil ihr Kern in Lappen unterteilt ist und weil sie im Zytoplasma granula-artige Einschlüsse aufweisen. Es handelt sich um phagozytische Zellen besonderer Art, denn sie brauchen keine vorherige «Anweisung» von einem Mikroorganismus oder einem anderen Antigen, um sich an die Arbeit zu machen. Sie sind «professionelle» Phagozyten, und der neutrophile Leukozyt ist der routinierteste unter ihnen. Die zahlenmäßige Zunahme der Neutrophilen im

2 Volumenanteil der roten Blutkörperchen.

Blut und ihre Häufung am Entzündungsherd markieren den Beginn der immunologischen Abwehrreaktion.

Normalerweise befinden sich «nur» ungefähr fünftausend neutrophile Leukozyten in einem Kubikmillimeter Blut, aber es gibt enorme Reserven dieser Zellen im Knochenmark, in der Milz und an der Innenseite der Blutgefäße. Während es Tage oder Wochen dauern kann, bevor die Antikörper- und T-Zell-vermittelte Immunität wirksame Ausmaße erreicht, können die Neutrophilen innerhalb von Minuten oder Stunden nach der mikrobiellen Invasion von ihren Reserveplätzen abgerufen werden.[3]

Wenn die Neutrophilen beim Verschlingen der Mikroorganismen so rasche und gründliche Arbeit leisten, warum sind dann andere Formen der Immunität – Antikörper, T-Zellen, verschiedene Phagozytenarten – überhaupt notwendig geworden? An der Rolle des perfekten Verteidigers ist der neutrophile Leukozyt vor allem durch seine kurze Lebensspanne gehindert. Er stirbt zwei bis drei Tage nach Verlassen des Knochenmarks, wo er aus der raschen Teilung von Vorläuferzellen entsteht.

Obwohl sich die neutrophilen Leukozyten als außerordentlich tüchtige Phagozyten erweisen, sind ihrer Wirksamkeit also Grenzen gesetzt. Doch die Natur hat darüber hinaus für einen Phagozyten gesorgt, der langfristiger agieren kann. Es ist der Monozyt, eine lymphozytenartige Zelle mit einem einzelnen runden Kern. Monozyten greifen die Mikroorganismen nicht so ungestüm an wie die neutrophilen Leukozyten und töten sie, nachdem sie sie verschlungen (phagozytiert) haben, wesentlich langsamer. Der Monozyt phagozytiert nicht nur, er produziert und sezerniert auch Faktoren, die wesentlich an der Immunabwehr beteiligt sind. Einer dieser Faktoren ist eine Substanz, die Lymphozyten veranlaßt, zu T- oder B-Zellen zu reifen. Außerdem scheidet der Monozyt auch Lysozym aus.

3 Welche Signale die neutrophilen Leukozyten veranlassen, den Reservestatus aufzugeben und aktiv zu werden, konnte noch nicht ganz geklärt werden. Zwei Signale, die man bislang hat ausmachen können, sind Adrenalin und Faktoren des aktivierten Komplementsystems.

Natürliche Killerzellen: die Antigene fest im Griff

1910 wurde ein weißes Blutkörperchen beschrieben, das wie ein Lymphozyt aussah, nur war es etwas größer und enthielt blau anfärbende Granula. Über die Funktionen der weißen Blutkörperchen wußte man damals lediglich, daß Monozyten Phagozyten sind. Erst Mitte der siebziger Jahre konnte gezeigt werden, daß dieser merkwürdig aussehende Lymphozyt eine zytotoxische Killerzelle ist – eine Zelle, die das Antigen nicht tötet, indem sie es verschlingt, sondern indem sie chemische Substanzen von zerstörerischer Wirkung ausscheidet.

T-Zellen (Lymphozyten) mit zytotoxischer Funktion habe ich im vorigen Kapitel beschrieben. Diese zytotoxischen T-Zellen entfalten ihre Wirkung, indem sie sich ihrem Ziel, etwa den Zellen eines transplantierten Gewebes, nähern und ihm einen «chemischen Todeskuß» geben. Die zytotoxischen T-Zellen sind wie die anderen Mitglieder der T-Zellfamilie vorprogrammiert. Sie reagieren auf ein spezifisches Antigen. Wie schon erwähnt, wird nach dem immunologischen Prinzip der Klon-Selektionstheorie für jedes mögliche Antigen / Epitop ein spezifischer Lymphozyt bereitgehalten. Bei Präsentation dieses Antigens entwickelt sich der Lymphozyt durch wiederholte Teilung rasch zu einer Population – einem erweiterten Klon – von reaktionsbereiten, reifen T- oder B-Zellen. Es stellte sich heraus, daß die «anderen», merkwürdig aussehenden Lymphozyten, die größer und granulär sind, ihre Arbeit auf ganz andere Art verrichten. Sie ähneln in ihrer Vorgehensweise eher den neutrophilen Leukozyten, denn wie diese sind sie nicht auf eine vorherige Sensibilisierung mit anschließender Reifung und Klonerweiterung angewiesen. Diese Lymphozyten wenden sich direkt gegen eine körperfremde Zielzelle, setzen sich an ihr fest und töten sie durch Lyse (in einem ähnlichen Verfahren wie die zytotoxische T-Zelle). Sie werden «natürliche Killerzellen» (NK) genannt.

Das besondere Interesse der Immunologen gewannen die natürlichen Killerzellen durch ihre primären Ziele – Krebszellen, vor allem die Krebszellen von Metastasen, die auf dem Blutweg verschleppt werden. Zahlreiche Krebsexperten waren zu der hoffnungslosen Überzeugung gelangt, der Mensch sei dem Krebs schutzlos ausgeliefert. Sie meinten, bösartige Wucherungen träten, so schlimm sie auch seien, nicht häufig genug auf, um das Überleben der Art zu gefährden. Im Sinne der Darwinschen Theorie seien deshalb Antikrebs-Mutationen auch nicht selektiert worden, so daß wir und unsere Verwandten in der Säugetierfamilie im Laufe der Entwicklungsgeschichte keine Abwehrmechanismen gegen Krebs ausgebildet hätten. Die Entdeckung der natürlichen Killerzellen stellte diese Auffassung weitgehend in Frage. Heute meint man, die Evolution habe uns mit einer ausgezeichneten Gesundheitspolizei ausgestattet, die von den natürlichen Killerzellen geleitet werde. Wenn es natürlich auch keine Garantie auf *absoluten* Schutz gibt, so ist der Körper dem Krebs doch keinesfalls völlig wehrlos ausgeliefert.[4] Möglicherweise ist dieses Schutzsystem sogar zu einem Zeitpunkt eingerichtet worden, als der entwicklungsgeschichtliche Baum noch ein Schößling war. Der Regenwurm besitzt Zellen, die den natürlichen Killerzellen in anatomischer und funktioneller Hinsicht ähneln (bei Regenwürmern gibt es nur natürliche Immunität; sie ver-

4 Vor fünfzehn Jahren waren Krebsforscher und Immunologen der Auffassung, Krebserkrankungen seien ganz normale Erscheinungen des Lebens – Tag für Tag würden in jedem Menschen Krebszellen entstehen. Man glaubte, ein überaus wirksames Immun-Überwachungssystem, bestehend aus natürlichen Killerzellen, zytotoxischen T-Zellen und Makrophagen, beseitige die Tumorzellen, bevor sie sich festsetzen könnten. Zu Krebs komme es nur in den relativ seltenen Fällen, in denen es den Tumorzellen gelinge, dem Immun-Überwachungssystem ein Schnippchen zu schlagen. Heute wird hingegen häufig die Auffassung vertreten, daß sich Krebszellen sehr selten bilden, möglicherweise sogar nur einmal während der Lebenszeit, und daß das Immun-Überwachungssystem durchaus nicht so leistungsfähig ist, wie man früher glaubte. Jetzt ist man der Meinung, die von den natürlichen Killerzellen geleistete Überwachung sei am wirksamsten gegen Krebsarten, die durch Viren verursacht werden.

fügen über keine erworbenen Immunreaktionen wie etwa die Antikörperbildung).

Auch die natürlichen Killerzellen erkennen und zerstören Zellen, die von Viren befallen sind oder aus Spendergeweben stammen, vor allem die Zellen von Knochenmarktransplantaten. Neuere Forschungsarbeiten legen die Vermutung nahe, daß natürliche Killerzellen darauf programmiert sind, alle Zellen «aufzuspüren», die sich mit ungewöhnlichem Tempo teilen. Eine solche Wucherung zeigt sich nicht nur bei Krebszellen. Auch bestimmte Gewebszellen wie die Epithelzellen des Darms und die Knochenmarkszellen neigen zu rascher Teilung und – bei mangelnder Kontrolle – zu übermäßiger Wucherung. Einige Forscher meinen heute, daß den natürlichen Killerzellen eine regulative Funktion zur Verhinderung solcher Wucherungen zukomme.

Ich muß darauf hinweisen, daß dies alles noch Neuland ist. Vieles müssen wir noch über die natürlichen Killerzellen und ihre Arbeitsweise in Erfahrung bringen. Anscheinend gibt es nicht nur eine einzige Art natürlicher Killerlymphozyten, sondern einen ganzen Stamm solcher Zellen, die verschiedene Aufgaben auf verschiedene Weise erledigen. Nicht wenige Immunologen haben Zweifel an der Fähigkeit der natürlichen Killerzelle, Krebswucherungen und andere entartete Zellen unter Kontrolle zu halten. Unlängst fragten die Immunologen Thomas Hoffman und Manlio Ferrarini in einem kritischen Überblick: *«Is natural killer activity an immunologist's toy?»* (Ist die Aktivität natürlicher Killerzellen ein Spielzeug der Immunologen?) Nach Sichtung aller verfügbaren Daten kamen sie zu dem Ergebnis, daß die natürliche Killerzelle kein Artefakt von Laborversuchen ist, sondern sich auch in der Wirklichkeit bewährt.

Komplement: Immunität der dritten Art

Die humorale Immunität, die Bildung spezifischer Antikörper, ist die eine Waffe des Immunsystems. Die zellvermittelte Immunität, für die die zytotoxischen Lymphozyten (T-Zellen und natürlichen Killerzellen) und Phagozyten zuständig sind, ist die zweite immunologische Waffe (wenn es natürlich auch viele Querverbindungen und Wechselwirkungen zwischen beiden gibt). Das Komplementsystem, eine sehr komplexe Gruppe natürlich vorkommender Proteine im Serum, ist die dritte Waffe des Immunsystems. Komplement ist von semispezifischer Wirkung, da es bestimmte Antikörperreaktionen, vor allem die Lysis von Antigenzielen, in Gang setzt. Ferner verfügt es über etliche Verteidigungseigenschaften der natürlichen Immunität.

Im letzten Jahrzehnt des 19. Jahrhunderts beobachtete man, daß Antikörper ihre spezifische bakteriolytische Fähigkeit einbüßten, wenn man das Serum, in dem sie enthalten waren, dreißig Minuten lang auf 56 Grad erhitzte. In den Reagenzgläsern, in denen man diese Versuche durchführte, ballte sich das durch Wärme inaktivierte Serum zwar noch immer mit den Bakterien zusammen, aber es tötete sie nicht mehr. In nachfolgenden Experimenten konnte gezeigt werden, daß nur die lytische Aktivität des Antikörpers außer Kraft gesetzt, er selbst jedoch durch die Erwärmung keineswegs zerstört wurde. In diesen Experimenten wurde ein Versuchstier mit Bakterien infiziert. Später injizierte man dem Tier das durch Wärme inaktivierte, Antikörper enthaltende Serum. Die übertragenen Antikörper töteten die Bakterien, und das Tier wurde gesund. Das war alles sehr verwirrend.

1895 lieferte der Belgier Jules Bordet erste Erklärungen für diese verblüffenden Beobachtungen. Er zeigte, daß das bakteriolytische Vermögen wiederhergestellt wurde, wenn man dem durch Wärme inaktivierten, Antikörper enthaltenden Serum eine geringe Menge frisches, nicht erhitztes Serum von einem nichtimmunisierten Tier zugab. Offenbar enthält das normale Serum eine Substanz, die durch Wärme zerstört werden kann, die in Verbindung mit Antikörpern wirkt und die erforderlich ist, damit die Antikörper ihre lytische Wirkung entfalten können. Bordet nannte diesen Faktor «Alexin». Ein paar Jahre später taufte Ehrlich ihn in *Komplement* um, und diesen Namen trägt er bis heute.

Bordet und Ehrlich hielten Komplement für eine einzige lösliche Substanz. Heute weiß man, daß es ein System aus neun Haupt- und elf Subkomponenten darstellt. Alle sind sie Proteine, die zusammen fünf bis zehn Prozent des gesamten Serumproteins stellen.

In Zeiten der Gesundheit zirkulieren die Komplementkomponenten in einem inaktiven, ruhenden Zustand im Serum. Im Laufe einer Infektion (und bei gewissen anderen Krankheitszuständen) wird das Komplementsystem aktiviert. Der Prozeß gleicht einer Kettenreaktion, die von einer Komponente zur nächsten übergeht, bis auch die letzte, die neunte Komponente aktiviert ist. Gewöhnlich (beim *klassischen Weg*, wie es in der Fachterminologie heißt) kommt es zur Aktivierung, wenn eine Dreierbeziehung zwischen IgG- oder IgM-Molekül[5], dem betreffenden Antigen/Epitop und einem Molekül der ersten Komponente des Komplementsystems hergestellt wird. Den Abschluß der Aktivierung bildet die Umwandlung – genauer: eine Reihe von Umwandlungen enzymatischer und nichtenzymatischer Natur – der neunten Komponente. Diese verbindet sich nun (in unserem Beispiel) mit der Zellwand des Bakteriums und löst einen kleinen Teil auf, fügt ihr eine winzige Verletzung zu. Nach mehreren «Komplementtreffern» sieht die Zellwand des Bakteriums unter dem Elektronenmikroskop wie ein Schweizer Käse aus. Die Folge: Das Bakterium verliert seinen «Lebenssaft», das Zytoplasma, und stirbt. Die Leistung der Antikörper wird durch das Komplementsystem verstärkt.

5 Von den fünf Immunglobulinklassen können nur IgG und IgM Komplement binden. Sie haben auf dem Fc-Stück (dem Stamm des Y-förmigen Immunglobulin-Moleküls) einen Rezeptor, der für die erste Komplementkomponente spezifisch ist. IgA, IgD und IgE haben keinen komplement-bindenden Rezeptor.

Komplementaktivierung kann auch direkt bewirkt werden, das heißt, ohne Beteiligung der IgG- oder IgM-Antikörpermoleküle. In diesem Fall sind die Auslöser bestimmte Substanzen wie die chemischen Bestandteile der Bakterienzellwände, Zellmembranfragmente und DNS. Dieser Weg, der eine Spielart der natürlichen Immunität ist, weil keine spezifischen Antikörper beteiligt sind, wird als *alternativer Weg der Komplementaktivierung* bezeichnet. Die Reaktionskette des alternativen Weges beginnt mit der Aktivierung der vierten Komponente in der Sequenz.

Sowohl beim klassischen als auch beim alternativen Weg entfaltet jede aktivierte Komponente und Subkomponente bestimmte biologische Aktivitäten. Während des Aktivierungsprozesses werden Komplementfragmente abgespalten, die ebenfalls biologisch wirksam sind. Es würde uns zu weit in unwegsames Gelände führen, die ganze verwirrende Vielfalt dieser Vorgänge zu beschreiben. So will ich mich mit einer kurzen Aufstellung der Leistungen aktivierter Komponenten, Subkomponenten und Komplementfragmente begnügen:

1. Sie töten Bakterien und andere mikrobielle Pathogene direkt (ohne Beteiligung von Antikörpern).
2. Sie stimulieren Makrophagen zur Aufnahme von Mikroorganismen.
3. Sie veranlassen die kleinen Blutgefäße, sich zu weiten und durchlässiger zu werden, so daß Phagozyten und andere Zellen des Immunsystems leichter durch die Gefäßwände dringen und die Gewebsbereiche erreichen können, in denen sie gebraucht werden.

Wie wichtig die natürliche Immunität ist, für die das Komplementsystem sorgt, zeigen die Störungen, zu denen es kommt, wenn erbbedingt eine oder mehrere Komplementkomponenten entweder fehlen oder nur in extrem niedrigen Konzentrationen vorhanden sind. Unter anderem leiden diese Menschen unter ständigen Bakterieninfektionen, erblichem Angioödem (anfallsweise auftretende Schleimhautschwellungen und Hautausschläge infolge übermäßig durchlässiger Blutgefäße) und wahrscheinlich auch *Lupus erythematodes visceralis*.

Die letzten drei Kapitel haben gezeigt, wie eindrucksvoll die verschiedenen Schutzmechanismen des Immunsystems miteinander verflochten sind; da gibt es eine erste physische Barriere (den intakten Schutzschild der Haut und Schleimhäute), die zweite Verteidigungslinie der natürlichen humoralen und zellulären Elemente (einschließlich des Komplementsystems) und die hochleistungsfähige dritte Verteidigungslinie der spezifischen humoralen (antikörper-) und zellvermittelten Immunreaktionen. Doch wenn die Immunmechanismen so überaus beeindruckend in ihrer Wirkung sind, warum müssen wir trotzdem noch Antibiotika und andere Medikamente einnehmen, um eine Infektion zu heilen? Wie kann es überhaupt zu einer Infektion kommen? Warum können wir der «Natur» die Abwehr nicht ganz überlassen? Die Natur leistet hervorragende Arbeit, wenn wir bedenken, daß ohne unsere natürliche und erworbene (spezifische) Immunabwehr jeder Kratzer zu einer tödlichen Blutvergiftung führen könnte und jede Infektion, die uns unter normalen Umständen bedeutungslos erscheint, eine lebensbedrohende Erkrankung wäre. Doch es gibt Krankheitserreger (und ich rechne auch die Tumorzellen dazu), die im Laufe der Entwicklungsgeschichte Strategien erworben haben, mit deren Hilfe sie auch die besten Waffen des Immunsystems zu täuschen vermögen. Einige Mikroorganismen und Parasiten sind sogar fähig, sich auf ein Leben ausschließlich innerhalb der Makrophagen einzustellen – also ausgerechnet jener Zellen des Immunsystems, die ihnen den Garaus machen sollen. Andere Krankheitserreger «verkleiden sich» mit den Antigenen des Wirtsorganismus. Sie haben Oberflächenrezeptoren, die Wirtsantigene, zum Beispiel Serumproteine, binden können, oder sie stellen wirtsähnliche Antigene her. Wenn sie von einem Antikörpermolekül, einer zytotoxischen T-Zelle oder einem Phagozyten in Augenschein genommen werden, dann erklären diese Krankheitserreger dank ihrer Verstellungskunst gewissermaßen: «Wir sind hier ganz unter uns Menschen.» Andere Mikroorganismen haben genetische Mechanismen entwickelt, die sie zu so rascher Mutation befähigen, daß sie ständig neue Antigene bilden können. Sie verändern ihren Antigencharakter in großem Tempo, was dazu führt, daß die Immunabwehr nicht Schritt halten kann. Einige Krankheitserreger führen das Immunsystem durch Methoden hinters Licht, die wir noch nicht kennen. Um uns gegen alle diese Krankheitserreger zu wehren, die durch die Maschen des Immunsystems schlüpfen, brauchen wir dringend die Hilfe der pharmazeutischen Industrie. Doch die Aussichten sind nicht schlecht, daß der «immunologische Arzt» auch diesen «gerissenen» Krankheitserregern das Handwerk legen wird.

Das Immunsystem in Gesundheit und Krankheit

Ernährung und Immunität

In einer Welt, in der ein Viertel der Menschheit (oder mehr) unterernährt ist, gehört es zu den empörenden Widersprüchen, daß ausgerechnet in dem anderen Teil, dem übersättigten, die Ernährung zur Hauptsorge geworden ist. Rezepte gegen Atomkrieg, soziale Ungerechtigkeit und Wirtschaftsprobleme finden bei weitem nicht soviel Beachtung wie die Ratgeber zur Pflege und Ernährung des Menschen. So gibt es eine Fülle von Diätpillen, Kochbüchern und Ernährungsprogrammen. «Durch richtige Ernährung zu Gesundheit und ewiger Jugend» lautet das große Geschäft, bei dem sich die Vertreter verschiedener Schulen und Auffassungen erbitterte Auseinandersetzungen liefern. Doch mir geht es um Immunität, nicht um Ernährung. Hier sei lediglich angemerkt, daß nach allem, was wir wissen, das Immunsystem normal funktioniert, wenn eine «normale» Nahrungsaufnahme stattfindet, das heißt, wenn dem Körper die Menge an Kalorien und Proteinen zugeführt wird, die man heute für angemessen hält. Bei Unterernährung ist die Immunreaktion beeinträchtigt. Mit den immunologischen Problemen des Ernährungsmangels beschäftige ich mich in einem späteren Abschnitt.

Dieses Kapitel wendet sich in erster Linie an den «normal» Ernährten, dessen Immunsystem gut arbeitet, der aber an Mitteln und Wegen interessiert ist, sein Immunsystem so zu verbessern, daß es noch wirksamer auf Infektionen reagiert, auch im Prozeß des Alterns ein Stück Jugendlichkeit bewahrt und den Einsatz der natürlichen Killerzellen und anderer Spezialzellen gegen krebsartige Veränderungen intensiviert.[1] Es gibt Anzeichen aus der experimentellen Forschung, die darauf hindeuten, daß sich die Leistungsfähigkeit des Immunsystems durch die Einnahme bestimmter Spurenelemente und Vitamine steigern läßt. Ich verwende dabei den Ausdruck «experimentell» in einschränkendem Sinne. Die Untersuchungen zur Ernährungsforschung sowie zur ernährungsbedingten Verbesserung der Immunreaktion sind größtenteils ausgezeichnet. Sie sind sorgfältig und hinreichend kontrolliert durchgeführt worden – aber leider meist an Mäusen, Meerschweinchen und anderen Versuchstieren. Selten sind Menschen unter solchen Laborbedingungen untersucht worden, und schon gar nicht war es in den meisten Fällen moralisch vertretbar, sie den gleichen Ernährungsmanipulationen zu unterwerfen wie die Versuchstiere. Epidemiologische Untersuchungen über den Zusammenhang von Ernährung und Immunaktivität und experimentelle Studien an Menschen mit Ernährungsmängeln führten zu Erkenntnissen, die die Ergebnisse von Tierstudien sowohl bestätigten als auch widerlegten. Weiterhin gilt, daß unser Wissen größtenteils aus den Untersuchungen mit Versuchstieren stammt. Der Leser muß also selbst entscheiden, ob er die Forschungsergebnisse für so überzeugend hält, daß es sich lohnt, in ein Fläschchen Selen, Zink oder Vitamin C zu investieren – und diese Substanzen in Mengen zu sich zu nehmen, von denen man noch nicht genau weiß, ob sie beim Menschen überhaupt wirken. Unter diesen Vorbehalten möchte ich mich nun *meinem* bevorzugten Immunverstärker zuwenden, dem Spurenelement Selen.

1 Wie bei der Erörterung der natürlichen Killerzellen im Kapitel «Immunität im Naturzustand» angemerkt, ist es noch immer ein bißchen zweifelhaft, ob sich die Immunüberwachung im Körper tatsächlich so abspielt wie im Reagenzglas. Ich meine jedoch, daß die Hinweise ausreichen, um die Unterstützung unseres Immunsystems durch eine geeignete Ernährungsweise zu rechtfertigen.

Selen

Nachdem ich schon jahrelang ein Selenpräparat als Antischuppenshampoo benutzt hatte, erfuhr ich von seinem immunologischen Wert durch einen Artikel, den J. Spallholz in der Fachzeitschrift *Infection and Immunity* veröffentlichte. Dort wurde es, in winzigen Dosen verabreicht, als hervorragender Immunverstärker für Mäuse beschrieben. Mäuse, die eine mit Selen angereicherte Nahrung erhalten hatten, bildeten nach Injektion mit einem Antigen (Spallholz verwendete dazu rote Blutkörperchen von Schafen) erheblich mehr Antikörper als Mäuse, die normale Kost erhalten hatten.

Etwa zu dieser Zeit versuchten John Barnwell (einer meiner Studenten) und ich, Mäuse gegen die Nagermalaria *Plasmodium berghei* zu immunisieren, indem wir den Parasiten in verschiedenen Formen zur Impfung aufbereiteten. Es handelte sich um ein «exploratorisches» Projekt, das klären sollte, wie sich für Menschen ein wirksamer Impfstoff gegen *ihre* Malaria entwickeln läßt. Alle geimpften Mäuse starben an einer heftigen Infektion, nachdem sie lebenden, virulenten Malariaparasiten ausgesetzt worden waren. Entweder stimmte etwas nicht mit unseren Impfantigenen, oder die Mäuse hatten von Natur aus einen Immundefekt, der die Entwicklung einer Schutzreaktion ausschloß. Dann stieß ich auf Spallholz' Artikel, und wir beschlossen, Selen als Stimulans für die Immunreaktion der Mäuse auf unsere Impfstoffe auszuprobieren. Zwei Wochen lang setzten wir ihrem Trinkwasser Selen im Verhältnis zwei zu einer Million zu, dann injizierten wir den Mäusen einen Impfstoff, den wir aus einem Extrakt der Parasiten gewonnen hatten. Wir warteten weitere zwei Wochen und spritzten ihnen dann lebende Parasiten ein. Das frappante Ergebnis: Alle Mäuse, denen wir das mit Selen angereicherte Trinkwasser gegeben hatten, blieben am Leben, und darüber hinaus war in ihrem Blut auch nur kurzfristig eine geringe Zahl der Parasiten festzustellen. Die Mäuse waren immunisiert. Dagegen starben die Kontrollmäuse, die normales Leitungswasser erhalten hatten (und genauso geimpft worden waren), an der typischen Infektion. Leider waren zu dieser Zeit unsere Forschungsmittel erschöpft. Ich wandte mich anderen Untersuchungen zu, während Barnwell, der inzwischen promoviert hatte, in ein anderes Labor ging, so daß wir nie zu dem (sehr teuren) nächsten Schritt kamen, den Experimenten mit Affen. Doch das Selen hatte mein Interesse geweckt, und ich versuchte, seine Spuren in der biomedizinischen Literatur zu verfolgen.

Schon vor fast dreißig Jahren wurde nachgewiesen, daß Selen unbedingt in der Nahrung vorhanden sein muß. Man beobachtete, daß Laborratten, die ausschließlich mit Torulahefe (in der kein Selen vorkommt) ernährt wurden, eine Art Leberfäule bekamen und starben. Dann stellte man fest, daß Haustiere – Hühner, Kälber und Lämmer – eine Muskelkrankheit entwikkelten, die unter anderem zur Degeneration des Herzmuskels führte, wenn sie mit ihrem Futter nicht genügend Selen erhielten. Wie sich Selenmangel auf den Menschen auswirkt, wurde 1979 erkannt, als Mediziner in der Volksrepublik China eine tödliche, degenerative Herzkrankheit beschrieben, von der zumeist Kinder in der Provinz Keshan betroffen waren. In Keshan enthält der Boden praktisch überhaupt kein Selen, und deshalb ist auch der Selengehalt der pflanzlichen und tierischen Nahrung extrem niedrig. In Anlehnung an die Tierexperimente verabreichten die chinesischen Ärzte den Patienten, die unter der «Keshan-Krankheit» litten, ein Natriumselenitpräparat. Der Zustand dieser Kranken verbesserte sich rasch.

Die Keshan-Krankheit und die verwandten Haustierkrankheiten sind Störungen, die durch Selenmangel in der Nahrung verursacht werden. Wenn wir uns ausreichend und vielfältig genug ernähren (was für die große Mehrheit zutrifft), so reicht das aufgenommene Selen zur Deckung unseres physiologischen Bedarfs. Diese Menge wird vom Nationalen Forschungsrat der USA auf 50 bis 200 Mikrogramm pro Tag geschätzt (ein Mikrogramm, abgekürzt «µg», ist ein millionstel Gramm). Neuere Forschungsergebnisse lassen darauf schließen, daß das Immunsystem eine in vielerlei Hinsicht überdurchschnittliche Leistungsfähigkeit entwickelt, wenn wir *ein bißchen* mehr als die physiologisch erforderliche Dosis zu uns nehmen. Entscheidend ist, daß die Selenmenge nicht zu groß ist – denn dann zeigt Selen den gegenteiligen Effekt: Es wirkt immunsuppressiv und *kann sogar toxisch sein.* Wieviel der Mensch an zusätzlichem Selen zu sich nehmen muß, um sein Immunsystem zu stärken, ist noch nicht genau ermittelt worden. Bei Ratten sind es ungefähr 10 μg Selen pro kg Körpergewicht am Tag (eine 200-g-Ratte müßte also 2 μg täglich erhalten). Ich versuche, meine gesundheitlichen Aussichten zu verbessern, indem ich jeden zweiten Tag eine Selentablette von 200 μg einnehme.

Oben habe ich bereits darauf hingewiesen, daß ein bißchen Selen mehr als nötig die Antikörperbildung bei Versuchstieren deutlich steigert. Die Substanz hat aber noch andere Auswirkungen auf das Immunsystem. Zum einen wirkt sie entzündungshemmend.[2] Ein interessantes Ergebnis solcher Experimente war, daß Vitamin E (DL-Alpha-Tokopherol) die entzündungshemmende Wirkung des Selens erheblich steigert, obwohl Vitamin E *allein* (von sehr hohen Dosen abgesehen) keinen oder nur geringen Einfluß auf Entzündungen hat. Die optimale Dosierung einer Selen-Vitamin-E-Kombination für Menschen ist nicht bekannt. Bei Ratten beträgt sie 12,5

2 Eine Definition der Entzündung: «Reaktion des lebenden Gewebes auf Verletzung mit einer Reihe von Veränderungen der terminalen Gefäße, des Blutes und des Bindegewebes, um die Verletzungsursache zu beseitigen und das verletzte Gewebe zu reparieren» (H. Z. Movat, *‹Inflammation, Immunity, and Hypersensivity›*, New York 1979). Dies ist die Immunreaktion, die durch die Wanderung der Phagozyten und anderer weißer Blutkörperchen zur verletzten oder infizierten Stelle gekennzeichnet ist. Die Entzündungsreaktion wird als lokale Wärme und Schmerzempfindlichkeit wahrgenommen.

Es gibt aber auch eine Gruppe von «Entzündungskrankheiten», bei denen die Immunreaktion keine Heilung bringt, sondern zu einer fortschreitenden Gewebezerstörung führt. Es handelt sich um eine vielfältige, weitgehend rätselhafte Gruppe von Krankheiten, zu der Hautleiden wie kutane nekrotisierende Angiitis sowie granulomatöse Erkrankungen wie *Colitis ulcerosa* und die Crohnsche Krankheit des Darms gehören. Man versucht, diese abnormen Entzündungsprozesse mit einer Vielzahl von Medikamenten und biologischen Wirkstoffen, zum Beispiel Steroiden, einzudämmen.

Milligramm (mg) Vitamin E plus 10 Mikrogramm (µg) Selenselenit pro Kilogramm Körpergewicht. Leider lassen sich die richtigen Medikamentmengen nicht immer einfach durch Multiplikation mit dem Quotienten des Körpergewichtes von Menschen und Ratten hochrechnen.

Doch zweifellos ist der interessanteste und möglicherweise wichtigste Aspekt des Selens die ihm zugeschriebene krebsvorbeugende Wirkung. Das ist keine neue Theorie. 1912, aus heutiger Sicht also in grauer wissenschaftlicher Vorzeit, schrieb der französische Arzt P. Dalbert einen Artikel, in dem er Selen für die Krebsbehandlung empfahl. Doch es sollten noch 37 Jahre verstreichen, bevor Dalberts Hypothese einer experimentellen Prüfung unterzogen wurde. Seit 1949 sind zahlreiche Studien durchgeführt worden, in denen man untersuchte, inwieweit Selen experimentell hervorgerufenen Krebs bei Ratten und Mäusen verhindern kann. Insgesamt haben diese Untersuchungen gezeigt, daß Selen das Auftreten von 50 bis 100 Prozent der Haut-, Brust-, Darm- und Leberkrebsarten verhindert, die sich bei diesen Tieren durch karzinogene Chemikalien und bestimmte onkogene Viren hervorrufen lassen. Krebs wurde verhindert oder eingeschränkt, wenn diese Tiere Trinkwasser erhielten, das mit zwei bis sechs Teilen Selen pro einer Million (Gewichts- / Volumen-)Teile Wasser angereichert war. Sowohl anorganisches Selen in Form von Natriumselenit als auch organisch gebundenes Selen aus selenreicher Hefe[3] erwiesen sich als wirksam für die Krebsprophylaxe, wenngleich mit der anorganischen Form etwas bessere Ergebnisse erzielt wurden.

Experimentell hat sich Selen als Krebsprophylaktikum bewährt. Aber kann es auch heilen, wenn es an dem prophylakti-

3 Es gibt zwei Natriumsalze des Selens, Natriumselenit und Natriumselenat. Natriumselenat ist weniger giftig als das Selenit, doch seine Aktivität ist noch nicht hinreichend durch immunologische und Krebsstudien belegt. Eine organisch gebundene Form des Selens wird aus einer Vielzahl von selenreichen Pflanzen gewonnen, meist aus Hefepilzen. In Finnland ist der Ausgangsstoff für Selentabletten die Asche von Birkenholz.

schen Mikrogramm gefehlt hat? Ein 1984 von A. M. Watrach und seinen Mitarbeitern an der University of Illinois veröffentlichter Bericht läßt darauf schließen, daß Selen auch gegen Krebszellen menschlichen Ursprungs wirkt. Die Forscher impften Mäuse mit Krebszellen aus einer Kultur, die von einem menschlichen Brusttumor stammte. In den Mäusen wuchsen die injizierten Zellen rasch zu Krebsgeschwulsten heran. Einige dieser Mäuse erhielten dann dreimal in der Woche eine Injektion von 0,8 Mikrogramm Natriumselenit pro Gramm Körpergewicht. Nach etwa vierzig Wochen starben die unbehandelten Mäuse an den heftig wuchernden Tumoren. Auch die selenbehandelten Mäuse hatten Tumoren, doch waren sie vergleichsweise winzig – im Durchschnitt 93 Prozent kleiner als bei den Kontrolltieren. Watrach und seine Mitarbeiter hatten keine Erklärung für die Wirkungsweise des Selens und zogen aus ihren Ergebnissen auch keine Rückschlüsse auf die Behandlung menschlicher Krebspatienten. Doch sie haben zweifellos eine interessante und möglicherweise bedeutsame Beobachtung gemacht.

Wir können nicht mit Sicherheit davon ausgehen, daß sich die Krebsarten des Menschen hinsichtlich der Ursachen und Behandlungsmethoden mit denen von Nagetieren vergleichen lassen – obwohl die vielen Übereinstimmungen Anlaß zur Hoffnung geben.

Ist Selen als Krebsmittel bei Menschen ebenso tauglich wie bei Ratten und Mäusen? Da kein Forscher bereit und in der Lage wäre, eine Gruppe menschlicher Probanden auf eine mit Selen angereicherte Diät zu setzen und dann zu versuchen, mit einem karzinogenen, onkogenen Virus oder mit transplantierten Tumorzellen Krebs hervorzurufen, muß diese Frage von Epidemiologen – Spezialisten für die Untersuchung von Faktoren, die zu Gesundheit und Krankheit unter natürlichen Bedingungen beitragen – beantwortet werden. Die Epidemiologen isolierten den «Selenfaktor» durch folgende Überlegung: Menschen erhalten ihr Selen durch die Pflanzen, die sie essen, oder durch den Verzehr von Tieren, die diese Pflanzen gefressen haben. Die Pflanzen wiederum beziehen ihr Selen aus dem

Boden. Der Boden weist unterschiedliche Selengehalte auf. Wenn also Selen krebsvorbeugend wirkt, dann müßte die Krebshäufigkeit in Gebieten mit einem hohen Selengehalt im Boden (und entsprechend in den dort angebauten Nahrungspflanzen) geringer sein als in Gebieten mit niedrigem Selengehalt.

Die Experimentalwissenschaftler mit ihren übersichtlichen Käfigen und Mäuse-Inzuchtstämmen sind in einer ungleich besseren Situation als die Epidemiologen, die es mit schwer überschaubaren Bevölkerungsgruppen zu tun haben. Bei der Beurteilung der Selenwirkung mußten die Epidemiologen eine Vielzahl von Faktoren berücksichtigen, welche die Experimentalwissenschaftler kontrollieren können. Sie mußten ihre Daten statistisch auswerten, um dem Alter und Geschlecht Rechnung zu tragen – Faktoren, die zur Häufigkeit verschiedener Krebsarten in Beziehung stehen. Zu berücksichtigen waren auch alle regionalen Unterschiede in den Ernährungsgewohnheiten. Die Interpretation der Daten konnte ferner durch voneinander abweichende Lebensweisen – etwa in der Stadt und auf dem Land – verzerrt werden. Trotz dieser Einschränkungen haben die bislang durchgeführten Untersuchungen nach Berücksichtigung der verzerrenden Faktoren eine statistisch niedrigere Krebshäufigkeit in Gebieten mit höherem Selenvorkommen erbracht als in Gebieten mit geringerem Selenvorkommen. In einer dieser Studien berichteten die Epidemiologen R. J. Shamberger und C. E. Willis, die als Kriterium das Selen in Futterpflanzen nahmen, von einer geringeren Mortalität aufgrund von Krebserkrankungen der Brust, der Lunge, des Verdauungstraktes und der lymphatischen Gewebe in selenreichen Gebieten. Vor wenigen Jahren (1983) ist U. M. Cowgill nach Durchsicht aller Daten der bisher durchgeführten Untersuchungen zum gleichen Ergebnis gekommen.

Ich will hier nicht zu einem Massenaufbruch in die selenreichen Regionen aufrufen, doch der Leser mag sich überlegen, ob er nicht Selentabletten zu sich nehmen will, wenn er in einem Gebiet mit niedrigem Selengehalt wohnt.

Es gibt keine «Große einheitliche Theorie», die erklären

könnte, wie Selen das Immunsystem bei der Krebsabwehr unterstützt. Am ehesten trifft wohl die Vermutung zu, daß Selen auf mehreren Ebenen wirkt. Eine These besagt, es versorge die Mitochondrien der Zellen mit mehr Energie. Mitochondrien sind winzige, ovale Gebilde im Innern von kernhaltigen Zellen. Sie sind die Kraftwerke der Zellen, in ihnen wird der «Treibstoff» Nahrung in Energie umgesetzt. Eine besonders vitale Zelle des Immunsystems könnte theoretisch eine größere Zahl von Antikörpern bilden, eine raschere Wucherung der T- und B-Zellen bewirken, mehr Lymphokine ausscheiden oder bei der Phagozytose die fremden Antigene noch gieriger verschlingen, als es normalerweise der Fall ist.

Selen ist außerdem ein Antioxidans. Auch das könnte für seine immunsteigernde und krebsabwehrende Wirkung bedeutsam sein. Bei der enzymvermittelten Umwandlung von Brennstoffen – Zuckern, Proteinen und vor allem Fetten – in Energie fallen als Endprodukt dieser bioenergetischen Prozesse Peroxide an. Peroxide sind sauerstoffhaltige Verbindungen, deren Sauerstoffatome ein Elektron weniger als das normale Sauerstoffatom besitzen. Eines dieser Stoffwechselendprodukte ist das Wasserstoffperoxid. Zunehmend enthält die Luft, die wir atmen, Umweltperoxide – Ozon und Stickstoffdioxid. Peroxide sind für die Zelle Gift. Sie beschädigen die Zellmembran und lähmen das Mitochondrium. Das Enzym Glutathion-Peroxidase braucht Selen, um die giftigen Peroxide in harmlose Alkohole umzuwandeln (Vitamin E, ein anderes Antioxidans, verbindet sich direkt mit dem Peroxid und inaktiviert es dadurch). Diese Antioxidanzien schützen vermutlich auf doppelte Weise gegen Krebs: durch Förderung der Immunüberwachung und durch direkte Ausschaltung von Tumorpromotoren.[4]

4 Krebsverursachende Wirkstoffe lassen sich in zwei Gruppen einteilen – Kanzerogene (Carzinogene) und Tumorpromotoren. Kanzerogene leiten die Verwandlung normaler Zellen in den neoplastischen Zustand ein – sie sind eine direkte Ursache des Krebses. Bestimmte Kohle-Teer-Produkte gehören zu dieser Gruppe. Tumorpromotoren an sich verursachen keinen Krebs. Dennoch

Der Antioxidationsschutz des Selens kann durch Krankheit, Unterernährung und Alter geschwächt werden. Dies führt zu Beeinträchtigungen der normalen Zellfunktionen. Eingeschränkte Zellfunktionen rufen eine geschwächte Immunitätslage und generell einen schlechteren Gesundheitszustand hervor.

Das Altern ist zum Teil darauf zurückzuführen, daß der Wirkungsgrad, mit dem der Stoffwechsel Fette verbrennt, immer weiter zurückgeht. Mit fortschreitendem Alter arbeitet das Glutathionperoxidase-Selen-Enzym nicht mehr so gut wie in der Jugend. Es kommt zu einer Häufung der schädlichen Oxidationsmittel, und wir verrosten buchstäblich. Aus einer interessanten finnischen Untersuchung geht hervor, daß eine Kombination aus Selen und Vitamin E möglicherweise als «Rostschutzmittel» wirkt. Die Studie wurde von Wissenschaftlern der Universität Helsinki an einer Gruppe von Altersheimbewohnern mit einem Durchschnittsalter von 77 Jahren vorgenommen. Diese Menschen waren verwirrt, niedergeschlagen, ängstlich, nicht in der Lage, selbst für sich zu sorgen, ständig müde und ohne große Neigung, zu essen und zu leben. Eine Hälfte der Gruppe erhielt in einem Doppelblindversuch[5] täglich eine Dosis von acht Milligramm Natrium-

sind sie für die Entwicklung von klinischem Krebs unter Umständen nicht weniger wichtig als Kanzerogene. Wenn ein Tier – und vermutlich auch der Mensch – einer sehr geringen Menge des Kanzerogens ausgesetzt wird, bildet sich kein Tumor; es gibt eine quantitative Expositionsschwelle. Wenn jedoch die gleiche geringe Kanzerogenmenge in Verbindung mit einem Promotor einwirkt, entwickelt sich ein Tumor. Bislang hat man nur einige wenige Tumorpromotoren entdeckt, zumeist Substanzen, die aus Pilzen, Algen und höheren Pflanzen gewonnen werden. Auch bestimmte parasitäre Würmer scheinen als Tumorpromotoren zu wirken. Epidemiologische Befunde deuten darauf hin, daß weltweite Schwankungen in der Krebshäufigkeit möglicherweise darauf zurückzuführen sind, daß die Menschen solchen Tumorpromotoren in unterschiedlicher Weise ausgesetzt sind.

5 Die Hoffnung wohnt ewig im Herzen des Forschers; deshalb hat man den Doppelblindversuch entwickelt, bei dem weder der Versuchsleiter noch die Versuchsperson wissen, wer eine Wirksubstanz und wer ein Placebo erhält. Am Ende des Versuchs, wenn die Ergebnisse vorliegen und verarbeitet sind,

selenat (wohlgemerkt, es handelte sich um *Selenat; Selenit in solchen Mengen wäre giftig*) in zwei Portionen, 45 Mikrogramm organisches Selen (eine Birkenaschetablette) und 400 Milligramm Vitamin E. Der anderen Hälfte der Gruppe, den Kontrollpersonen, gab man wirkungslose Placebopillen. Anhand eines quantitativen Tests, der die sichtbaren Alterserscheinungen mißt, wurde ermittelt, ob die Behandlung wirksam war oder nicht. Innerhalb von zwei Monaten zeigte die Selen-Vitamin-E-Gruppe eine deutliche, statistisch signifikante Besserung im Vergleich zur Kontrollgruppe. Diese Versuchspersonen waren weniger niedergeschlagen, sie fingen an, für sich selbst zu sorgen, sie waren weniger müde und feindselig, zeigten mehr Initiative und mehr Appetit. Ein Patient fühlte sich so gut, daß er dem Altersheim (und dem Experiment) den Rücken kehrte. Doch eines konnte die Selen-Vitamin-E-Kombination nicht: die Gedächtnisleistung verbessern. Studien dieser Art sollten unbedingt wiederholt werden, um diese Ergebnisse zu überprüfen. Ich vermute, daß die Kombination von Selen und Vitamin E erhebliche Bedeutung in der Alterspflege und -therapie gewinnen wird.

Vitamin C (Ascorbinsäure)

Wie positiv sich Vitamin C auf die Gesundheit auswirkt, weiß man seit dem Ende des 18. Jahrhunderts, als Kapitän Cook Limonellen an seine Mannschaften verteilte und sie auf diese Weise vor Skorbut bewahrte. Heute erhalten die meisten von uns genügend Vitamin C mit dem, was man als «normale, ausgewogene» Nahrung bezeichnet. Niemand bestreitet die physiologische Notwendigkeit, für eine ausreichende Menge Vitamin C im Essen zu sorgen. Doch seit März 1976, als Linus Pauling den Artikel «Vitamin C and the Common Cold» veröffentlichte, ist das Vitamin Gegenstand einer Kontroverse, die

offenbart eine dritte Partei, die als einzige den Schlüssel kennt, wem was verabreicht wurde.

weit über seine unbestrittene Eigenschaft, Skorbut zu verhindern, hinausreicht. Heute gibt es leidenschaftliche Vertreter des Hohen-C-Glaubens und Gegner, die sich mit gleicher Heftigkeit gegen diese Thesen wenden.

Pauling vertritt die Auffassung, daß Riesenportionen von Vitamin C, ein Gramm täglich, die Symptome, die durch den Schnupfen verursacht werden, um etwa ein Drittel vermindern. Bedenkt man, wie wichtig und heftig die Auseinandersetzung ist, so sind verhältnismäßig wenig Doppelblindversuche zur Klärung des Problems durchgeführt worden. In einem dieser Versuche von I. M. Baird und seinen Mitarbeitern kam man zu dem Schluß, daß Vitamin C sogar in Dosen von nur 80 Milligramm täglich Erkältungskrankheiten in statistisch signifikanter Weise verringert. In anderen Studien wiederum ergaben sich keine Hinweise, daß Vitamin C in irgendeiner Dosierung gegen den Ausbruch von Erkältungen schützt oder ihre Heftigkeit und Dauer verringert. Nach Durchsicht aller vorliegenden Forschungsergebnisse bin ich zu dem Ergebnis gekommen, daß Vitamin C bis zu einem gewissen Grad gegen Erkältungsviren wirkt, wenn auch nicht in dem Maße, wie seine Befürworter behaupten. Das deckt sich mit der Auffassung von B. Leibovitz und B. V. Siegal, die in einem überzeugenden Forschungsüberblick feststellten: «In ihrer Gesamtheit deuten diese Ergebnisse darauf hin, daß die Ascorbinsäure Schutz vor dem Schnupfen bietet; allerdings wird die Ascorbinsäure wohl nicht unter allen Umständen nützen und sollte deshalb nicht für ein Allheilmittel gegen solche Infektionen gehalten werden.»

Der Umstand, daß mit Vitamin C in hohen Dosen (mindestens ein halbes Gramm täglich) nachweislich gegen andere Virusinfektionen wie Mumps, Herpes, Masern und Grippe bei Versuchstieren und Menschen gute Ergebnisse erzielt worden sind, läßt noch glaubhafter erscheinen, daß es gegen die gewöhnliche Erkältung hilft und vor ihr schützt. Noch wissen wir allerdings nicht, warum und wie Vitamin C gegen ein so breites Spektrum von Viren wirkt. Da es sich im Unterschied zu antiviralen Medikamenten nicht direkt gegen das Virus wendet, ist anzunehmen, daß es seine indirekte Wirkung durch Anregung des Immunsystems entfaltet. Es gibt ein paar Belege für diese Hypothese. In einem Experiment erhielten freiwillige Versuchspersonen drei Tage lang fünf Gramm Vitamin C. Am Ende dieses Zeitraums wurden Blutproben entnommen, die Lymphozyten isoliert und auf ihre Fähigkeit hin untersucht, sich durch Wucherung und Reifung in funktionelle T-Zellen zu verwandeln. Nach der Vitamin-C-Kur waren die T-Zellen in höherem Maße aktiviert – wiesen eine höhere Umwandlungsrate auf – als vor der Vitamineinnahme. Bei Mäusen steigert Vitamin C die Interferonbildung, die Sekretionsleistungen der Lymphozyten und anderer Zellen des Immunsystems, wodurch eine Virusinfektion verhindert wird. Einige Untersuchungsergebnisse zeigten, daß die Makrophagen von Mäusen, die mit Vitamin C behandelt wurden, ein höheres Maß an mikrobizider Aktivität entwickelten als die Makrophagen nichtbehandelter Mäuse. Es gibt also eine gewisse Berechtigung für die Vitamin-C-Therapie bei der gewöhnlichen Erkältung.

Vitamin A (Retinol)

Trifft zu, was über das Vitamin A gesagt wird? Die Mäuse-Forscher glauben es. E ist gut, C ist gut, aber A ist noch viel besser.

Wie die meisten anderen Vitamine wurde auch Vitamin A zunächst durch das bekannt, was in seiner Abwesenheit geschieht – wenn es also an ihm mangelt. Vitamin A ist der Stoff, aus dem das lichtempfindliche Pigment in der Netzhaut des Auges gebildet wird. Ohne hinreichende Vitamin-A-Aufnahme ist zuwenig Netzhautpigment vorhanden, so daß die Sehschärfe beeinträchtigt wird. Fortdauernder Mangel kann zur Blindheit führen (Pigmentmangel ist aber nur ein Teil der Ursache für die Vitamin-A-Mangel-Blindheit).

Vor etwa siebzig Jahren stieß man auf eine andere, ebenso wichtige Wirkung des Vitamins A. Man entdeckte, daß es für das Wachstum und die Gesundheit der Epithelzellen sorgt.

Diese Zellen kleiden die Trakte und Kanäle des Körpers aus und bilden die Oberfläche der Haut und Schleimhäute. Auch umhüllen sie die Horn- und Bindehaut. Die meisten Epithelzellen sind Zellen, die sich häufig teilen und nach wenigen Tagen sterben und ersetzt werden. Vitamin A sorgt dafür, daß sie sich nicht *zu* rasch teilen und daß sie normale, funktionelle Epithelzellen bleiben. Ohne ein hinreichendes Maß an Vitamin A «verhornen» die Epithelzellen – sie keratinisieren. In den Schleimhäuten und in den Atemwegen bilden die verhornten Zellen nicht mehr genügend Sekret und, wie man vermutet, auch nicht genug von dem natürlichen antimikrobiellen Lysozym, um die natürlichen Schutzmechanismen aufrechtzuerhalten. Das schafft gute Voraussetzungen für eine Infektion. Charlotte G. Neumann, eine renommierte Expertin auf diesem Gebiet, schreibt: «Kein Ernährungsmangel ist einer Infektion zuträglicher als der Mangel an Vitamin A, wie umfassend an Labortieren und Menschen nachgewiesen wurde.»[6] Die Keratinisierung des Auges bewirkt die Trübung der Hornhaut und damit Blindheit und chronische Augeninfektionen. Und wenn die Epithelzellen des Genitaltraktes infolge von Vitamin-A-Mangel verhornen, ist Unfruchtbarkeit die Folge.

Die wichtigste Eigenschaft des Vitamins A ist aber seine krebsprophylaktische Wirkung. Vor fünfzig Jahren stellte man fest, daß Krebserkrankungen außergewöhnlich häufig bei Menschen mit Vitamin-A-Mangel auftraten. Die Krebserkrankungen gingen von den Epithelzellen aus – die häufigsten und tödlichsten Formen des Krebses, zu denen beispielsweise Lungen-, Darm- und Blasenkrebs gehören. Wenn man Versuchstieren Vitamin A in der Nahrung vorenthält, beginnen sich ihre Epithelzellen ungehemmt zu teilen, aufeinanderzutürmen und ihre charakteristische Struktur zu verlieren. Sie werden zu präkanzerösen Zellen. Bei vielen Labormäusen entwickelte sich daraus Lungen- und Darmkrebs. Der Prozeß

6 Charlotte G. Neumann, in: R. M. Suskind (Hg.), ‹*Malnutrition and the Immune Response*›, New York 1977.

erinnert an die Zellveränderungen, die durch Kanzerogene und ihre Promotoren hervorgerufen werden.

Nicht lange nachdem man den Zusammenhang zwischen Vitamin-A-Mangel und Krebs entdeckt hatte, begann man mit der Untersuchung des gegenteiligen Effekts. Wenn der Mangel an Vitamin A Krebs verursacht oder zu ihm beiträgt, kann dann ein Überschuß Krebs verhindern? Um diese Frage zu beantworten, trug man beispielsweise auf die Haut von Mäusen ein Kohlenwasserstoff-Kanzerogen auf (eine benzolartige Verbindung) und fügte anschließend einen Tumorpromotor, etwa Crotonöl, hinzu. Die Mäuse erhielten nun einen Vitamin-A-Zusatz in der Nahrung oder eine Reihe von Injektionen mit dem Vitamin (oder einer synthetischen Entsprechung). Die Kombination von Kanzerogen und Promotor verursachte zunächst ein Warzengeschwulst (Papillom), das normalerweise nach einer zweiten Zellveränderung zu einem tödlichen Hautkrebs wird. Bei den Mäusen, die eine Vitamin-A-Behandlung erhalten hatten, entwickelte sich das Papillom nicht zu Krebs. Die Zellen starben ab, und die präkanzeröse Wucherung verschwand. In den letzten dreißig Jahren haben zahllose Experimente die Fähigkeit des Vitamins A unter Beweis gestellt, Krebserkrankungen epithelialen Ursprungs in der Lunge, im Magen-Darm-Trakt, den Harnwegen und anderen Organen zu verhindern.

Aus allen diesen Untersuchungen haben sich zwei wichtige Ergebnisse herauskristallisiert: 1. Derivate und synthetisch hergestellte Analoge sind von größerer prophylaktischer Wirkung als das Vitamin A selbst. Im Moment scheint ganz oben auf der Erfolgsliste der prophylaktischen Mittel die synthetische Substanz Retinsäure zu stehen. 2. Vitamin A und seine Entsprechungen vermögen zwar die experimentelle Auslösung von Krebserkrankungen zu verhindern, sind aber, ganz gleich in welcher Dosierung, nicht imstande, den Krebs zu heilen, wenn er erst einmal zum Ausbruch gekommen ist. Es gibt jedoch eine interessante Untersuchung, aus der hervorgeht, daß Tiere mit experimentell hervorgerufenen Krebserkrankungen besser auf die Behandlung mit Röntgenstrahlen und

Medikamenten ansprachen, wenn sie zusätzlich Vitamin A erhielten. In einer anderen Untersuchung, durchgeführt an Patienten mit inoperablem Lungenkrebs, ist von einer geringfügigen, aber meßbaren Verlangsamung des Krankheitsprozesses die Rede, nachdem den Kranken Retinylpalminat, eine Vitamin A enthaltende Verbindung, verabreicht worden war.

Am Salk Institute in Kalifornien und der medizinischen Hochschule Kiuschu in Japan sind in den vergangenen fünf Jahren Forschungsarbeiten durchgeführt worden, die erste Einsichten vermitteln, wie Vitamin A als Krebsprophylaktikum wirkt. Es scheint sich um einen immunologischen Mechanismus zu handeln. Aus noch unbekannten Gründen besitzt Vitamin A (und seine Analoge natürlich) die besondere Fähigkeit, die zytotoxischen, und nur die zytotoxischen, T-Killerzellen dazu zu bringen, präkanzeröse Zellen besser aufzuspüren, nach Identifizierung der neoplastischen Zellen rascher zu wuchern und die abnormen Zielzellen wirksamer zu töten. Wie erwähnt, nimmt man an, daß diesen zytotoxischen T-Zellen innerhalb des Immunsystems die wichtige Aufgabe zufällt, die abnormen, präkanzerösen Zellen zu vernichten, sobald sie entstehen.

Sollte man also eine Vitamin-A-Versicherung gegen Krebs abschließen? Wenn ich eine Maus wäre, würde ich bestimmt Vitamin A nehmen. Die Schwierigkeit mit uns Menschen ist, daß wenig Befunde aus Humanuntersuchungen vorliegen, die Aufschluß über die Wirksamkeit für unsere Spezies geben. Und wenn das Vitamin wirkt, welche Dosierung und welche chemische Form sind dann zu empfehlen? Angebracht ist auf jeden Fall eine Kost, die reich an Vitamin A ist, auch eine der handelsüblichen Tabletten wird sicherlich nicht schaden. *Aber achten Sie darauf, daß Sie nicht zuviel nehmen!* Eine Überdosis Vitamin A wird Ihre Haut gelb färben – und sie ist giftig!

Zink

Es ist erstaunlich, wie wenig wir über die Bedeutung des Zinks für die Ernährung wissen. Dabei liegen schon seit einiger Zeit Untersuchungsergebnisse vor, die zeigen, daß die Einnahme von Zink außerordentlich wichtig für unsere Gesundheit und unser Immunsystem ist. Man hat ein Krankheitssyndrom bei Menschen erkannt, die einen chronischen Mangel an diesem Element aufwiesen. Auf dieses Syndrom – eingeschränktes Wachstum, Anämie, erhöhte Infektionsanfälligkeit, langsame Wundheilung – wurde man erstmals im Nahen Osten aufmerksam, wo die Nahrung der Armen fast ausschließlich aus Getreideprodukten und ungesäuertem Brot besteht, einer sehr faserreichen Kost, der es nicht nur an Zink mangelt, sondern die auch der Aufnahme des wenigen in den Lebensmitteln enthaltenen Zinks abträglich ist. Als man diesen Menschen eine mit Zink angereicherte Nahrung oder Zinktabletten gab, begannen sie, in normalem Tempo zu wachsen, und auch die anderen Symptome schwanden. 1973 zeigten K. M. Hambridge und seine Mitarbeiter, daß es um viele Kinder in westlichen Ländern kaum besser steht. Die Forscher berichteten, daß 37 Prozent der Kinder aus amerikanischen Familien mit niedrigem Einkommen unter der Größennorm ihrer Altersgruppe lagen und daß ihr Blutplasma eine außergewöhnlich niedrige Zinkkonzentration aufwies. Dies wurde auf die fleisch- und zinkarme Kost zurückgeführt, die für die Küche der Armen charakteristisch ist. Mehr noch, über 10 Prozent auch der Kinder aus Familien mit höherem (oder zumindest mittlerem) Einkommen wiesen aufgrund ihrer einseitigen Kost an faserhaltigen Kohlenhydraten (Pizza und Gebäck) ziemlich schlechte Wachstums- und Zinkwerte auf.

Als nächstes meldeten sich die Laborwissenschaftler mit ihren Mäusen und einer speziellen zinkarmen Kost zu Wort. In den zurückliegenden zehn Jahren haben Tierversuche weitere Erkenntnisse über die Konstitution des Menschen gebracht und den Zinkbedarf des Immunsystems in vielfältiger Weise bestätigt. Auffälligste Anomalie der Tierexperimente bei zinkarmer Kost war die rasche Atrophie der Thymusdrüse. Im siebten Kapitel, «T-Zellen und B-Zellen», habe ich berichtet, daß die T-Lymphozyten ihre Reifung zu immunkompetenten Zellen im Thymus absolvieren. Es hieß dort weiter, daß der Thymus immer kleiner wird, bis er in unseren besten Jahren fast ganz verschwunden ist. Im hohen Alter wird die Zahl der T-Zellen geringer, und sie lassen in ihrer Immunaktivität nach. Mäuse, die eine zinkarme Kost erhielten, neigten zu vorzeitiger immunologischer Vergreisung. Es kam zu einer beschleunigten Rückbildung des Thymus und einer Beeinträchtigung der T-Zellfunktionen. Alle zellvermittelten Immunreaktionen wie die Lymphokinherstellung und die durch T-zellabhängige Antigene ausgelöste Antikörperbildung litten unter dem Zinkmangel. Auch die Phagozyten verschlangen Bakterien und andere teilchenförmige Antigene nicht mehr mit ihrer üblichen Gefräßigkeit.

Heute gilt als erwiesen, daß zuwenig Zink in der Ernährung gesundheitsschädlich ist. Es gibt auch eine wachsende Zahl von Hinweisen darauf, daß eine Extradosis über die erforderliche Menge hinaus die Immunkräfte des Körpers in ähnlicher Weise anregt wie das Selen. Die Ergebnisse der wenigen Untersuchungen, die sich mit diesem Gegenstand beschäftigen, sind äußerst interessant, und es ist nur zu hoffen, daß weitere Forschungsarbeiten folgen werden. Zwei vielversprechende Untersuchungen haben nicht nur gezeigt, daß ein Zuwenig an Zink zu vorzeitiger immunologischer Alterung führt, sondern auch, daß ein «bißchen mehr» als normal noch im hohen Alter die immunologische Jugend zurückholen kann.

Mit zwei Jahren ist eine Maus etwa so alt wie ein achtzigjähriger Mensch. Die senile Maus von zwei Jahren zeigt die gleiche altersbedingte Beeinträchtigung der Immunfunktionen wie alte Menschen. Das läßt sich unter anderem nachweisen, wenn man einer alten und einer jungen Maus die gleichen Antigene injiziert. Nach einem angemessenen Zeitraum wird beiden Tieren die Milz herausgenommen und zu einer reinen Suspension von Milzlymphozyten verarbeitet (die Milz ist dicht bestückt mit Lymphozyten). Die Lymphozyten kommen in eine Nährflüssigkeit, der das immunisierende Antigen hinzugefügt wird. Unter diesen Versuchsbedingungen (*in vitro*) kommt es (gewöhnlich mit der Unterstützung der T-Helferzellen) zu einer raschen Teilung der B-Zellen, ihrer Verwandlung in Plasmazellen und der Ausscheidung von Antikörpern in die Nährflüssigkeit. Wiederholte Untersuchungen dieser Art haben gezeigt, daß die Lymphozyten einer alten Maus weniger Antikörper bilden als die Lymphozyten einer jungen Maus. 1983 hat eine gemeinsame Forschungsgruppe der John Hopkins University und des National Institute of Aging eine Studie dieser Art durchgeführt. Außerdem fügte sie der Nährflüssigkeit mit den Lymphozyten immunisierter junger und alter Mäuse noch eine winzige Menge Zinkchlorid hinzu. Die Lymphozyten der jungen Mäuse reagierten auf das Zink mit einer Erhöhung der Antikörperbildung um 30 bis 40 Prozent, wie sich an Kontrollymphozyten derselben Tiere in einer Nährflüssigkeit ohne Zinkzusatz ablesen ließ. Das zeugt von einer bemerkenswert stimulierenden Wirkung, nimmt sich aber bescheiden aus gegen die Auswirkungen, die das Zink auf die ermüdeten Lymphozyten alter Mäuse hatte. Es steigerte die Antikörperbildung dieser Lymphozyten um das Fünf- bis Zwölffache – um 500 bis 1200 Prozent!

Alles schön und gut, doch diese Verjüngung fand im Reagenzglas statt, und verwendet wurden Lymphozyten einer zweijährigen Maus. Würde Zink den gleichen Effekt auf das Immunsystem eines achtzigjährigen Menschen haben? Der erste Hinweis, daß das Reagenzglas die wirklichen Verhältnisse wiedergibt, kam von einem Forscherteam unter der Leitung von Jean Duchateau an der Brüsseler Universitätsklinik Saint Pierre. Duchateau gab zweimal täglich einer Gruppe von älteren Menschen – alle über siebzig, im Durchschnitt 81 – eine Tablette mit 220 Milligramm Zinksulfat. Nach einem Monat erhielten die Zink-Gruppe und eine nach Geschlecht und Alter angeglichene, unbehandelte Kontrollgruppe eine Tetanusimpfung. Man ließ ihrem Immunsystem genügend Zeit für die Antwort, entnahm ihnen dann Blut und maß die Konzentration der gebildeten Tetanus-Antikörper. Die Gruppe, die den Zinkzusatz erhalten hatte, bildete signifikant mehr Antikörper als die Kontrollgruppe.

Normalerweise reagieren Menschen fortgeschrittenen Alters nicht besonders auf Impfstoffe. Die Antikörperbildung ist gering, und deshalb bietet die Immunisierung auch weniger Schutz als in jungen Jahren. Wenn Duchateau und seine Mitarbeiter recht haben, könnten ältere Menschen besser geschützt werden, wenn sie einige Zeit vor einer Impfung durch Zinkzusätze vorbereitet würden. Duchateaus Untersuchung gab auch Aufschluß über den Mechanismus, der für den Verjüngungseffekt des Zinks sorgt. Die *Gesamtzahl* der Lymphozyten veränderte sich in der mit Zink behandelten Gruppe nicht. Verändert hatte sich nur das Verhältnis von T- und B-Zellen. Bei den Leuten, die Zink erhalten hatten, hatte sich dieses Verhältnis deutlich zugunsten der T-Zellen verschoben, und die T-Zellen zeigten ausgesprochen jugendliche Fähigkeiten und Potentiale. Das ließ auf eine Wiederherstellung der Thymusfunktionen schließen.

Kann ein Zinkzusatz auch Jüngeren und den Menschen mittleren Alters von Nutzen sein? Duchateau und seine Mitarbeiter haben auch diese Frage zu beantworten versucht. In einem Artikel, der 1981 im *American Journal of Clinical Nutrition* erschien, berichteten sie, daß sie einer Gruppe junger Erwachsener zwischen zwanzig und dreißig Jahren einen Monat lang 660 Milligramm Zinksulfat verabreicht hatten (das Zehnfache der für erforderlich gehaltenen Ration), wobei diese Menge in drei Tagesdosen von 220 Milligramm aufgeteilt worden war. In dieser Untersuchung wurde nur die T-Zellfunktion gemessen, ein anerkannter Indikator für den Zustand und die Funktionstüchtigkeit des Immunsystems. Nach einmonatiger Zinkzugabe kam es zu einer leichten, aber statistisch signifikanten Steigerung (17 bis 28 Prozent) der T-Zellreaktion. Dies deutet wiederum darauf hin, daß Zink den Thymus aktiviert. Für den jungen und gesunden Menschen stellt sich allerdings die Frage, ob es die Mühe lohnt, täglich eine zusätzliche Dosis Zink einzunehmen, um die immunologische Leistungsfähigkeit zu steigern. Wahrscheinlich nicht.

Die erstaunliche Wirkung des Zinks offenbarte sich noch in zwei weiteren Fällen. In einer Untersuchung wurde nachgewiesen, daß Zink die Wundheilung beschleunigt, während sich in einer anderen Studie zeigte, daß Zink als Erkältungsmittel dem Vitamin C noch überlegen ist.

Die Heilung verletzungsbedingter und chirurgischer Wunden ist ein komplexer Prozeß, an dem viele Zellarten beteiligt sind, nicht zuletzt die Zellen des Immunsystems. Ein Forscherteam ging von der Hypothese aus, daß ein durch Zink stimuliertes Immunsystem die Heilung einer Operationswunde beschleunigen würde. «Opfer» dieses Experiments war eine Gruppe gesunder junger Air-Force-Soldaten. Sie waren gesund in jeder Hinsicht – mit einer Ausnahme: Ihnen mußte eine angeborene Steißbeinzyste entfernt werden, die sich häufig entzündete. Nach dem Eingriff erhielt eine Gruppe dreimal täglich eine Tablette mit 220 Milligramm Zinksulfat, bis die Wunde völlig verheilt war. Die Kontrollgruppe, die dem gleichen Eingriff unterzogen worden war, erhielt die gleiche postoperative Pflege und Medikation, aber keinen Zinkzusatz. Nun beobachtete man, ob sich der Heilungsprozeß in den beiden Gruppen unterschied. Zink trug einen klaren Sieg davon. Die Wunden der mit Zink behandelten Patienten waren nach vierzig Tagen völlig verheilt, während die Wunden der Kontrollgruppe im Durchschnitt achtzig Tage zur Heilung brauchten.

Diese wichtige Untersuchung erschien 1969 in einer angesehenen medizinischen Zeitschrift. Sie ist offenkundig von großer Bedeutung für die postoperative Pflege, doch ist überraschenderweise bis zu dem Zeitpunkt, da dieses Buch geschrieben wird, noch keine Untersuchung durchgeführt worden, um die Ergebnisse der ersten Studie zu prüfen und zu erweitern. Und ganz gewiß gehört die Verabreichung von Zink nicht zu den Routinemaßnahmen der präoperativen Behandlung. Warum hat man diese vielversprechende Forschungsrichtung nicht weiterverfolgt? Einer der denkbaren Gründe (wohl besser Alibis): Die Untersuchung lag mitten in einem Zeitraum von zwanzig Jahren – 1960 bis 1980 –, in den einige der sensationellsten biomedizinischen Entdeckungen fielen, vor allem die Entschlüsselung des genetischen Codes und die daran anschließenden Fortschritte in der Gentechnik und in anderen Bereichen der Molekularbiologie. Das Interesse der Wissenschaftler und die Forschungsmittel blieben den wissenschaftlichen Arbeiten auf solchen prestigeträchtigen Gebieten vorbehalten (die nicht unbedingt zu einer Verbesserung unseres Lebens und unserer Gesundheit geführt haben). Ernährungsstudien, etwa über die immunregulatorische Wirkung des Zinks, wurden zwar nie völlig fallengelassen, galten aber als zweitrangig, trotz des breiten öffentlichen Interesses an den Zusammenhängen zwischen Ernährung und Gesundheit. Gerade das populäre Interesse mag den Leuchten der biomedizinischen Wissenschaft diesen Forschungsbereich verleidet haben. Er war kein Refugium «reiner» Wissenschaft mehr.

Auf die Anwendungsmöglichkeit von Zink bei Erkältungskrankheiten stieß man durch ein dreijähriges Mädchen aus Austin in Texas, das an Leukämie erkrankt war und keine Tabletten schlucken mochte. Dem Körper genügend Nahrung zuzuführen, ist ein schwieriges Problem bei dem langen Kampf mit der Kinderleukämie. Wie wir alle wissen, muß es einem gutgehen, damit man Appetit hat. Wenn der Patient «wie ein (kranker) Spatz» ißt, kann der Mangel an Vitaminen und Spurenelementen einen ohnehin schon sehr kritischen Gesundheitszustand noch verschlimmern. Der Arzt dieses kleinen Mädchens verschrieb ihr zum Ausgleich ihrer Nährstoffmängel unter anderem Zinkglukonat-Tabletten. Er dachte dabei auch an die immunstimulierende Wirkung des Zinks und hoffte, es könnte den für die Leukämie charakteristischen immunologischen Mängeln und Anomalien entgegenwirken. Es gab jedoch eine fast unüberwindliche Schwierigkeit: Das kleine Mädchen weigerte sich hartnäckig, Tabletten zu schlucken. Schließlich einigte man sich auf einen Kompromiß. Sie schluckte die Tablette nicht hinunter, sondern lutschte sie wie einen Hustenbonbon.

Nachdem sie mit der Einnahme der Zinktabletten begonnen hatte, kam es zu einer bemerkenswerten Veränderung – nicht die Leukämie betreffend, sondern ihre Widerstandsfähigkeit gegen Erkältungskrankheiten. Die Erkrankung und die immunsuppressive Therapie hatten sie ungewöhnlich anfällig für Erkältungskrankheiten gemacht. Kaum jemals in ihrem jungen Leben war sie frei von Schnupfensymptomen. Doch wider Erwarten wurden die Erkältungskrankheiten nach der Zinkeinnahme seltener und kürzer. Der Vater bemerkte sogar, daß die Erkältung nicht richtig zum Ausbruch kam und die Symptome nach wenigen Stunden verschwanden, wenn seine Tochter die Zinktablette *bei den ersten Symptomen* zu lutschen begann.

Arzt wie Eltern waren hocherfreut über diese günstige Wendung. Die meisten Ärzte hätten sich wohl mit der Besserung der Symptome zufriedengegeben, doch in diesem Falle waren Vater und Arzt so beeindruckt, daß sie Geld und Energie in einen größeren Versuch investierten, der die Wirksamkeit des Zinks gegen Erkältungskrankheiten unter Beweis stellen sollte. Sie wurden unterstützt von einem Ernährungswissenschaftler der University of Texas, der ihnen bei der Auswertung der Daten half und die Rolle des Schiedsmannes bei einem Doppelblindversuch übernahm. Sie warben 146 freiwillige Versuchspersonen an, die, sobald sie die typischen Erkältungssymptome spürten, entweder eine Tablette mit 180 Milligramm Zinkglukonat (auf einer Zinkbasis von 23 Milligramm) erhielten oder eine genauso aussehende Placebotablette, die kein Zink enthielt. Die Freiwilligen wurden aufgefordert, mindestens zehn Minuten auf der Zinktablette zu lutschen, so daß das Zink (wenn es sich um eine Zinktablette handelte) auf die Epithelgewebe des Rachens einwirken konnte, in denen sich der Erkältungsvirus (Rhinovirus) vermehrt. Als alle ausgewerteten Resultate vorlagen, war die Wirksamkeit des Zinks als Erkältungsmittel eindeutig bewiesen. Versuchspersonen, die das Placebo erhalten hatten, litten im Durchschnitt 10,8 Tage an den Erkältungssymptomen, während diejenigen, die das Zinkglukonat gelutscht hatten, nach durchschnittlich 3,9 Tagen vollständig geheilt waren. Einige Versuchspersonen aus der Zink-Gruppe waren ihre Erkältung schon nach den Anfangssymptomen losgeworden. Es wurde beobachtet, daß Zink am wirksamsten ist (nur als Lutschtablette vermag es etwas gegen die Erkältung auszurichten), wenn es so bald wie möglich nach dem Auftreten der ersten Symptome genommen wird. Dies ist der Zeitraum, da die Replikation des Virus in den Zellen des Wirtsorganismus stattfindet.

Während ich dieses Loblied auf das Zink niederschrieb, begann ich selbst einen Schnupfen auszubrüten und erstand, getreu dessen, was ich hier verkünde, ein Fläschchen mit Zinkglukonat-Tabletten in der Apotheke. Trotz des bitteren Geschmacks lutschte ich täglich eine Tablette und kann berichten, daß der Schnupfen im Keim erstickt wurde. Ein paar Tage lief die Nase zwar, aber so geringfügig, daß noch nicht einmal Papiertaschentücher erforderlich waren – und damit hatte es sich! Natürlich ist das nur ein persönliches Erlebnis, das allenfalls anekdotischen und keinerlei wissenschaftlichen Wert hat. Doch immerhin, es ist eine Erfahrung mehr, die den Wert der geschilderten Ergebnisse bestätigt. Und das kleine Mädchen? Letzten Berichten zufolge ist sie von ihrer Leukämie genesen, wobei ich allerdings nicht behaupten will, daß das Zink zu dieser Heilung beigetragen hätte.

Wie wirkt Zink? Im Falle der Erkältung meint man, daß Zink im Unterschied zum Vitamin C das replizierende Virus direkt zerstört. Das würde erklären, warum es wirksamer ist, die Tablette zu lutschen als sie zu schlucken, führt doch das Lutschen zu einem direkten Kontakt zwischen den Viren und dem Zink. Außerdem regt Zink unter Umständen auch die Immunreaktion an, so daß es zu einem frühen Ende der Infektion kommt. In den anderen Beispielen wurde die immunsteigernde Wirkung des Zinks durch den Mechanismus der Thymusverjüngung erklärt. Danach regt Zink die Bildung und Aktivität der Thymushormone an, welche die T-Zellreifung im Thymus steuern. Thymushormone und infolgedessen auch die zellvermittelten Immunreaktionen sind eingeschränkt bei Tieren, die unter Zinkmangel leiden. Man weiß ferner, daß Zink an den biochemischen Verwandlungen beteiligt ist, die durch mindestens hundert Enzyme herbeigeführt werden.

Eines dieser zinkabhängigen Enzyme ist die Thymidinkinase. Sie hilft beim Zusammenbau der Nukleotide – der Bausteine – der DNS, auf die sich rasch teilende Zellen wie zum Beispiel angeregte T-Lymphozyten angewiesen sind.

Also – wann ist nach heutigem Wissensstand zu zusätzlicher Einnahme von Zink zu raten? Wäre ich jung und in der Blüte meiner Jahre, würde ich es nicht ständig nehmen. Für Leute, die unter fünfzig sind und sich einer normalen Gesundheit erfreuen, ist es wahrscheinlich nicht erforderlich, ja möglicherweise wirkt es bei regelmäßiger Einnahme sogar immunsuppressiv. Die tägliche Einnahme einer Tablette mit 200 bis 500 Milligramm Zinkglukonat oder Zinksulfat würde ich ernsthaft in Erwägung ziehen, wenn ich mich meinem sechzigsten oder siebzigsten Geburtstag näherte. Erwägen sollte man die Zinktherapie auch bei Krankheitsfällen, in denen die Zahl und Funktion der T-Zellen eingeschränkt ist. Und schließlich, wenn Sie einen Schnupfen nahen fühlen, machen Sie einen Versuch mit Zink!

Immunität bei Nahrungsmangel

Ich habe dieses Kapitel mit der Feststellung begonnen, daß 25 Prozent der Menschheit nicht genug zu essen bekommen. Dabei handelt es sich um ein breites Spektrum der Unterernährung, die vom gelegentlichen Hunger bis zum Hungertod reicht. Eine Reihe weiterer Umstände macht das Bild noch komplizierter. Hunger kann jahreszeitlich bedingt sein: Überfluß während der Erntezeit und Mangel während der übrigen Monate. Hunger kann die Folge falscher Gewohnheiten sein. Die kulturellen und rituellen Eßgebote mögen manchmal ihren Sinn haben, ebensooft sind sie jedoch völlig sinnlos. Nahrungstabus können inmitten des Überflusses wichtige Nährstoffe gerade denen vorenthalten, die sie am dringendsten brauchen – Kindern, Schwangeren und stillenden Müttern. Vor allem aber wird Hunger verursacht durch das Mißverhältnis von zu vielen Menschen und zu wenig Nahrung.

In der hungernden «Dritten Welt» erwachsen die Probleme aus dem doppelten Mangel an proteinreicher Nahrung und an der Nahrungsaufnahme insgesamt zur Deckung des Energiebedarfs. Dieser Zustand wird als *Protein-Energie-Malnutrition (PEM)* bezeichnet. In schweren Fällen führt PEM zu Kwashiorkor und Marasmus. [7] Dazu wird PEM fast immer durch Mangel an Vitaminen und Spurenelementen verstärkt.

Die Ernährungswissenschaftler sind sich nicht ganz darüber einig, wie hoch der minimale und der optimale Protein- und Kalorienbedarf zu veranschlagen ist. Dieser Bedarf hängt ab von Alter, Geschlecht, Größe, Gewicht und Tätigkeit. Ein gemeinsamer Sachverständigenausschuß der Weltgesundheitsorganisation und der Organisation für Ernährung und Landwirtschaft hat eine umfassende Empfehlung für den täglichen Kalorien- und Proteinbedarf ausgearbeitet. So braucht nach den Empfehlungen des Ausschusses ein Mann jungen bis mittleren Alters mit einem Gewicht von 70 Kilo, der keine energieaufwendige Tätigkeit ausübt – also zum Beispiel ein Professor oder Schriftsteller –, 3000 Kalorien und 37 Gramm hochwertiges Protein pro Tag. Eine Frau, die ihm in Alter, Gewicht und Tätigkeit entspricht, kommt mit 2200 Kalorien und 33 Gramm Protein aus. Handelt es sich bei dem Mann jedoch um einen schwer arbeitenden Landwirt oder Arbeiter, so braucht er 4000 Kalorien und 50 Gramm Protein pro Tag. Kinder benötigen, da sie sich im Wachstum befinden und aktiver sind, pro

7 Einige Autoritäten machen keinen Unterschied zwischen beiden Krankheitszuständen, das heißt, sie halten sie beide für eine Äußerungsform schwerer PEM. Andere, nicht minder angesehene Wissenschaftler behaupten, Kwashiorkor sei das Ergebnis von Proteinmangel bei hinreichender Nahrungsaufnahme zur Deckung des Energie/Kalorienbedarfs, während Marasmus die Folge von Protein- *und* Kalorienmangel sei. Nach letzterer Auffassung ist Kwashiorkor eine eher akute Erkrankung von Kindern unter einem Jahr, Marasmus dagegen ein eher chronischer Zustand älterer Kinder. In beiden Fällen ist das Kind jedoch apathisch und in seinem Wachstum zurückgeblieben. Der Körper ist von Ödemen aufgetrieben. Die Haut ist dünn und depigmentiert. Wenn diese Kinder nicht behandelt werden, sterben sie entweder direkt an der PEM oder an einer der Infektionskrankheiten, für die sie sehr anfällig sind.

Kilo Körpergewicht das doppelte Maß dessen, was der Erwachsene an Protein und Kalorien braucht. Und Schwangere essen tatsächlich für zwei: Sie brauchen im Laufe ihrer Schwangerschaft zusätzliche 80000 Kalorien.

Die von dem Ausschuß empfohlenen Mindestmengen gelten für eine normale, gesunde, nichtinfizierte Person. Doch die hungernden 25 Prozent der Menschheit haben wenig Ähnlichkeit mit diesen «Idealgeschöpfen». Zum einen decken sich *diese* 25 Prozent größtenteils mit den 25 Prozent der Weltbevölkerung, die in ihren Eingeweiden einen ganzen Zoo parasitärer Würmer beherbergen. Diese Würmer zweigen nicht nur Nahrung für eigene Zwecke ab, sondern behindern auch die Aufnahme von Nährstoffen, besonders Aminosäuren, aus dem Darmtrakt.[8] Hinzu kommt, daß die unzureichend ernährten und unterernährten Menschen der «Dritten Welt» stets auch unter absolut entsetzlichen Bedingungen leben. Es gibt keine Kanalisation und kein sauberes Wasser. Infolgedessen leiden sie von frühester Kindheit an unter häufigen, immer wieder auftretenden Anfällen von Diarrhoe. Die ständige Wiederansteckung mit pathogenen Darmbakterien und -viren schädigt die Darmwand und beeinträchtigt dadurch die Nährstoffabsorption im Darmkanal. Während der häufigen akuten Infektionskrankheiten und dem begleitenden Fieber erhöht sich die Stoffwechseltätigkeit des Körpers. Der Körper braucht immer mehr Nahrung, vor allem Protein, um sich selbst zu erhalten und zu regenerieren. Der Bewohner der «Dritten Welt»

8 Häufigster Eingeweidewurm ist der Spulwurm *Ascaris lumbriocoides*. Er sieht aus wie eine dicke Nudel von zehn bis zwanzig Zentimeter Länge. Man schätzt, daß bei mittlerem bis schwerem Spulwurmbefall 15 Prozent des Eiweißes und der gleiche Anteil Fett in der Nahrung verlorengehen. Es hat einige Vorstudien gegeben, in denen man Kinder mehrfach mit einem billigen, nichttoxischen Anthelminthikum (Wurmmittel) behandelt hat. In einem Zeitraum von sechs Monaten bis zu einem Jahr wiesen die behandelten Kinder im Vergleich zu ihren nichtbehandelten Altersgenossen eine Gewichtszunahme von 8 bis 20 Prozent auf. Die Durchschnittskosten der Behandlung betrugen knapp fünfzig Pfennig pro Kind und Jahr. Es wäre ungleich teurer, eine derartige Gewichtszunahme durch Nahrung allein zu erzielen.

muß also sich selbst *und* seine Parasiten *und* seine durch eine Vielzahl von Krankheitserregern hervorgerufenen Infektionskrankheiten ernähren. Die «Modellperson» der Sachverständigenausschüsse und Normtabellen braucht nur die Nahrung für sich selbst.

Menschen, die nicht genug zu essen bekommen, wachsen schlechter als Normalgenährte. Wer hungert, ist nicht nur dünn. Dem Besucher von Ländern der «Dritten Welt» fällt als erstes auf, wie klein die Menschen sind. Dieser Eindruck bestätigt sich, wenn man Kinder nach ihrem Alter fragt und feststellt, daß Mädchen oder Jungen, die man für fünf oder sechs hält, schon zwölf oder gar fünfzehn sind. Trotzdem gewinnt man, wenn es sich nicht gerade um ein Hungergebiet handelt, nicht den Eindruck, daß die gesundheitliche Verfassung der Bevölkerung schlecht wäre. Zwar ergibt eine genauere Untersuchung in der Regel Fälle von Kwashiorkor und Marasmus, doch alles in allem erscheinen die Menschen, vor allem in ländlichen Gebieten, recht gesund. Die Kleinwüchsigkeit ist nicht nur erbbedingt, sondern auch das Ergebnis ständiger «marginaler» Ernährung, das heißt einer Ernährung, die sich an der Grenze zur Unterernährung bewegt. Manche Wissenschaftler vertreten die Auffassung, daß der Zustand marginaler Ernährung nicht schädlich, sondern sogar förderlich ist. Einer dieser «Marginalisten» ist John Durnin vom Physiologischen Institut der Universität Glasgow. Ich nahm mit ihm zusammen an einem interdisziplinären Seminar der UNESCO teil, in dem die Kenntnisse über die Ökosysteme des tropischen Regenwaldes auf den neuesten Stand der Wissenschaft gebracht werden sollten. Durnin war unser «Ernährungsfachmann» und trug seine «minimalistisch-marginalistischen» Auffassungen gewöhnlich nach einem üppigen Mahl vor. Die Tagung fand in der UNESCO-Zentrale in Paris statt. John Durnin schrieb im Abschlußbericht[9]: «Es gibt heute schlüssige Beweise dafür, daß übermäßiges Essen potentielle Gefahren birgt; eine ideale Ernährung sollte nur die erforderliche Min-

9 ‹*Tropical Forest Ecosystems*›, UNESCO, Paris 1978, Kapitel 160.

destmenge an Energie und Fett, möglicherweise auch an Eiweiß liefern... Es gibt kaum einen Zweifel daran, daß fast jede Kinderpopulation, die vom Säuglingsalter an mit ihrer Nahrung große Mengen von Energie und Protein erhält, größer und schwerer werden wird. Nach heutigem Wissensstand scheint es keineswegs ausgemacht, daß mehr und größer auch besser ist. Eine geringe Körpergröße bringt an sich kaum physiologische Nachteile mit sich. Absolut gesehen bleibt sich die physische Arbeitsfähigkeit praktisch gleich, liegt in gesunden Bevölkerungen von vergleichsweise niedrigem Gewicht oft sogar höher.»

Die Immunologen teilen heute weitgehend die Meinung der minimalistisch-marginalistischen Ernährungswissenschaftler. Bislang hat man an den *gesunden* Menschen der «Dritten Welt» alle erwarteten, normalen Immunreaktionen entdeckt: Sie bilden nach Impfungen eine ausreichende Menge schützender Antikörper. Ihre zellvermittelte Immunität arbeitet normal. Die T-Zellen weisen ein Gleichgewicht an Helfer- und Suppressorzellen auf, sie bilden ausreichende Mengen von Lymphokinen, und die zytotoxischen T-Zellen bekämpfen virale und andere intrazelluläre Infektionen. Schwierigkeiten bekommen die Menschen, die über die schmale Grenze leichter Unterernährung hinausgelangen. Der namhafte Immunologe, Ernährungswissenschaftler und Gastroenterologe Gerald Keusch vom Tufts New England Medical Center ist nach Forschungsarbeiten in den Tropen zu der Auffassung gelangt, daß die Immunreaktionen ausreichend sind, solange 60 bis 80 Prozent der geschlechts- und altersspezifischen Werte erreicht werden, die die üblichen Normentabellen, zum Beispiel die Harvard-Iowa-Skala, angeben. Unterhalb der etwas willkürlich gewählten 60 Prozent der Standardwerte spricht man von schwerer PEM.[10] Dies ist der Fall bei den Kindern auf Kalkut-

10 Diese Normen beruhen auf dem Verhältnis von Alter/Gewicht und Größe/Gewicht einer gesunden Bevölkerungsstichprobe. Bei Erwachsenen ist auch die Hautfaltendicke, das Maß für die vorhandenen Fettpolster, ein Anhaltspunkt für den Ernährungszustand.

tas Straßen, den vernachlässigten, ausgestoßenen Menschen, bei der Bevölkerung in den Trockengebieten der westafrikanischen Sahelzone und Äthiopiens und bei den Menschen, die infolge von Kriegen und Katastrophen unter Hungersnöten zu leiden haben.

Die ständige Verbindung von Hunger und Seuchen, die sich die ganze Geschichte hindurch beobachten läßt, zeigt, daß PEM die immunologische Funktion schwächt. Wer unter schwerem Nahrungsmangel leidet, ist außerordentlich anfällig für Infektionskrankheiten und hat ihnen wenig entgegenzusetzen. Der Verhungernde stirbt meist an einer bakteriellen, viralen oder parasitären Infektion. Kinder und Erwachsene, die an PEM leiden, werden von gewöhnlichen Kinderkrankheiten wie Masern und Windpocken getötet. Sie sterben auch an Diarrhöen und Infektionen der Atemwege, die für normal genährte Menschen selten tödlich verlaufen.

In den letzten zehn Jahren haben die Immunologen nach und nach die Gründe für diese klinischen Beobachtungen entdeckt. Zunächst einmal stellten sie fest, daß nicht nur das äußere, sondern auch das innere Wachstum verkümmert. Die Organe und Muskeln im Körperinnern schrumpfen. Eines der betroffenen Organe ist der Thymus. Seine normale Zellarchitektur, der Bereich, in dem die T-Zellen reifen, wird durch Bindegewebe ersetzt. Die Thymusdrüse des Hungernden verkümmert in frühzeitiger Altersatrophie. Infolgedessen ist die Zahl der T-Zellen herabgesetzt und die Wirksamkeit der zellvermittelten Immunmechanismen eingeschränkt. Die Phagozyten umkreisen beim Hungernden den eindringenden Krankheitserreger nicht so rasch und zahlreich wie bei dem gutgenährten Menschen. Interessant ist, daß die «hungernden» Phagozyten, wenn sie am Infektionsherd angelangt sind, die Bakterien oder anderen Krankheitserreger in gewohnter Weise verschlingen, sie jedoch nicht mit der für die Phagozytose typischen Wirksamkeit verdauen und töten. In Fällen akuter PEM ist auch die Komplementkonzentration herabgesetzt, und das wiederum beeinträchtigt die Fähigkeit der Antikörper, eindringende Krankheitserreger zu zerstören.

Wenn wir es schon nicht schaffen, die Hungernden mit so viel Nahrung zu versorgen, daß sie auf ihre eigenen Immunmechanismen zurückgreifen können, sind wir dann wenigstens in der Lage, sie gegen die Infektionen zu impfen, denen sie hilflos zum Opfer fallen? Die Antwort ist äußerst kompliziert. Einige Impfstoffe schützen Menschen, die unter PEM leiden, ebensogut wie Normalgenährte, während andere Impfstoffe in solchen Fällen wenig oder gar keinen Schutz gewähren.

Impfstoffe gegen Pocken, Masern und Polio entfalten bei Kindern mit Kwashiorkor ihre volle Wirksamkeit, ganz anders dagegen die Impfungen gegen Typhus, Grippe, Mumps, Diphtherie und Gelbfieber. Über die Wirksamkeit der Tetanusimpfung bei PEM gibt es widersprüchliche Aussagen: Einige Forscher berichten von positiven Ergebnissen, andere erklären, die Impfung habe keine Immunität gebracht. Wie es zu dieser unterschiedlichen Reaktion auf Impfstoffe kommt, ist unklar, da sogar Menschen, die unter schwerer PEM leiden, gewöhnlich eine normale Menge von Immunglobulinen in ihrem Blutplasma haben. Die B-Zellen scheinen unter PEM nicht zu leiden und ihre Arbeit normal zu verrichten. Ihr Versäumnis liegt darin, daß sie auf einige Impfstoffe und Krankheitserreger keine *spezifischen* Immunglobuline produzieren, sondern nur «Abfallglobulin», das auf pathogene Antigene nicht reagiert.

Allerdings läßt sich durch einen Trick auch bei extremer Unterernährung die Immunfunktion wiederherstellen: durch sehr eiweißhaltige Kost unmittelbar vor und ein oder zwei Wochen nach der Immunisierung. Auf dem Papier erscheint das nicht sonderlich schwer, erweist sich vor Ort jedoch meist als undurchführbar, wie jeder verzweifelte Mitarbeiter von Hungerhilfsprogrammen bestätigen kann. Tragischerweise läßt sich nicht genug Nahrung beschaffen, so daß die Hungernden noch nicht einmal die Normen erreichen, die von den Minimallisten gesetzt werden. Allerdings ist das Immunsystem überhaupt nicht nachtragend; bei angemessener Ernährung erreicht es selbst nach Kwashiorkor oder Marasmus wieder seine uneingeschränkte Funktionsfähigkeit.

Es gibt jedoch einen Fall, in dem sich das Immunsystem

auch nach einer Normalisierung der Ernährungssituation nicht erholt. Wenn der Säugling in den ersten sechs bis zwölf Lebensmonaten unter schwerem Nahrungsmangel leidet, scheinen sich andauernde immunologische Mängel einzustellen: Selbst bei späterer Normalisierung der Ernährung kommt es zu keiner Besserung. Diese Kinder leiden auf Dauer unter einer Einschränkung der Thymusfunktion und der zellvermittelten Immunität, was dazu führt, daß sie außerordentlich anfällig für wiederholte und chronische Virusinfektionen sind. Auch das immunologische Erbteil dieser Kinder wird durch den Nahrungsmangel rasch aufgezehrt. Im Kapitel «Antigene und Antikörper» habe ich beschrieben, wie das Immunglobulin G (IgG) von der Mutter auf den Fetus übertragen wird, ein passiver Schutz des Neugeborenen gegen die Infektionen, gegen die die Mutter immun ist. Im gesunden Säugling bleibt das IgG der Mutter fast zwei Monate lang erhalten, doch bei Unterernährung wird der Abbau erheblich beschleunigt, so daß der vorübergehende Schutz bereits nach wenigen Wochen verlorengeht. Sehr viel später in ihrem Leben zeigen sich die Menschen, die als Säuglinge unter unzulänglicher Ernährung gelitten haben, anfälliger für Lymphome und gastrische Adenosarkome.

Selbst bei den Ärmsten der Armen ist für die Ernährung (und den immunologischen Schutz) des Säuglings gesorgt, wenn er gesäugt wird. Doch es gibt eine wachsende Tendenz unter den Müttern der «Dritten Welt», dem Vorbild ihrer westlichen Schwestern zu folgen und sich einen Arbeitsplatz zu suchen. Im Westen entschädigt die berufstätige Mutter ihr Kind für den Entzug der Muttermilch gewöhnlich durch eine Flaschennahrung, die in ihrer Zusammensetzung und Menge ausgewogen ist. In der «Dritten Welt» dagegen füttert die berufstätige Mutter ihren Säugling meist mit einem Haferschleim, der wenig Protein enthält (dies gilt vor allem für die unentbehrliche Aminosäure Lysin), der so knapp bemessen ist, daß er den Kalorienbedarf nicht deckt, und oft genug mit Wasser zubereitet wird, das mit bakteriellen und parasitären Krankheitserregern verseucht ist. Veränderte Gewohnheiten, die durch den Wandel der wirtschaftlichen Verhältnisse verursacht wurden, führen bei den Säuglingen der «Dritten Welt» zu Unterernährung und Einschränkung der Immunität.

In vielen Teilen der Tropen wird diese den veränderten Lebensgewohnheiten zuzuschreibende Unterernährung der Säuglinge noch verschärft durch einen Wandel der landwirtschaftlichen Praktiken, der in bester Absicht herbeigeführt wurde: die Grüne Revolution. Vor der Einführung des Reises bauten die Kleinbauern eine Mischung aus Getreide- und Gemüsepflanzen an. Die Gemüsesorten lieferten das Protein, das dem Getreide fehlte, und sorgten so für eine ausgewogene Ernährung in den landwirtschaftlichen Gebieten. Es gab so viel Gemüse, daß es sich sogar die Armen in den Städten leisten konnten. Durch die Grüne Revolution wurde die Landwirtschaft auf eine arbeitsintensive Reis-Monokultur umgestellt. Die kleinen Gemüsefelder sind heute entweder gar nicht mehr vorhanden oder so geschrumpft, daß sie nur noch geringe Ernteerträge abwerfen. Das Gemüse ist für die Kleinbauern und die Armen in den Städten längst nicht mehr erschwinglich. Die Säuglinge müssen sich heute mit einer einseitigen Nahrung aus Haferschleim zufriedengeben. Der Fortschritt beeinträchtigt ihre Ernährung und ihr Immunsystem.

Zum Schluß sei daran erinnert, daß selbst in modernen Industrieländern die «Dritte Welt» oft nur ein paar Häuserblocks oder Busstationen entfernt liegt. Es gibt dort Nester der Armut, die es mit den schlimmsten Tropengebieten aufnehmen können. 1984 untersuchte eine Gruppe von Ärzten und Vertretern des Gesundheitswesens die Situation in acht amerikanischen Bundesstaaten, um sich ein Urteil über den Hunger in den USA zu bilden. Das Ergebnis: «Der Hunger wird schlimmer, nicht besser.» Man schätzt, daß zwanzig Millionen Menschen mindestens zwei Tage im Monat hungern, und an manchen Orten hat sich die kostenlose Essensausgabe durch öffentliche Suppenküchen versiebenfacht. Das Team entdeckte amerikanische Kinder, die infolge von Hunger an den «Tropenkrankheiten» Kwashiorkor und Marasmus litten. Andere waren weniger betroffen, zeigten aber Wachstumsrückstände, Lethargie und Vitaminmängel. Diese Kinder der Armen, deren Immunsystem beeinträchtigt ist und die infektionsanfällig sind, werden nicht durch staatliche Impfprogramme geschützt. In den Vereinigten Staaten liegt die Säuglingssterblichkeit höher als in den meisten anderen Industrienationen. Die Gruppe (Physicians' Task Force on Hunger in America) empfahl der Regierung, ein inländisches Hungerhilfsprogramm mit einem Jahresetat von fünf bis sieben Milliarden Dollar einzurichten.

Wo Rauch ist, ist auch Immunsuppression

Wenn mich meine Erinnerung nicht täuscht, steckte ich mir eine Pfeife zwischen die Zähne, als meine Mutter mir den Beißring wegnahm. Fortan paffte ich fröhlich vor mich hin, wobei ich die Pfeife hin und wieder mit einer Zigarette oder einer Zigarre vertauschte. Der Tabak hat mir viel Vergnügen bereitet, was für Gründe diese Sucht auch immer haben mochte. Doch sie ist nun einmal schädlich, und kurz bevor ich mit diesem Kapitel begann, habe ich jeder Form des Rauchens abgeschworen – in alle Ewigkeit oder solange mein stählerner Wille standhält. Zweifellos hat das Rauchen den schlechten Geruch, in den es geraten ist, gründlich verdient. Die vorliegenden Beweise lassen keinen Zweifel an der ursächlichen Beziehung zwischen Zigaretten und den modernen Geißeln der Industriegesellschaften – Krebs und Herzleiden. Viele Erkrankungen der Atemwege und wahrscheinlich auch bestimmte Formen der Allergie lassen sich ebenfalls auf das Rauchen zurückführen.

Der Rauch einer Zigarre besteht aus Aldehyden, Akroleinen, Nikotin, schädlichem Stickstoffoxid und -dioxid, Phenolen, Benzypriminen, allergenem Protein und kanzerogenen Teeren. Rauchen verursacht chronische Bronchitis, chronische Bronchiolitis, Emphyseme, Lungenkrebs und kardiovaskuläre Erkrankungen, einschließlich des Herzinfarkts. Rauchen führt zu einer nachhaltigen Immundepression, die aktive wie passive Raucher anfälliger für Infektionskrankheiten macht.

Wie sich die verschiedenen teilchen- und gasförmigen Bestandteile des Zigarettenrauchs im einzelnen auf das Immunsystem auswirken, ist noch nicht genau bekannt. Generell jedoch unterdrückt er viele, wenn nicht alle Immunfunktionen. Beginnen wir die Beschwerdeliste mit den Schäden, welche die Zigarette an den Abwehrmechanismen der natürlichen Immunität und der natürlichen Immunschranken anrichtet. Wenn die Haut nicht durch Wunden oder Abschürfungen verletzt ist, schützt sie uns recht zuverlässig vor Krankheitserregern aller Art. Angriffsflächen im mikrobiologischen Sinne bieten nur die Körperöffnungen. Unter ihnen bilden die Öffnungen des Verdauungs- und Atmungstraktes besonders leicht zugängliche Einfallstore für eine große Vielfalt von Krankheitserregern. Zum wichtigsten Ort der Begegnung zwischen Rauch und Schleimhaut werden die Atemwege. Von der Nase über die Trachea (Luftröhre) bis hin zu den verzweigten Hauptästen der Luftröhre in den Lungen (Bronchien) und den kleinen Verästelungen (Bronchiolen) ist dieser Trakt ausgekleidet mit Epithelzellen, deren Oberfläche mit zahlreichen, mikroskopisch kleinen Härchen (Cilien) bedeckt ist. Diese Flimmerhärchen fangen Bakterien und andere Fremdkörper wie Staub und Pollen durch rudernde Bewegungen ein und befördern die Eindringlinge wieder denselben Weg hinauf, den sie heruntergekommen sind: bis zur Zusammenführung von Luft- und Speiseröhre. Dann gelangen die Bakterien und anderen Fremdkörper, von einem Schleimklumpen umhüllt, in den Verdauungstrakt, wo sie von den Magensäuren zersetzt werden. So säubern die Flimmerhärchen unsere Atemluft und filtern einen großen Teil der potentiell schädlichen Teilchen, die sie enthält, heraus. Zigarettenrauch, vor allem Stickstoffoxid und -dioxid in gasförmigem Zustand, schränkt die Bewegungen der Flimmerhärchen ein oder lähmt sie sogar völlig. Auf diese Weise können Bakterien und andere Krankheitserreger die erste Schranke überwinden und erhalten die Möglichkeit, eine Infektion zu verursachen. Raucher inhalieren den Rauch in die Lungen, so daß der untere Teil der Atemwege (Bronchien, Bronchiolen und Alveolen – Lungenbläschen) zum Herd vieler Infektionen wird. Wer dagegen mit Rauchern lebt oder arbeitet, atmet ihren Zigarettenrauch, ob er will oder nicht, durch die Nase ein. Bis zu 30 oder 40 Prozent der teilchenförmigen Bestandteile einer brennenden Zigarette können sich im Nasenrachenraum eines passiven Rauchers absetzen. Bei diesen Menschen sind die oberen Atemwege besonderen Gefahren ausgesetzt. Deshalb sind die Kinder von Rauchern sehr viel anfälliger für Infektionen der oberen Luftwege als die Kinder von Nichtrauchern.

Beim normalen Verlauf der Immunreaktion bilden die Makrophagen, vor allem diejenigen, die sich in den Atemwegen befinden, die zweite Hürde der natürlichen Verteidigung. Sie erkennen jeden Fremdkörper, verschlingen und verdauen ihn. Wenn es später zur Infektion kommt und Antikörper gebildet werden, stürzen sie sich mit noch größerer Gefräßigkeit auf die vom Antikörper umhüllten Krankheitserreger. Eine Reihe von Untersuchungen hat gezeigt, daß die Makrophagen in anderen Bereichen des Körpers von Rauchern normal aussehen und arbeiten, in der Lunge hingegen aufgebläht, braun gefärbt und mit einem Stoff gefüllt sind, der Tabakbrei zu sein scheint. Diese Lungenmakrophagen sind in ihrer Leistung stark eingeschränkt. Sie verschlingen die Bakterien zwar, doch ihre Killerfunktion scheint dem Rauch zum Opfer gefallen zu sein: Die Krankheitserreger bleiben lebendig und virulent.

Die dritte Zellart, die für die natürliche, nichtspezifische Immunität verantwortlich ist, ist der im Kapitel «Immunität im Naturzustand» beschriebene natürliche Killerlymphozyt (NK-Zelle). Dieser spezialisierte Lymphozyt erkennt Viren und Krebszellen ohne irgendeine Vorbereitung und scheidet eine toxische Substanz aus, um sie zu töten. Die NK-Zellen chronischer Raucher scheinen verwirrt zu sein; sie haben größere Schwierigkeiten, Viren und Tumorzellen zu erkennen als die NK-Zellen von Nichtrauchern. Insofern bedeutet Rauchen ein doppeltes Risiko. Die kanzerogenen Tabakteere können normale Körperzellen in kanzeröse und präkanzeröse Zellen verwandeln, und wenn sich diese Zellen tatsächlich bilden, sind die NK-Zellen in ihrer Fähigkeit beeinträchtigt, ihnen den Garaus zu machen. Für den Gewohnheitsraucher, der wirklich Krebs bekommt, bedeutet die Fortsetzung seiner Gewohnheit eine zusätzliche Gefahr. Man weiß heute, daß Zigarettenrauchen den Zustand von Krebspatienten verschlimmert. Bei Rauchern ist die Gefahr größer, daß sich die ursprüngliche Krebsgeschwulst ausbreitet (metastasiert) – wahrscheinlich weil die Wachsamkeit der NK-Zellen beeinträchtigt ist. Metastasiert ist eine Krebserkrankung chirurgisch, radiologisch und chemotherapeutisch weit schwerer zu behandeln.

Auch die spezifischen (antigen-induzierten) Immunreaktionen werden durch das Rauchen beeinträchtigt. Zigarettenraucher, vor allem wenn sie ihrem Laster gewohnheitsmäßig und intensiv frönen, haben in ihrem Serum weniger Immunglobulin G (IgG) und reagieren auf bestimmte Antigene/Pathogene mit weniger IgG-Antikörpern als Nichtraucher. Sogar unter starken Rauchern wird es den einen oder anderen geben, der gesund erscheint. Immunologisch gesehen, ist auch der «gesunde» Raucher nicht wirklich gesund, trotz seiner scheinbaren Fähigkeit, eine normale Anzahl von Antikörpern beispielsweise nach einer Grippeimpfung zu bilden. Diese Personengruppe erkrankt *trotzdem* häufiger an Grippe und sekundären Infektionen der Atemwege als entsprechend immunisierte Nichtraucher. Untersuchungen mit «Rauchermäusen» haben einige Hinweise darüber erbracht, warum Zigarettenraucher «gesund und doch anfälliger» sind. Wenn wir eine Maus mit einem Grippevirus impfen und sie einige Tage später Pneumonie (Lungenentzündung) verursachenden Bakterien in so kleiner Zahl aussetzen, daß sie keine Infektion auslösen, dann bleibt die Maus gesund und am Leben. Wenn wir die Maus jedoch in einen Rauchapparat stecken und sie mehrere Wochen lang zwanzig bis dreißig Zigaretten pro Tag rauchen lassen und sie dem gleichen Infektionsprozeß unterwerfen, dann stirbt sie an einer bakteriellen Lungenentzündung. Eine Untersuchung des Immunsystems der Rauchermaus zeigt, daß die Reaktion auf Viren und Bakterien eingeschränkt ist, daß die T- und B-Lymphozyten, aber auch die Makrophagen nicht normal arbeiten. Andere Experimente an «rauchenden» Mäusen haben gezeigt, daß die Umgewöhnung auf Zigaretten mit geringem Teergehalt nur partielle Vorteile bringt. Mäuse, die Zigarettenrauch mit hohem Teergehalt ausgesetzt wurden, waren in ihren Antikörper- und zellvermittelten Immunreaktionen eingeschränkt. Mäuse, die Zigarettenrauch mit niedrigem Teergehalt inhalierten, zeigten normale Antikörperreaktionen, waren aber in der zellvermittelten Immunität beeinträchtigt.

Bei Mäusen wie Menschen scheint es ziemlich lange zu dauern, bevor der Rauch die Aktivität der T- und B-Lymphozyten, also die zellvermittelte und humorale Immunwaffe unterdrückt: sechs Wochen lang mindestens eine Packung pro Tag bei den Mäusen, zwei bis zehn Jahre lang bei den Menschen. Die gute Nachricht lautet, daß diese Wirkung nicht von Dauer sein muß. Das Immunsystem ist, wenn man ihm eine Chance gibt, erstaunlich regenerationsfähig. Geben Sie das Rauchen auf, und in ungefähr sechs Wochen wird Ihr Immunsystem so gesund sein wie das eines Nichtrauchers in Ihrem Alter.

In der Jugend ist die Krankheit für die meisten Menschen eine sehr abstrakte Vorstellung – etwas, wovon wir lesen, wovon wir hören und worüber wir uns, wenn wir Biomediziner sind, nur theoretische Gedanken machen. Vielleicht ist das der Grund, warum so viele junge Forscher sich mit Arbeiten beschäftigen, die wissenschaftlich zwar äußerst interessant sind, aber wenig mit den konkreten Problemen von Gesundheit und Krankheit zu tun haben. Und am Ende sind ihre Resultate ohne praktischen Nutzwert und werden in der Regel durch das noch prächtigere Juwel eines anderen wissenschaftlichen Wunderkinds ersetzt. Leider ist dieser glückliche Zustand nicht von Dauer! Der Zahn der Zeit macht uns mit einer anderen Wirklichkeit bekannt. Geliebte Menschen und Freunde werden krank und sterben. Wir werden sensibilisiert für die Gesetze der Entropie, die den Gang unserer biologischen Uhr bestimmen. Und auch als Wissenschaftler und Wissenschaftsautor schreibt man mit sechzig anders, als man es mit 26 getan hätte. Wenn ich also jetzt zu einer der häufigsten Krankheiten komme, die durch das Rauchen verursacht werden, dem Emphysem, so wandern meine Gedanken zurück zu einem wunderbaren Menschen, einem Cheflaboranten der protozoologischen Abteilung der London School of Hygiene and Tropical

Medicine, der mich viele wichtige Dinge meines Handwerks gelehrt hat. Er ist vor vielen Jahren an einem Emphysem gestorben.

An den Universitäten im Nachkriegsengland thronte der Professor auf seinem Lehrstuhl in olympischer Ferne, während die Studenten ihre grundlegenden praktischen Kenntnisse meist von dem Cheflaboranten bezogen. Während meiner Studienzeit an dem genannten Institut bekleidete diesen Posten ein Mann von bemerkenswerten beruflichen und menschlichen Qualitäten – eine Mischung aus Feldwebel, Lehrer und nachsichtiger Mutter. Von den Studenten, die seiner Obhut anvertraut waren, erwartete er technische Perfektion und geistige Beweglichkeit. Einmal mußte ich ihn ins Londoner Eastend begleiten, wo er bei einem Tierhändler einen toten Schimpansen abholte. Als sparsamer Mensch war er der Auffassung, daß nur Professoren Taxis benutzen dürften. Laboranten, Studenten und tote Affen hatten sich gefälligst mit der U-Bahn zufriedenzugeben. Er wickelte das unglückliche Tier in eine Zeitung, und wir trugen es zur U-Bahn. Im Zug legte er den Tierleichnam mit unnachahmlicher Selbstverständlichkeit quer über unsere Schöße. Während wir so den Rückweg hinter uns brachten, erklärte mein Mentor die ganze Zeit über mit lauter Stimme – wobei er eine Zigarette nach der anderen rauchte –, wie das Tier zu sezieren und von den Parasiten zu befreien sei. Er war ein Kettenraucher, und wenn ich die Erinnerung an ihn heraufbeschwöre, so sehe ich den schmächtigen Mann vor mir, wie er durch seinen verschmierten, altmodischen Kneifer blickt, die unvermeidliche Zigarette in der Hand oder im Mund, und hustet, während er raucht. Später mußten seine ehemaligen Studenten voller Trauer vernehmen, daß er an einem Emphysem gestorben war. Dabei war von Anfang an damit zu rechnen, daß er irgendwann den vielen «Sargnägeln» würde Tribut zollen müssen. Mit dem Emphysem zahlte dieser freundliche Mann einen schrecklichen Preis.

Emphyseme sind in erster Linie eine Erkrankung von Zigarettenrauchern. Es handelt sich um eine Verengung der Atemwege, die im Laufe der Zeit schon bei der geringsten Anstrengung Atemnot verursacht. Die Lungen verlieren die Fähigkeit, als Sauerstoffaufnahmegerät des Körpers zu funktionieren, und die Körpergewebe leiden zunehmend unter der mangelhaften Sauerstoffversorgung. Die Lungen werden anfällig für Infektionen – häufig sterben Emphysempatienten an einer Lungenentzündung.

Der Zusammenhang zwischen Zigarettenrauchen und den immunpathologischen Mechanismen, die für die Entstehung eines Emphysems verantwortlich sind, konnte erst vor kurzem geklärt werden. Nach diesen neuen Erkenntnissen haben wir uns den Gang der Ereignisse wie folgt vorzustellen: Neben teilchenförmigen Substanzen enthält der Zigarettenrauch auch Glykoproteine, die antigen sind (mehr über diese Antigene an späterer Stelle). Diese Tabakantigene gelangen bis in die entlegensten Winkel der Lunge. Das Immunsystem erhält die Nachricht, daß sich körperfremde Proteine und Teilchen in der Lunge befinden. Daraufhin werden aus dem Knochenmark eine Vielzahl von Monozyten und phagozytischen neutrophilen Leukozyten zum Schauplatz des Geschehens entsandt, um das Problem zu beheben. Im Laufe der Zeit sammeln sich in den Lungenbläschen (Alveolen) starker Raucher eine Vielzahl von Monozyten und Neutrophilen. So weit, so gut – denn diese Phagozyten verteidigen das Körpergewebe, indem sie die teilchenförmigen Fremdkörper, die Tabakantigene, verschlingen. Leider wirkt noch eine andere, bislang nicht identifizierte Substanz im Zigarettenrauch auf diese Zellen ein und verändert ihre Funktion. Die aktivierten Makrophagen und Neutrophilen beschränken sich nicht mehr auf das Verschlingen von Fremdkörpern, sondern beginnen auch zu *sezernieren*. Eines ihrer Sekrete ist das Enzym *Elastase*. Es arbeitet ähnlich wie ein Fleischzartmacher, wobei es lediglich das Elastin abbaut, die Gerüstsubstanz, welche die Wände der Lungenbläschen elastisch hält, damit sie auf das Ein- und Ausatmen der Luft reagieren können. Das Elastin wird von dem Enzym in Bruchstücke zerlegt, und die Bruchstücke machen die Anwesenheit noch weiterer Makrophagen in der Lunge erforderlich, um die Abfallstoffe aus der Lunge zu befördern. Der lebende Organismus befindet sich in einem bemerkenswerten Gleichgewicht zwischen vielen Prozessen und ihren Gegenprozessen. Unter *normalen* Umständen gibt es im Serum ein Anti-Enzym (Antiprotease), welches die Aktivität der Elastase hemmt oder zumindest einschränkt. Doch die zweite Welle von Makrophagen, die eintrifft, um die Bruchstücke des Lungengewebes fortzuräumen, sondert eine Substanz ab, die die Antiprotease hemmt. Damit ist der Hemmer selbst gehemmt, und die Elastase kann mit ihrer zersetzenden Tätigkeit fortfahren. Sechs Züge aus einer Zigarette genügen, um die aktivierten Makrophagen zur Sekretion der Antiprotease anzuregen. Was als leichter Abbau von Lungengewebe beginnt, der von der Regenerationsfähigkeit des Körpers ausgeglichen werden kann, wird zu einem unaufhaltsamen Prozeß, der die Alveolenwände des chronischen Rauchers zersetzt. Die eitrigen Fragmente sammeln sich und verstopfen die kleinen röhrenförmigen Luftwege (Bronchiolen). Wenn der Zersetzungsprozeß längere Zeit andauert und wenn zu viele Bläschenwände zerstört sind, haben wir es mit einem klinischen Emphysem zu tun. Die emphysematöse Lunge ist ein dankbares Ziel für bakterielle Invasionen. Die Eindringlinge werden in der Lunge zwar von einer Vielzahl Phagozyten erwartet – doch erinnern wir uns: die teilweise gelähmten Phagozyten des Rauchers vermögen die Bakterien, die sie sonst so gierig verschlingen, nicht mehr aufzuspüren. Eine nicht endende Folge von Sekundärinfektionen ist das Schicksal solcher Patienten.

Rauchen und Allergie stehen in einer eigenartigen Beziehung von «Wehe, wenn du es tust» und «Wehe, wenn du es läßt». Wie alle Lebewesen besitzt die Tabakpflanze eine spezifische Kombination von Proteinen, die kein anderer Organismus aufweist: Proteine, die chemisch so aufgebaut sind, daß sie aus der Tabakpflanze eine Tabakpflanze machen und keine Lotusblüte oder Ameise. Sie sind antigen. Enger Kontakt mit ihnen (und welcher Kontakt könnte enger sein als die Aufnahme in die entlegensten Winkel unseres Körpers) löst eine Immunreaktion aus. Bei den meisten chronischen Rauchern lassen sich im Blut tatsächlich spezifische Antikörper nachweisen, die mit Tabakantigenen reagieren. Einige dieser Antigene sind Glykoproteine, Proteinmoleküle, die komplexe Zucker gebunden haben. Nun sind Glykoproteine häufig allergen und regen die Bildung von IgE-Antikörpern an, also jener Immunglobulinklasse, die für die sofortige allergische Überempfindlichkeitsreaktion verantwortlich ist. Wenn man gegen Tabak allergisch wird, läuft man Gefahr, außerdem auch allergisch gegen Tomaten, Auberginen, grünen Pfeffer und Kartoffeln zu werden – lauter botanische Verwandte des Tabaks, die die gleichen systematischen und antigenen Merkmale aufweisen. Die Antigene des Tabaks zeigen auch einige Kreuzreaktionen mit den Antigenen des Kakaos, Kaffees und Ambrosiapollens.

Die IgE-Konzentration im Serum von Rauchern liegt signifikant höher als bei Nichtrauchern. Noch höher ist sie bei Rauchern, die zusätzlich anderen Umweltallergenen ausgesetzt sind. Zum Beispiel haben Getreidearbeiter (Getreidestaub ist außerordentlich allergen), die rauchen, eine wesentlich höhere IgE-Konzentration im Serum als Getreidearbeiter, die nicht rauchen. Aus einigen Studien geht eindeutig hervor, daß Zigarettenrauchen direkt oder indirekt zu allergischen Zuständen führen kann, vor allem bei Menschen mit einer erblichen Veranlagung, auf ein Antigen mit einer allergischen Immunantwort zu reagieren. Es wurde auch die Hypothese vorgebracht, daß die Verbindungen von Tabakantigenen und ihren spezifischen Antikörpern (den Immunkomplexen) auf der Innenseite der Blutgefäße des Herzens abgelagert werden und eine allergische Gewebsschädigung verursachen, die im Laufe der Zeit zu Herzerkrankungen beitragen kann. Das ist die «Wehe, wenn du es tust»-Seite des Rauchens, Abteilung Allergie.

Der «Wehe, wenn du es läßt»-Aspekt ist ein merkwürdiges Paradoxon. Wenn der Zigarettenrauch Allergene enthält und wenn die IgE-Konzentration bei Rauchern außergewöhnlich erhöht ist, warum wirkt sich dann das Zigarettenrauchen bei einigen Menschen positiv aus, die unter einer der schwersten Allergien überhaupt leiden – nämlich Asthma?

Fall 1: Ein achtunddreißigjähriger Mann, der seit seiner

Kindheit unter Asthma leidet, raucht gegenwärtig zwanzig Zigaretten pro Tag. Dreimal hat er mit dem Rauchen aufgehört, doch jedesmal wurde sein Asthma so schlimm, daß er wieder anfangen mußte. *Fall 2*: Eine neunundvierzigjährige Frau hatte als Kind Asthma, das ihr als Jugendliche überhaupt keine Beschwerden mehr verursachte. Bis 1965, dem Jahr, in dem sie aufhörte, rauchte sie ungefähr zehn Zigaretten pro Tag. Anderthalb Monate später wurde sie von ihrem ersten Asthmaanfall im Erwachsenenalter heimgesucht und brauchte danach lange Zeit eine Kortisonbehandlung, um die schweren Anfälle unter Kontrolle zu halten. 1977 fing sie wieder mit dem Rauchen an, und innerhalb weniger Monate besserte sich ihr Zustand so, daß sie fortan ohne Steroide auskam.

Mittlerweile gibt es eine Vielzahl von Fallgeschichten, in denen von Verschlechterung des Asthmas nach Aufgabe des Zigarettenrauchens berichtet wird. Ein Team von Lungenfachärzten zeigte sich von der Zahl und Übereinstimmung dieser Berichte so beeindruckt, daß es auf eigene Initiative eine breiter angelegte und kontrollierte Umfrage durchführte. Diese Forscher befragten 59 Asthmapatienten, die das Rauchen aufgegeben hatten, ob sich danach ihr Zustand nach ihrer Meinung verbessert, verschlechtert oder nicht verändert hätte. Achtzehn Patienten, 30 Prozent der Befragten, berichteten von einer eindeutigen Verschlechterung ihres Zustands, seit sie mit Rauchen aufgehört hatten. Es war zwar eine subjektive Beurteilung, die jedoch quantitativ erhärtet wurde durch ihre verstärkte Abhängigkeit von Medikamenten. Drei dieser achtzehn Befragten erklärten, sie hätten keinerlei Anzeichen von Asthma verspürt, *bis* sie mit Rauchen aufgehört hätten. Die anderen 41 Patienten hatten keine Veränderung bemerkt, weder zum Besseren noch zum Schlechteren. Es stellt sich die Frage, warum sich nicht bei der ganzen Gruppe eine Verschlechterung des Zustands gezeigt hat, sondern nur bei einem Drittel. Asthma ist keine geschlossene immunpathologische Einheit, sondern ein ganzer Komplex von Anomalien. Möglicherweise dämpfen die immunsuppressiven Wirkstoffe im Zigarettenrauch nur einen Teil der für das Asthma verantwortlichen pathologischen Mechanismen. Wie diese Ursachen auch immer aussehen mögen, es wäre wichtig, die rauchenden Asthmatiker zu bestimmen und ihnen zur Vorsicht bei dem Versuch zu raten, ihre Gewohnheit aufzugeben. Noch besser wäre für diese Menschen die Entdeckung eines Wirkstoffes, der die gleiche immundämpfende Wirkung wie der Zigarettenrauch hätte, ohne dessen schädliche Eigenschaften aufzuweisen.

Auch bei ulzeröser Kolitis vermutete man einen Zusammenhang zwischen dem Verzicht auf Nikotin und einem erhöhten Krankheitsrisiko beziehungsweise einer Zustandsverschlechterung. Erste Hinweise auf die prophylaktische oder suppressive Wirkung des Rauchens bei ulzeröser Kolitis gaben die Erfahrungsberichte zahlreicher Patienten. Leider wurden sie wie so viele andere Schilderungen ohne statistische Gültigkeit lange Jahre hindurch in der Medizin nicht zur Kenntnis genommen. Auch eine Verwandte von mir mußte eine solche Erfahrung durchmachen: Diese liebenswürdige, unglückliche Dame war ein Opfer der ulzerösen Kolitis und außerdem eine starke Raucherin – ein bis zwei Packungen pro Tag. Als ihre Krankheit diagnostiziert und durch Medikamente und Diät unter Kontrolle gebracht war, fühlte sie sich wieder recht wohl und beschloß nun, Nägel mit Köpfen zu machen, was ihre Gesundheit betraf: das Rauchen aufzugeben und aktiv Sport zu treiben. Einen Monat nachdem sie ihre letzte Zigarette geraucht hatte, lag sie mit Darmblutungen und der Aussicht auf einen chirurgischen Eingriff im Krankenhaus. Welchem Umstand hatte sie diesen Rückfall zu verdanken? Als sie ihre Fallgeschichte mit dem Gastroenterologen durchsprach, erklärte sie, die einzige Veränderung in ihrem Leben sei der Verzicht auf Zigaretten gewesen. Sein Kommentar: «Das ist merkwürdig, ich kenne einige Patienten mit ulzeröser Kolitis, die mir die gleiche Geschichte erzählt haben.»

Eine andere Frau erlebte ähnliches. Sie war die Frau eines Arztes, der 1982 in dem *British Medical Journal* von ihrem Fall berichtete. Sie war Nichtraucherin gewesen, begann aber drei Jahre nach Ausbruch der Kolitis stark zu rauchen. Wenige Wochen nachdem sie ihre erste Zigarette angezündet hatte, legten sich alle ihre Symptome. Nach Jahren schwerer Krankheit fühlte sie sich erstmals wieder völlig wohl. Sie brauchte keine pürierte Nahrung mehr und keine Steroideinläufe. Zwei Jahre lang ging alles glatt, bis sie sich gutgemeinten Ratschlägen beugte und das Rauchen aufgab. Innerhalb von zwei Wochen traten alle ihre Symptome wieder auf. Der Darm war voller Geschwüre und blutete. Sie ahnte, daß der Rauch «gesund» für sie war, gleichzeitig aber war das Bewußtsein zu stark, daß Zigaretten schädlich sind. Ihr Mann, der Arzt, ersetzte den Rauch durch nikotinhaltige Kaugummis. Sie taten die gleiche Wirkung wie die Zigaretten, vorausgesetzt, sie kaute mindestens fünf Stück pro Tag, so daß sie eine Gesamtmenge von 16 bis 20 Milligramm Nikotin zu sich nahm. Ein paar Milligramm weniger, und ihr Darm befand sich sofort wieder in seinem früheren ulzerösen Zustand.

Ein paar Monate später berichtete ein anderer Arzt, ebenfalls im *British Medical Journal*, von einem ähnlichen Fall, nur daß seine Patientin nie irgendein Anzeichen von Kolitis gezeigt hatte, bevor sie mit dem Rauchen *aufhörte.* Seine Patientin hatte im Laufe der letzten fünfzehn Jahre mindestens eine halbe Schachtel Zigaretten pro Tag geraucht. Mit 35 Jahren gab sie ihr Laster auf. Ein paar Wochen später bemerkte sie Blut im Stuhl und hatte häufige, heftige Durchfälle – bis zu zwanzigmal am Tag. Die Diagnose lautete ulzeröse Kolitis. Entmutigt begann sie wieder zu rauchen, und alle Symptome der Krankheit verschwanden. Achtzehn Monate später fühlte sie sich gesund genug, um das Rauchen abermals aufzugeben. Ein paar Wochen danach erlitt sie einen Rückfall, begann wieder zu rauchen und erholte sich erneut.

1984 wurden diese Fallgeschichten statistisch untermauert (wenn die statistische Auswertung der Daten auch nicht allgemeine Zustimmung fand), als eine Gruppe englischer Ärzte unter Leitung von A. R. Logan die Ergebnisse einer Untersuchung an 124 Kolitispatienten veröffentlichte. Wie erwähnt, besteht ein Großteil der Epidemiologie aus Prämissen. Logan und seine Mitarbeiter gingen von der Voraussetzung aus, daß in einer «normalen» englischen Bevölkerungsgruppe (normal insofern, als sie keine Anzeichen von ulzeröser Kolitis oder anderen Darmkrankheiten zeigte), die ihrer Patientengruppe nach Alter und Geschlecht angeglichen war, eine bestimmte durchschnittliche Anzahl von Rauchern mit einer bestimmten Anzahl von Zigaretten pro Tag anzutreffen sei. Als die Forscher die Rauchgewohnheiten der Kolitisgruppe untersuchten, stießen sie in ihr auf viel mehr *Nichtraucher*, als in einer normalen Bevölkerungsgruppe zu erwarten gewesen wäre. Ihre statistische Schlußfolgerung lautete, daß Zigarettenrauchen vor ulzeröser Kolitis schützt und daß das Risiko, an diesem Leiden zu erkranken, bei Nichtrauchern sechsmal so hoch ist. Der Mediziner K. Amery sah diese Daten noch einmal durch und fand an der statistischen Auswertung der Forschungsgruppe nichts auszusetzen, stellte aber bei einer zusätzlichen Analyse fest, daß *Ex-Raucher* für die Krankheit noch anfälliger sind als Menschen, die nie geraucht haben.

Merkwürdigerweise wirkt bei der pathologischen Verwandten der ulzerösen Kolitis, der Crohnschen Krankheit, das Rauchen weder prophylaktisch noch erleichternd. Insgesamt rauchten die Patienten, die unter ihr litten, ebensoviel wie der Durchschnitt der Bevölkerung – wenn nicht sogar mehr.

Die immunologischen Erklärungen für diesen Umstand bleiben vage. Auch die Ursache oder die Ursachen der ulzerösen Kolitis sind heute noch unbekannt. Doch was immer den Darm zerstört oder ihn veranlaßt, sich selbst zu zerstören, es scheint zurückzugehen auf einen immun-entzündlichen Prozeß, der außer Kontrolle geraten ist. Am Anfang dieses Kapitels wurde beschrieben, auf welch vielfältige Weise Tabakrauch das Immunsystem unterdrückt, vor allem das zellvermittelte System, das für Entzündungsprozesse zuständig ist. Aller Wahrscheinlichkeit nach unterdrückt das Rauchen bei Patienten oder potentiellen Patienten mit ulzeröser Kolitis die Aktivität der destruktiven Immunzellen wie etwa der zytotoxischen T-Lymphozyten. (Warum dies bei der Crohnschen Krankheit, die auch ein abnormer Entzündungsprozeß zu sein scheint, nicht der Fall ist, läßt sich noch nicht einmal hypothetisch erklären.)

Bei einigen wenigen Krankheiten, vor allem bei Asthma und ulzeröser Kolitis, kann man die Zigarette also im Vergleich zu ihren Gesundheitsrisiken positiv beurteilen. In allen anderen Fällen bedeutet Rauchen eine große Gefahr für Ihre Gesundheit. Es unterdrückt Ihr Immunsystem und ist äußerst schädlich. Während ich die letzten Worte dieses Kapitels niederschreibe, kann ich mit Stolz feststellen, daß ich eisern geblieben bin und das Teufelskraut nicht wieder angerührt habe.

AIDS – Probleme des Immundefekts

In den USA kündigte sich AIDS durch den seltenen und exotischen Parasiten *Pneumocystis carinii* an. Als die Flutwelle der nationalsozialistischen Barbarei in den letzten Monaten des Zweiten Weltkriegs endlich zurückgedrängt worden war, ließ sie einen Spülsaum hungernder, verstümmelter Völker zurück. Unter den Säuglingen in den Kranken- und Waisenhäusern kam es zu einer Pneumonie-Epidemie. Diese Lungenentzündung war insofern ungewöhnlich, als die Symptome ihres Ausbruchs sehr unscharf waren. Die Kinder wurden ruhelos und gaben die Nahrung von sich. Später stellte sich leichter Husten ein, meist begleitet von einem klebrig-schleimigen Auswurf. Anschließend traten Anzeichen für einen Rückgang der Lungenfunktionen auf: Die Atmung wurde rascher, die Kinder liefen infolge des Sauerstoffmangels blau an, und ganz langsam starben sie. Die Autopsie ergab, daß die Wände der Lungenbläschen, der Alveolen, stark verdickt waren und daß sich innerhalb der Alveolen eine rot anfärbende, bienenwachsartige Substanz angesammelt hatte.

Dem Erreger dieser Krankheit, die als interstitielle Pneumonie bezeichnet wird, kam man erst 1951 auf die Spur: Es handelte sich um das seit 1909 bekannte, aber bis dahin selten in Erscheinung getretene *Pneumocystis carinii. Pneumocystis* ist noch immer ein taxonomisches Rätsel. Es zeigt einige Merkmale von Hefepilzen und einige Eigenschaften von Protozoen. Es kann eine Vielzahl von Säugetieren infizieren, obwohl nicht genau bekannt ist, auf welchem Weg es übertragen wird.

Man nimmt an, daß es in Tröpfchen mit infiziertem Material durch die Luft von Wirt zu Wirt gelangt. Dieser Mikroorganismus ist vielleicht gar nicht so selten. Möglicherweise ist ein Drittel aller Menschen von ihm infiziert, doch in der weit überwiegenden Zahl der Fälle bleibt *Pneumocystis* anscheinend den größten Teil unseres Lebens in uns, ohne irgendeinen Schaden anzurichten. Es handelt sich um einen «schlafenden Krankheitserreger». Wenn das Immunsystem des Infizierten unterdrückt wird – durch entsprechende Medikamente, durch Unterernährung oder durch eine Immundefekt-Krankheit –, so kann dieses schlafende Protozoon «erwachen» und seinen Wirtsorganismus umbringen. Die unterernährten Säuglinge werden langsam getötet. Dagegen nimmt die Erkrankung vor allem bei älteren, immunsuppressiv behandelten Kindern, die schon die schreckliche Bürde der Leukämie zu tragen haben, einen anderen Verlauf: plötzlicher Ausbruch, hohes Fieber und Husten. Ohne Behandlung würden diese Kinder innerhalb einer Woche sterben.

Einige Infektionen – meist handelt es sich um tropische Krankheiten – treten in den USA so selten auf, daß die Mittel, mit denen sie behandelt werden, nicht den strengen und aufwendigen Testverfahren unterworfen sind, die die amerikanischen Behörden gewöhnlich verlangen. Es treten aber jedes Jahr in den USA – bei Touristen, Geschäftsleuten, ruhelosen Wissenschaftlern – einige dieser exotischen Krankheiten auf. Für diese Fälle hat die amerikanische Zentralstelle zur Krankheitskontrolle (Centers for Disease Control – CDC) in Atlanta eine Bank für Medikamente eingerichtet, die nicht frei verfügbar sind. Ärzte können sich an diese Bank wenden und sich die erforderlichen Mittel schicken lassen. Voraussetzung ist allerdings, daß der behandelnde Arzt den Verwendungszweck angibt. Auf diese Weise erhalten die Epidemiologen der amerikanischen Regierung die erforderlichen Daten, um sich einen Überblick über alle ungewöhnlichen Krankheiten heimischen und ausländischen Ursprungs zu verschaffen.

Das Präparat zur Behandlung der durch *Pneumocystis* verursachten interstitiellen Pneumonie – Pentamidin – gehört zu den Mitteln, die nur vom CDC zu beziehen sind. Die Epidemiologen des CDC wußten auf diese Weise, daß diese Form der Lungenentzündung im wesentlichen bei Säuglingen unter einem Jahr auftrat und daß ihre Häufigkeit in dieser Altersgruppe 8,5 pro Million betrug. Dies galt bis 1979, als die CDC-Epidemiologen feststellten, daß im vorangegangenen Jahr fünf Sendungen Pentamidin nach Los Angeles geliefert worden waren, in allen Fällen zur Behandlung von *Pneumocystis*-Pneumonie. Epidemiologen müssen auf ungewöhnliche Ereignisse und Anzeichen achten, die möglicherweise auf den Ausbruch von Epidemien hindeuten. Und hier lag ein triftiger Grund zur Besorgnis vor: Den Bestellformularen war zu entnehmen, daß es sich in diesen Fällen nicht um Kinder handelte. Alle Betroffenen waren Erwachsene – und alle männlichen Geschlechts. Noch stutziger wurden die Ärzte des CDC, als sie feststellten, daß alle *Pneumocystis*-Patienten Homosexuelle waren.

Die höchste Alarmstufe wurde ausgelöst, als kurz darauf aus New York City und San Francisco eine Fülle von Anfragen nach Pentamidin eingingen und als Grund in allen Fällen die Behandlung männlicher Homosexueller angegeben wurde, die unter *Pneumocystis*-Pneumonie litten. 1981 und Anfang 1982 trafen im CDC jeden Tag zwei bis fünf Anfragen nach Pentamidin ein. Eine weitere erschreckende Dimension tat sich 1981 auf, als immer mehr männliche Homosexuelle in Los Angeles nicht nur an *Pneumocystis* starben, sondern auch am Kaposi-Sarkom, einer seltenen Krebsform.[1] Etwa zur gleichen Zeit

1 Bis zu dem Zeitpunkt, da AIDS in den Vereinigten Staaten festgestellt wurde, trat das Kaposi-Sarkom mit ganz seltenen Ausnahmen nur in tropischen Gebieten Afrikas auf. Die größte Gefahr von dieser bösartigen Erkrankung drohte den Kindern im östlichen Zentralafrika. Das Kaposi-Sarkom beginnt mit Hautausschlägen und ergreift dann die Lymphknoten, die Schleimhäute, den Magen-Darm-Trakt sowie andere Organe. Bei den meisten afrikanischen Patienten verläuft die Krankheit langsam und kann, wenn sie rechtzeitig erkannt wird, durch Strahlenbehandlung zum Stillstand gebracht werden. Bei AIDS-Patienten ist der Krebs viel aggressiver und breitet sich rasch aus. Doch auch in diesen Fällen spricht er manchmal auf eine Kombination von Radio- und Chemotherapie an.

starben einige männliche Homosexuelle an normalerweise harmlos verlaufenden Infektionen, die bei diesen Patienten mit ungewöhnlicher Virulenz auftraten; die Erreger waren *Toxoplasma, Cryptosporidium* (das zu lebensgefährlicher Diarrhoe bei AIDS-Patienten führt) und ein Bakterium, das Tuberkulose bei Vögeln hervorruft, *Mycobacterium avium.* 1983 starben tausend homosexuelle Männer, meist unter vierzig, an der einen oder anderen dieser exotischen Krankheiten. Die Sterblichkeit war entsetzlich: 50 bis 60 Prozent der Erkrankten starben innerhalb eines Jahres.

Die Mediziner standen vor einem Rätsel – und wären Virologie und Immunologie nicht so weit entwickelt gewesen, hätte der Schleier des Geheimnisses nicht gelüftet werden können. Bei der Suche nach Ursache und Wirkung erkannte man frühzeitig, daß die Vielzahl tödlicher Infektionen und Krankheiten, vor allem *Pneumocystis* und Kaposi-Sarkom, einen gemeinsamen Ursprungsfaktor hatte: Immunschwäche. Diese mörderischen Erkrankungen waren als opportunistische Infektionen bekannt, die nur bei Patienten tödlich verliefen, deren Immunsystem bis zur völligen Wirkungslosigkeit geschwächt war.

Einige unglückliche Menschen kommen mit einer Immunschwäche auf die Welt (angeborene Immundefizienz). Doch die Homosexuellen litten nicht an einem solchen primären Immundefekt, sondern erwarben ihn irgendwann in ihrem späteren Leben; deshalb nannte man diese Krankheit *acquired immune deficiency syndrome* (erworbenes Immundefektsyndrom). Für die erschrockenen, hilflosen Betroffenen wurde es unter seinem Kürzel AIDS zum Synonym für grausames Sterben. Ganz allmählich erkannte man ein bestimmtes Muster von Symptomen als Vorboten von AIDS: Gewichtsverlust, ein unbestimmtes Gefühl von Unwohlsein, geschwollene Lymphdrüsen, leichtes Fieber, Diarrhoe-Anfälle, Infektionen, etwa Halsentzündungen, die sich nicht besserten. Wetterfühligkeit und leichtes Fieber stellen für die meisten Menschen keine Probleme dar, doch unter den männlichen Homosexuellen begannen diese Symptome Angst und Schrecken zu verbreiten.

Sobald die Immunologen die frühen AIDS-Symptome (das Prä-AIDS-Syndrom) erkennen konnten, waren sie in der Lage, den zugrunde liegenden Immundefekt zu untersuchen, bevor die opportunistische Infektion das Bild bestimmte. Das war wichtig, weil es eine Art Henne-oder-Ei-Problem bei der Untersuchung von AIDS gibt. Das Immunsystem wird unterdrückt, wodurch der Infektion mit einem mikrobiellen Krankheitserreger der Weg geebnet wird. Dieser Krankheitserreger trägt seinerseits zur weiteren Beeinträchtigung des Immunsystems bei und erleichtert damit die Infektion durch weitere Krankheitserreger.

Bei der Untersuchung von AIDS- und Prä-AIDS-Fällen trat eine auffällige immunologische Anomalie zutage: Die Zahl der T-Helferzellen verringerte sich deutlich, was zu einem wachsenden Übergewicht der T-Suppressorzellen führte. Irgend etwas schien die T-Helferlymphozyten, ein Element des Immunsystems, das von entscheidender Bedeutung für die meisten Abwehrmechanismen ist, selektiv zu zerstören.

Am wahrscheinlichsten erschien 1981 die Vermutung, daß die T-Helferzellen von einem übertragbaren, ansteckenden Erreger vernichtet wurden, vermutlich von einem Virus. Diese Vermutung erhärtete sich durch die unheilvollen Ereignisse des Jahres 1982: Das CDC erhielt nun auch Anfragen nach Pentamidin zur Behandlung von *Pneumocystis*-Patienten, die *keine* männlichen Homosexuellen waren. Es handelte sich um Bluter und um Drogenabhängige beiderlei Geschlechts. Diese Menschen hatten AIDS, und sie waren *heterosexuell*. In besonderer Gefahr schienen die Bluter zu schweben. Das hing damit zusammen, daß sie auf Bluttransfusionen angewiesen sind. Ihnen fehlt der Blutgerinnungsfaktor VIII (beziehungsweise IX), der aus den Blutreserven verschiedener Spender gewonnen und den Blutern prophylaktisch verabreicht wird, damit im Falle einer Verletzung die Blutung zum Stillstand kommt. Irgendein Bestandteil mußte also AIDS verursachen, und das Spenderblut stammte von jemandem, der bereits infiziert war. Das konservierte Blut war bakteriologisch steril, und es war wohl kaum mit einem parasitären Protozoon verseucht. Damit richteten sich alle Hoffnungen auf die virale Ätiologie, und es begann die verzweifelte Suche nach dem Virus.

Es mußte gefunden werden, um geeignete serologische Diagnosetests zu entwickeln. Eine solche Entdeckung ist auch immer der erste Schritt zu einer Schutzimpfung. Es gab bereits zwei mögliche Kandidaten: das Hepatitis-Virus B und das Zytomegalie-Virus. Man wußte, daß viele promiskuitiv lebende Homosexuelle und viele Drogenabhängige mit diesen beiden Viren infiziert waren. Doch das epidemiologische Argument ließ sich nicht mit der biologischen Tatsache vereinbaren, daß keines dieser beiden Viren immunologische Anomalien hervorruft, wie sie für AIDS charakteristisch sind. Waren bei Mensch oder Tier irgendwelche Viren bekannt, die vor allem T-Lymphozyten befallen?

Vor ungefähr zehn Jahren, zu einer Zeit also, da von AIDS noch keine Rede war, besaßen meine Frau und ich eine prächtige Birmakatze, die auf den Namen Supercat hörte. Supercat starb an Katzenleukämie, einer AIDS-artigen Erkrankung von Katzen, hervorgerufen durch ein Retrovirus[2], das in die Lym-

2 Viren sind sehr klein, kleiner als Bakterien, und sie rufen eine Vielfalt von Krankheiten bei Mensch, Pflanze und Tier hervor. Viren sind außerordentlich einfach: ein innerer Kern aus DNS oder RNS (das Genom), ein äußerer Proteinmantel, das Kapsid, und – manchmal – eine membranartige Lipoproteinhülle. Viren haben keinen Stoffwechselapparat und sind darauf angewiesen, als biochemische «Freibeuter» in Wirtszellen zu leben. Ihre Reproduktionsmethode ist einmalig. Sie dringen in die Wirtszelle ein, wobei sie äußere Hülle und Mantel verlieren. Der nackte Strang des viralen DNS- oder RNS-Genoms ist der eigentliche Parasit, der sich den Stoffwechsel der Wirtszelle unterwirft und ihn veranlaßt, «Abbilder» (Replica) des viralen Genoms und Kapsids herzustellen. Die Wirtszelle produziert also eine Anzahl von Viren und stirbt daraufhin, erschöpft und beschädigt, wobei sie die neuen Viren freisetzt, so daß sie andere Zellen infizieren können. Das AIDS-Virus gilt als Retrovirus. Retroviren sind eine Familie der RNS-Viren, die sich mit Hilfe eines Enzyms, der reversen Transkriptase, replizieren. Diese fertigt eine «Rückübersetzung» (reverse Transkription) der Virus-RNS in eine komplementäre DNS an, die dann die Erbinformation der Wirtszelle ändert. So entsteht eine neue Virus-RNS und ein neues Kapsid. Das ist Virologie *in nuce* und dazu eine grobe Vereinfachung. Der interessierte Leser sollte ein gutes Lehrbuch der Mikrobiologie neueren Datums zu Rate ziehen.

phozyten eindringt. Das Retrovirus der Katzenleukämie gehörte einer Klasse von Warmblüter-Viren an, welche die genannte Voraussetzung erfüllte.

1981, als der AIDS-Alarm ausgelöst wurde, isolierten Wissenschaftler ein weiteres Retrovirus. Diesmal stammte es nicht von einer Katze, sondern von einem menschlichen Patienten mit einer ungewöhnlichen Form der Leukämie, einem T-Zell-Lymphom. Es handelt sich um eine Leukämie, einen Krebs, der durch viral veränderte, unaufhörlich wuchernde T-Lymphozyten verursacht wird. Man nannte dieses Virus *Humanes T-Zell-Leukämie (Lymphom)-Virus I*, das zum wissenschaftlichen Kürzel *HTLV I* wurde. Man züchtete HTLV I in einer T-Zellkultur und gewann genügend Viren, um serologische Tests zu entwickeln. Die Anwendung dieser Tests zeigte, daß ungefähr 20 Prozent der AIDS-Patienten HTLV I-spezifische Antikörper hatten. Das war verdächtig, aber noch kein eindeutiger Befund. Die große Retrovirus-Jagd ging weiter.

1982, ein Jahr später, wurde ein weiteres Retrovirus, das sich in seiner antigenen Beschaffenheit vom HTLV I unterschied, von einem menschlichen Patienten isoliert, der an einer besonderen Form des Blutkrebses litt, der sogenannten Haarzellenleukämie. Dieses Virus, HTLV II getauft, erwies sich als ein weiterer falscher Kandidat bei der Suche nach dem AIDS-Erreger.

Im Jahre 1984 schließlich, vier Jahre nachdem AIDS bekannt geworden war, berichteten zwei Forscherteams, das eine am Institut Pasteur in Paris unter Leitung von F. Barré-Sinoussi, das andere am Nationalen Krebsinstitut in Bethesda, Maryland, unter Leitung von Robert Gallo, gleichzeitig in der Zeitschrift *Science*, sie hätten das AIDS-Virus entdeckt.[3] Beide

3 1983 beschrieb Luc Montagnier vom Institut Pasteur ein Virus, das er bei Patienten mit dem prä-AIDS-lymphadenopathischen Syndrom entdeckt hatte. Er nannte es Lymphadenopathie-assoziiertes Virus (LAV) und bezeichnete es als den AIDS-Erreger. Das wurde zunächst bezweifelt, doch ein Jahr später stellte sich heraus, daß es sich bei LAV und HTLV III um ein und dasselbe Virus handelt.

Teams hatten T-Lymphozyten von AIDS-Patienten mit einer Kultur normaler T-Lymphozyten gemischt. In diesen Kulturen fand sich ein Virus, das sich bei genauerer Analyse als ein weiteres Mitglied der HTLV-Gruppe herausstellte: HTLV III. Für die Virologen wurden diese T-Zellkulturen rasch replizierender HTLV III-Viren zu «Antigenfarmen». Mit den Antigenen ließen sich serologische Tests entwickeln, um zu bestimmen, wer sich mit dem Virus angesteckt hatte. Dabei ergaben sich in einer Art Zirkelschluß mehr und mehr Beweise, daß es sich bei HTLV III tatsächlich um das AIDS-Virus handelt. (Heute hat sich im internationalen Sprachgebrauch die Bezeichnung HIV = *human immunodeficiency virus* für den AIDS-Virus durchgesetzt. *Anm. d. Red.*)

Vor fast einem Jahrhundert hat der führende deutsche Bakteriologe Robert Koch zusammen mit einem Kollegen die Gesetze für den ätiologischen Nachweis von Infektionskrankheiten aufgestellt – die Henle-Koch-Postulate. Zu Kochs Lebzeiten, im Goldenen Zeitalter der Bakteriologie, wurden fast wöchentlich neue Bakterien als Krankheitserreger beschrieben. Einige waren wirklich pathogen. Andere gehörten nicht zu den Krankheitserregern, sondern zur natürlichen Flora. Im gesunden Darm wimmelt es beispielsweise von Bakterien. Sie richten keinen Schaden an, sondern können sogar bei der Zerlegung der Nahrung in verdauliche, assimilierbare Teile behilflich sein. Zu Kochs Zeit waren die «unzähligen» Bakterien größtenteils noch nicht klassifiziert, so daß sich die «Guten» von den «Schlechten» nur schwer unterscheiden ließen. Wie kann der Forscher erkennen, daß dieses bestimmte Bakterium oder Virus der Erreger dieser bestimmten Krankheit ist? Nach den Henle-Koch-Postulaten sind für jede ätiologische Entdekkung zwei Beweise erforderlich: 1. Der Erreger muß in allen Krankheitsfällen vorhanden sein (später, als sich die serologischen Techniken verbesserten, wurde auch die Anwesenheit spezifischer Antikörper als Beweis akzeptiert); 2. – und dies ist der schwierigere Teil – eine Reinkultur des Erregers muß, wenn sie auf nichtinfizierte Versuchspersonen oder Versuchstiere übertragen wird, die gleiche Krankheit hervorrufen.

Ist HTLV III nach den Henle-Koch-Postulaten als der AIDS-Erreger zu akzeptieren? Weitgehend, aber nicht in jedem Punkt. Der letzte Beweis, die Übertragung des isolierten Virus auf einen nichtinfizierten Menschen, läßt sich aus naheliegenden Gründen nicht führen. Auch hat das Virus bisher kein AIDS bei Versuchstieren bewirkt. Doch bisher deuten alle vorliegenden Beweise darauf hin, daß es sich bei dem HTLV III-Virus um den AIDS-Erreger handelt.

AIDS- und Prä-AIDS-Patienten haben fast immer spezifische Antikörper gegen HTLV III (die wenigen, die keine haben, sind wahrscheinlich immunologisch so beeinträchtigt, daß sie keine Antikörper mehr bilden können). Auch die biologischen Merkmale von HTLV III untermauern die Hypothese, daß es sich um das AIDS-Virus handelt. In Laborversuchen sind T-Helferzellen das vorrangige Ziel von HTLV III.[4] Das Fehlen solcher T-Helferzellen ist die Grundlage für den Immundefekt AIDS.

So kann man mit Sicherheit davon ausgehen, daß HTLV III der AIDS-Erreger ist. Ist damit jeder, der sich mit HTLV III infiziert, unrettbar zu AIDS verurteilt? Was bedeutet der Nachweis der spezifischen Antikörper? Bei anderen Infektionen können Antikörper in einem frühen Stadium vorhanden sein bevor sich noch Symptome zeigen, sie können auftreten, nachdem sich die Symptome entwickelt haben, oder sie können erst in Erscheinung treten, nachdem die Infektion geheilt ist. In einigen Fällen können die Antikörper viele Jahre lang erhalten bleiben, manchmal sogar ein Leben lang. In letzterem Falle

4 Man glaubte deshalb zunächst, das AIDS-Virus würde beim Infizierten nur in T-Helferzellen eindringen, sich in ihnen vermehren und sie schließlich töten. Inzwischen hat man nachgewiesen, daß eine Reihe verschiedener Makrophagenarten sowie bestimmte Zellarten in der Darmschleimhaut dem Virus ebenfalls als Wirtszellen dienen können. Weiter ist bekannt, daß 17 bis 60 Prozent der AIDS-Patienten neurologische Symptome bekommen, die von Enzephalitis bis zu progressiver Demenz reichen. In einem Aufsatz, der im September 1986 in *Science* erschien, berichten Scott Koenig und seine Mitarbeiter, daß die neurologischen Krankheitserscheinungen bei AIDS unmittelbar durch HTLV III-Viren in den Makrophagen des Gehirns verursacht werden.

besteht ein empfindliches Gleichgewicht: Den Antikörpern und anderen Immunmechanismen ist es nicht gelungen, den Krankheitserreger zu beseitigen, aber sie sind doch in der Lage, ihn in einem nichtvirulenten Zustand zu halten. Viele Viren, etwa das Herpes-Virus, überdauern in einer solchen Patt-Situation. Von praktischer Bedeutung sind dabei vor allem zwei Fragen: 1. Ist es ein Todesurteil, wenn man HTLV III-Antikörper hat? 2. Ist man eine Ansteckungsgefahr für andere und wird man es immer bleiben, wenn man solche Antikörper hat? Legitime Fragen, auf die es bislang nur unzureichende Antworten gibt.

Bekannt ist:

1. In der gesunden männlich-homosexuellen Population ist ein gewisser Prozentsatz HTLV III-Antikörper-positiv. Er schwankt von Land zu Land und innerhalb der Homosexuellenkreise je nach den sexuellen Gewohnheiten. 1986 wurde für Homosexuelle in New York, die sehr häufig den Partner wechselten, ein Durchschnittswert von 70 Prozent genannt, während nur 4 Prozent der Männer seropositiv waren, die weniger als zehn verschiedene Partner pro Jahr hatten.

2. Bei serologischen Tests in verschiedenen Gruppen heterosexueller Bluter ergab sich, daß 35 bis 75 Prozent einen positiven Befund aufweisen.

3. Man schätzt, daß 30 bis 60 Prozent der männlichen und weiblichen drogenabhängigen Fixer Antikörper gegen das AIDS-Virus haben.

4. Ungefähr 5 Prozent der gesunden, heterosexuellen haitischen Männer und Frauen sind HTLV-Antikörper-positiv.

5. In einer Untersuchung wird berichtet, daß in Uganda etwa 20 Prozent der Erwachsenen (ohne Symptome) Antikörper-positiv waren.

6. Prostituierte und Strichjungen, vor allem wenn sie rauschgiftsüchtig sind, gelten als weitere Risikogruppe. Die Dunkelziffer ist hoch, die Angaben schwanken erheblich. Bei einer Untersuchung haitischer Prostituierter im Jahre 1986 erwiesen sich 49 Prozent als infiziert – eine ständige Anstek-

kungsgefahr für ihre Kunden. Ähnlich hohe Ziffern werden aus Zaire und Ruanda in Zentralafrika gemeldet.

Vor allem aber kann inzwischen niemand mehr die Illusion hegen, die Seuche sei auf diese (und andere) sogenannte Risikogruppen beschränkt. Sie ist heute weit über sie hinausgeschritten. Nehmen wir an, Sie gehen zum Arzt, lassen einen (serologischen) Bluttest machen und werden mit der Nachricht konfrontiert (was Gott verhüten möge), daß Sie HTLV III-Antikörper-positiv sind, was mit anderen Worten heißt, daß eine Infektion mit dem Virus stattgefunden hat. Bekommen Sie dann auch unvermeidlich AIDS? Die Krankheit ist so neu, daß eine genaue Prognose nicht möglich ist – doch das ist sicherlich nur ein schwacher Trost. Im Spätsommer 1986 waren die meisten Fachleute noch der Meinung, AIDS müsse nicht die unausweichliche Folge einer HTLV III-Infektion sein. Aber schon im November desselben Jahres kamen einige führende Virologen zu dem Ergebnis, daß man mit einer hundertprozentigen Sterblichkeit rechnen müsse. Bei einigen homosexuellen Männern hat man bei einer ersten Untersuchung HTLV III-Antikörper festgestellt, während die serologischen Befunde sechs bis sechzehn Monate später negativ waren. Diese Männer haben nie irgendein klinisches Symptom gezeigt. Vielleicht handelte es sich um eine natürliche Selbstheilung.

Gegenwärtig liegt das Problem darin, daß der Spielraum der Inkubationszeit – des Zeitraums von der Ansteckung mit dem Virus bis zum ersten Auftreten der Symptome – nicht genau bekannt ist. Beim Grippevirus beträgt die Inkubationszeit beispielsweise drei Tage, während sich am anderen Ende des Spektrums Kuru-Kuru befindet (die «Lachkrankheit» der Eingeborenen Papua-Neuguineas), die von einem «Slow-Virus» mit einer Inkubationszeit von zehn bis zwanzig Jahren verursacht wird. HTLV III kann allem Anschein nach ein Fast- oder Slow-Virus sein. Manche Menschen, die virusverseuchtes Blut erhielten, haben AIDS wenige Monate nach der ansteckenden Transfusion bekommen. Die durchschnittliche Inkubationszeit scheint aber zwischen fünf und sieben Jahren zu liegen und in jedem Einzelfall von verschiedenen individuellen Faktoren – körperlich-psychische Konstitution, Lebensstil, Ernährung, Häufigkeit von Neuinfektionen usw. – abzuhängen. Es ist einfach noch nicht genügend Zeit seit der Entdeckung des HTLV III-Virus vergangen, um die Inkubationszeit genauer bestimmen zu können.

Das Problem ließe sich natürlich auch dadurch lösen, daß man feststellte, ob alle Menschen mit dem Befund HTLV-Antikörper-positiv auch virus-positiv sind. Schließlich sind die Antikörper allein ohne klinische Bedeutung und stellen keine Gefahr für die öffentliche Gesundheit dar, wenn das Virus nicht mehr zugegen ist. Das ist ein ziemlich neuer Ansatz, der gegenwärtig nur begrenzt praktizierbar ist, weil die Techniken zur Isolierung, Kultivierung und Identifizierung von HTLV III-Viren nur in Speziallabors zur Verfügung stehen. Bislang hat es den Anschein, daß in den Fällen, in denen die Antikörper über Jahre nachweisbar bleiben, auch die Viren überdauern, selbst wenn sich der «Träger» bester Gesundheit erfreut.

Deshalb die Frage: Wo befindet sich das Virus im Infizierten, und wie wird es von Mensch zu Mensch übertragen? Wiederum erweist sich der gegenwärtige Wissensstand als unzulänglich. Wie oben erwähnt, sucht sich das HTLV III-Virus vorzugsweise T-Helferlymphozyten aus, um in sie einzudringen und sich in ihnen zu vermehren; aber auch Makrophagen und Schleimhautzellen des Darms kommen als Wirtszellen in Frage. Außerdem findet es sich frei im Blut, wie seine Anwesenheit in Blutprodukten, etwa Faktor-VIII-Konzentraten, beweist. Es muß sich dazu um ein ziemlich robustes Virus handeln, sonst könnte es kaum die Aufbereitung und Lagerung dieser Blutkonserven überleben. Zur weiteren Ausbreitung des Virus im Körper kommt es, wenn sich die klinischen Krankheitsbilder von AIDS oder Prä-AIDS ausprägen. Bei den Erkrankten findet sich das Virus in fast allen Körperflüssigkeiten: neben dem Blut in Tränen, Speichel und Sperma, in den Vaginalsekreten und der Muttermilch.

Mit Sicherheit scheint HTLV III nicht so leicht übertragbar zu sein wie ein Grippevirus: Man kann sich ohne Gefahr mit einem AIDS-Patienten im selben Zimmer aufhalten.

Die USA meldeten Ende 1986 über 15 000 AIDS-Todesfälle und 28 000 AIDS-Kranke. Im Januar 1987 war die Zahl der Erkrankten bereits auf 30 000 angestiegen. Stellt man die jährlich diagnostizierten Fälle durch eine Kurve dar, so steigt sie von 1980 bis 1986 stetig in einem Winkel von fast 45 Grad an. Wenn wir diese Kurve als Prognose für die kommenden Jahre verlängern und davon ausgehen, daß es weder ein Heilmittel noch eine wirksame Unterbrechung der Übertragungswege geben wird, dann käme es *allein* im Jahre 1991 zu 145 000 AIDS-Fällen in den Vereinigten Staaten. Kumulativ würde sich nach den gleichen Vorhersagedaten die Gesamtzahl auf 270 000 Erkrankungen und 179 000 Todesfälle belaufen.*

Von dem Zeitpunkt an, da man AIDS erstmals als klinisches Krankheitsbild wahrnahm, zeigte sich sehr deutlich, daß vor allem homosexuelle Männer in Gefahr waren, sich das Virus und die Krankheit zuzuziehen. 75 Prozent aller AIDS-Kranken gehören dieser Gruppe an. Was macht den männlichen Homosexuellen so anfällig für die Krankheit? Den wissenschaftlichen Beobachtern der Homosexuellenszene fiel auf, daß es dort eine Untergruppe extrem promiskuitiver Personen gab, die am häufigsten von AIDS heimgesucht wurden.

Die Ursache liegt auf der Hand. Wer so viele verschiedene Partner hat, setzt sich einem weit höheren Infektionsrisiko aus als ein Homosexueller, der in einer monogamen oder halbwegs monogamen Beziehung lebt. Das gilt allerdings auch für heterosexuelle Kontakte.

* Über die Situation in der Bundesrepublik Deutschland gibt Holger Strohm Auskunft: «Die Zahl der AIDS-Infizierten steigt auch in der Bundesrepublik dramatisch an. Die Verdoppelung der Erkrankungsfälle liegt zwischen drei und neun Monaten... In der Bundesrepublik wurden die ersten Erkrankungsfälle 1982 registriert. Im Dezember 1986 stellte die *Medical Tribune* fest, daß bei mindestens 715 Personen das Vollbild der Erkrankung ausgebrochen sei... Ende Januar 1987 waren es 815. Ende Februar kletterte die Zahl auf 959 und Ende März 1987 auf 999... Es wird geschätzt, daß zwischen 100 000 bis 400 000 Deutsche HIV-positiv sind und daß deren Zahl bis 1990 auf eine halbe bzw. zwei Millionen hochschnellen wird» (‹*Die Ansteckung*›, Reinbek 1987). *Anm. d. Red.*

Man hat nachgewiesen, daß promiskuitive Homosexuelle, auch wenn sie nicht HTLV III-infiziert sind, unter einer chronischen, schwach ausgeprägten Immuninsuffizienz leiden. Diese einer Infektion Vorschub leistende «Hintergrund-Immunschwäche» des promiskuitiven Homosexuellen hat man auf verschiedene Ursachen zurückgeführt.

Nach Theorie A wird das Immunsystem des promiskuitiven Homosexuellen ständig unterdrückt, weil es häufig zu chronischen Infektionen komme, die mit den sexuellen Praktiken dieser Gruppe zu tun hätten. Sie führten in der Regel nach einiger Zeit zu einer allgemeinen Beeinträchtigung der immunologischen Reaktionsfähigkeit. Ferner zögen Genitalinfektionen – vor allem die Gonorrhoe – Lymphozyten am Entzündungsherd zusammen. Man meint, eine solche Konzentration der T-Lymphozyten an einem bestimmten Ort erleichtere die Infektion mit HTLV III; die Chancen für eine Begegnung des Virus und der T-Wirtszelle werden größer.

Theorie B, vorgeschlagen von Douglas Archer und Walter Glinsman, geht davon aus, daß mikrobielle Infektionen Darmschädigungen hervorrufen, die zu Fehl- und Unterernährung führen. Dadurch, so diese Theorie, komme es zu einer Immunsuppression, welche die Voraussetzungen dafür schaffe, daß die HTLV III-Viren «Fuß fassen» können.

Theorie C zufolge führen größere Mengen Sperma im Rektum zu einer Immunsuppression, welche die Voraussetzungen für AIDS schaffe. Vor einigen Jahren wurde gezeigt, daß Samenflüssigkeit die Immunfunktion unterdrückt. Die suppressiven Bestandteile des Spermas sind zwei Polyamine, Spermin und Spermidin. Dadurch komme es, so die Theorie, zur Aktivierung zweier «schlafender» Viren, von denen ein großer Teil der Weltbevölkerung (Menschen jeglicher sexueller Provenienz) infiziert ist: dem Zytomegalie-Virus (CMV) und dem Epstein-Barr-Virus (EBV).[5] Wenn diese Viren aktiviert würden,

5 40 bis 90 Prozent der Heterosexuellen und ungefähr 95 Prozent der Homosexuellen haben latente (nichtklinische) Infektionen mit CMV. Wenn CMV bei immungeschwächten Menschen reaktiviert wird, ruft es im allgemeinen eine

beeinträchtigten sie das Immunsystem so nachhaltig, daß der Weg für HTLV III-Viren offenstehe.

Welche der drei Theorien trifft zu? Wahrscheinlich sind alle drei teilweise richtig. Und, wie gesagt: Die Frage der Übertragung von AIDS hat in den vergangenen Jahren ganz andere Dimensionen angenommen und beschränkt sich keinesfalls auf «Risikogruppen» wie die Homosexuellen.

Gewiß hat kein rächender Gott HTLV III-Viren im Jahre 1979 geschaffen, um die sündigen Homosexuellen zu strafen. In einem früheren Buch, ‹*New Guinea Tapeworms and Jewish Grandmothers*› (1981), habe ich mir Gedanken über den Ursprung einiger Infektionskrankheiten gemacht – Lassa-Fieber, Legionärskrankheit, Babesiose –, die etwas völlig Neues für die menschliche Erfahrung zu sein schienen. Es war, als wären sie das Produkt irgendeiner Hexenküche. Doch mag die Konspirationstheorie der Infektionskrankheiten auch äußerst faszinierend sein, sie ist nicht sehr logisch. Ich bin in dem genannten Buch zu dem Schluß gekommen, daß diese Krankheiten den Menschen so spät heimgesucht haben, weil es zu einer rapiden Veränderung seines Verhaltens, seiner ökologischen Verhältnisse und Umweltbedingungen kam. Dadurch konnten die Erreger in engere Berührung mit größeren Bevölkerungsgruppen gelangen. Bei den meisten dieser «neuen» Infektionen ließ sich der Gang der epidemiologischen Ereignisse recht genau nachzeichnen.

Jetzt sehen wir uns HTLV III und AIDS gegenüber. Die Ursprünge von AIDS sind so unklar, daß man fast wieder versucht

leichte, fiebrige Erkrankung hervor. Es kann von der infizierten Mutter auf den Fetus übertragen werden und bei diesem unter anderem zu schweren Neuropathien führen.

EBV ist der Erreger der *Mononucleosis infectiosa* (Pfeiffersches Drüsenfieber). Man meint auch, daß es in Verbindung mit chronischer Malaria das Burkittsche Lymphom verursacht. Nach dieser Hypothese schafft die Malaria für das EBV die Voraussetzung, in die B-Lymphozyten einzudringen und sie zu ungezügelter, kanzeröser Wucherung zu veranlassen. 50 bis 60 Prozent der heterosexuellen und ungefähr 90 Prozent der homosexuellen Bevölkerung haben latente EBV-Infektionen.

ist, bei einer epidemiologischen Dämonologie Zuflucht zu nehmen. Es scheint sich nicht um eine Infektion zu handeln, die schon seit vielen Jahren in der westlichen Welt heimisch ist und von den Medizinern nur nicht erkannt wurde. Zum einen ist das klinische Erscheinungsbild von AIDS so spektakulär, daß es selbst dem begriffsstutzigsten Arzt auffallen muß. Zum anderen gibt es eine beträchtliche Sammlung von Serumproben Hämophiler, die über zehn Jahre zurückreicht und tiefgefroren konserviert wird. Keines dieser Seren erwies sich als HTLV III-Antikörper-positiv; es gibt kein Anzeichen für eine Infektion. Heute sind (oder waren) 35 bis 75 Prozent der Hämophilen mit HTLV III infiziert.

Nach Meinung einiger AIDS-Theoretiker ist die ursprüngliche Heimat des HTLV III das östliche Zentralafrika. Dort hätten die Menschen den Virus schon seit Hunderten, wenn nicht Tausenden von Jahren. Man meint, im tropischen Afrika habe es AIDS auch schon in der Vergangenheit gegeben, es sei nur unentdeckt geblieben aufgrund der spärlichen medizinischen Einrichtungen in diesen Gegenden. Außerdem sei AIDS als klinisches Erscheinungsbild überlagert gewesen von der großen Zahl und Vielfalt der Krankheiten, von denen die afrikanischen Völker heimgesucht werden.

Tiefgefrorene Serumproben aus früheren epidemiologischen Erhebungen reichen nicht sehr weit zurück. Die frühesten Proben aus Zentral- und Ostafrika stammen aus den frühen fünfziger Jahren. Neuere serologische Überprüfungen dieser Seren zeigen, daß einige HTLV III-positiv sind. In Europa, wo die medizinische Versorgung gut ist und AIDS erkannt werden kann, sind viele AIDS-Patienten heterosexuelle Einwanderer aus Afrika. So waren 1983 35 der 38 AIDS-Patienten in Belgien afrikanische Einwanderer.

Die wenigen seroepidemiologischen Untersuchungen, die in Afrika durchgeführt worden sind, scheinen die Hypothese zu untermauern, daß Afrika das Ursprungsland des AIDS ist. In einer Population aus einer entlegenen Region Zaires waren 12 Prozent HTLV III-Antikörper-positiv, wobei die Kleinkinder den höchsten Anteil aufwiesen. Niemand aus dieser Personengruppe, weder die Erwachsenen noch die Kinder, zeigte irgendwelche Anzeichen oder Symptome von AIDS.

Afrika blieb lange der Schwarze Kontinent, soweit es die Informationen über AIDS betraf. Bis 1985 bekam man sehr wenig Daten über die ost- und zentralafrikanischen Länder – Gebiete, von denen bekannt ist, daß sie von AIDS betroffen sind, möglicherweise sogar in hohem Maße. AIDS hat sich in all seinen Erscheinungsformen über ganz Ost- und Zentralafrika ausgebreitet. Alle Anzeichen sprechen dafür, daß sich das Virus jetzt in diesem Teil Afrikas mit der gleichen Virulenz äußert wie in der westlichen Welt. Im Unterschied zu Amerika und Europa handelt es sich bei den Betroffenen in Afrika in den meisten Fällen um heterosexuelle Männer und Frauen.

Unerklärt ist auch das «Warum jetzt?». Warum kam, wenn die «Afrika-Hypothese» zutrifft, HTLV III nicht schon vor vielen Jahren in den Westen, vor allem in der Kolonialzeit, als sich so viele Weiße in Schwarzafrika aufhielten? Wenn HTLV III und AIDS wirklich aus Afrika kommen, fehlt noch immer ein wichtiges Bindeglied in der Theorie. Und ich frage mich, ob man es je entdecken wird.

Zur Zeit sind die Aussichten, die Welt von AIDS zu befreien, äußerst gering. Auf dem amerikanischen Kontinent, in Europa und Afrika steigt die Zahl der Fälle exponentiell an, und bis jetzt ist kein Mittel in Sicht, um diese Entwicklung aufzuhalten. Wir können nicht auf die chemotherapeutische «Zauberkugel» hoffen. Bisher ist es den Pharmakologen noch nicht gelungen, der Menschheit irgendein wirksames Arzneimittel gegen eine Viruserkrankung zu liefern – von AIDS ganz zu schweigen. Das Antibiotikum, das Ihnen der Arzt verschreibt, wenn Sie einen Virus haben, «der gerade umgeht», soll eine sekundäre Bakterieninfektion verhindern oder Ihnen das Gefühl geben, daß Sie nicht umsonst gekommen sind. Man verfährt dabei nach dem Motto «Ein beliebiges Virus – ein beliebiges Antibiotikum».

Am ehesten können wir hoffen, daß ein immunisierender Impfstoff entwickelt wird. Allerdings wird die Suche nach einem solchen Impfstoff erheblich dadurch behindert, daß sich

AIDS nicht bei Versuchstieren hervorrufen läßt. Es genügt nicht, Antigene aus abgetöteten Viren zu gewinnen und damit die Risikogruppen zu impfen: Die Antigene können zwar zur Antikörperbildung führen, müssen aber keinen immunologischen Schutz gewähren. Will man feststellen, welche Antigenaufbereitung Schutz und Sicherheit bietet – sofern dies überhaupt möglich ist –, sind intensive und breitgestreute Untersuchungen an Versuchstieren erforderlich. Allerdings scheint die gentechnische Schaffung eines mikrobiellen Zwitterwesens – eines Bakteriums, das zur Expression eines HTLV III-Antigens fähig ist – in absehbarer Zukunft möglich zu sein.

Die Kliniker haben sich mit den bitteren Tatsachen abfinden müssen: Es gibt gegen das Virus kein wirksames Therapeutikum. Gegenwärtig kann man nur versuchen, auf das Immunsystem einzuwirken, so daß es aus eigener Kraft seine Funktionsfähigkeit zurückgewinnt. Ein gravierender Immundefekt ist die Unfähigkeit der AIDS-Patienten, das Lymphokin Interleukin 2 zu bilden. Es wird von aktivierten T-Helferlymphozyten abgesondert und regt andere T-Zellen dazu an, zu wuchern und sich zu einer wirksamen «Einsatztruppe» auszubilden. Weiterhin veranlaßt Interleukin 2 die Lymphozyten zur Herstellung von Gamma-Interferon. Dieses stimuliert die zytotoxischen T-Lymphozyten (die T-Killerzellen), die virus-infizierten Zellen anzugreifen und die darin befindlichen Viren zu töten. Sowohl Interleukin 2 als auch Interferon lassen sich heute in reiner Form mit immunologischen und gentechnischen Verfahren gewinnen. Beide Substanzen werden AIDS-Patienten gegenwärtig auf experimenteller Basis verabreicht. Bisher haben diese Versuche eine gewisse, jedoch keineswegs durchschlagende Wirkung gezeigt. Vielleicht werden die Erfolge eines Tages größer sein, wenn man die optimalen Dosen und Zusammenstellungen herausgefunden hat. Unbekannt ist auch, ob diese Mittel nur eine vorübergehende Linderung bringen, solange sie injiziert werden, oder ob sie die T-Helferzellen auf Dauer dazu veranlassen können, ihre normale Funktion wiederaufzunehmen.

Und wie steht es mit Organtransplantation? Man kann das Immunsystem durchaus als Organ verstehen, wenn seine zellulären Bestandteile auch über den ganzen Körper verteilt sind. Operationstechnisch wäre eine Transplantation des Immunsystems sehr viel einfacher als eine Herztransplantation: eine einfache Injektion mit Lymphozyten oder Knochenmark eines gesunden Spenders. Doch körperfremdes Gewebe bleibt körperfremdes Gewebe, ob es sich nun um Lymphozyten oder Leberzellen handelt, und es wird abgestoßen. Und da die Virusinfektion noch vorhanden ist und auch auf die neuen T-Lymphozyten übergreift, erscheint diese Behandlung nicht sehr vielversprechend. In einem Fall lag eine vollkommene Übereinstimmung der Gewebe vor, und trotzdem brachte Transplantation keine Hilfe für den AIDS-Kranken. Der Patient hatte einen eineiigen Zwillingsbruder, der nicht HTLV III-infiziert war. Eineiige Zwillinge entstammen einer einzigen befruchteten Eizelle und gleichen sich deshalb in allen Antigeneigenschaften vollkommen. Bei entsprechenden Operationstechniken lassen sich ihre Körperteile austauschen. Lymphozyten und Knochenmark wurden vom gesunden auf den kranken Zwillingsbruder übertragen, dessen Zustand sich besserte. Doch als das Virus die neuen Zellen angriff, ging es dem Kranken wieder schlechter, und er starb.

Es fehlt nicht an Geldern für die AIDS-Forschung. Sie helfen, aber sie sind keine Garantie dafür, daß auch wirklich eine Heilmethode entdeckt wird – das zeigt das Beispiel der Krebsforschung. Eilig entwickelte Forschungsprogramme ziehen nicht immer die besten Köpfe an. Ein solcher warmer Regen von Forschungsgeldern ruft die wissenschaftlichen Tagelöhner auf den Plan. Zweifellos wird man für die investierten Mittel eine Menge Informationen bekommen. Ein kleiner Teil wird auch therapeutisch nützlich sein, doch der größte Teil wird aus jenen theoretischen Nebensächlichkeiten bestehen, für die Wissenschaftler sich so begeistern können. All das bedeutet, daß wir in den nächsten Jahren eine Menge über HTLV III und AIDS erfahren werden, aber nicht mit einer wirksamen Heilmethode rechnen dürfen.

Gegenwärtig kann AIDS weder durch einen Impfstoff noch durch ein Arzneimittel, noch durch eine biologische Behandlungsmethode zum Stillstand gebracht werden. Doch wenn die Krankheit auch nicht heilbar ist, so läßt sich ihr doch vorbeugen. Seit jeher ist die Präventivmedizin – der schmerzloseste, vernünftigste und wirksamste Weg zur Erhaltung der Gesundheit – dasjenige Gebiet der Medizin, das am wenigsten Achtung und Anerkennung findet. Die Präventivmedizin verlangt von den Betroffenen die Hauptarbeit. Allzuoft bedeutet das den Verzicht auf liebgewonnene, tiefverwurzelte Gewohnheiten – zum Beispiel gesundheitsschädliche Verhaltensweisen in den Bereichen Ernährung und Sexualität. Niemand gibt so angenehme Dinge gern auf, und unter normalen Umständen mangelt es den meisten von uns an der nötigen Willenskraft.

Wirksame Maßnahmen zur Vorbeugung gegen AIDS bei Hämophilen sind bereits ergriffen worden. Blutspender werden ständig serologisch überprüft. Auch die Vorräte an Blut und Blutprodukten werden sorgfältig analysiert. Dadurch sollen neue Fälle bei Hämophilen und anderen Empfängern von Blutspenden verhindert werden. Die gegenwärtig noch anhaltende Zunahme der AIDS-Erkrankungen geht wahrscheinlich in hohem Maße auf alte, latente Infektionen zurück, die erst jetzt akut werden. Durch vorsichtiges, vernünftiges Sexualverhalten und mit viel Glück wird sich die Zahl neuer Fälle erheblich reduzieren lassen. Vorbeugung wird nur mit großer Vorsicht und konsequenter Haltung möglich sein. Man schätzt, daß es heute mindestens eine Million AIDS-Infizierte auf der Welt gibt, die den Teufelskreis in Gang halten.

Die Zukunft der Immunität und die Immunität in unserer Zukunft

Psychoimmunologie: Das Ich, das Es und die Lymphozyten

Wir schreiben das Jahr 2000. Ein Psychiater hört sich in seinem Sprechzimmer ein vertrautes Klagelied an: «Mein Unternehmen ist ein Scherbenhaufen. Mit meiner Frau habe ich ständig Streit. Der Bankrott ist nicht mehr abzuwenden, und die Scheidung ist schon eingereicht. Ich finde diese Welt zum Kotzen und kann meinen Gefühlen nicht Luft machen. Ich fühle mich hundsmiserabel, habe Furunkel, und wenn es im Umkreis von fünfzig Kilometern eine Erkältung gibt, dann fange ich sie garantiert ein.»

«Ich bin dazu da, Ihre Schwierigkeiten in Ordnung zu bringen», sagt der Psychiater der Zukunft. «Wir werden darüber sprechen. Nehmen Sie inzwischen ein paar Tabletten, die Ihre Stimmung ein wenig aufmöbeln. Die Laboruntersuchungen zeigen außerdem, daß sich die Depression nachteilig auf Ihre Immunabwehr auswirkt. Deshalb bekommen Sie noch ein anderes Medikament zur Stärkung Ihres Immunsystems. Es findet eine Art Dialog zwischen Ihrer Psyche und Ihrem Abwehrsystem statt. Deshalb werden wir Sie psychoimmuntherapeutisch behandeln.»

Ein anderer Patient aus dem Jahr 2000 hat ein Krebsleiden und wird von einem Onkologen, einem Ernährungswissenschaftler und einem Psychoimmunologen behandelt. Der Psychoimmunologe ist der Vertreter eines neuen medizinischen Fachgebietes. Er kontrolliert das Immunprofil des Patienten und behandelt ihn durch Verhaltenskonditionierung, ein Verfahren, das sich von Pawlow herleitet, der Hunde dazu brachte, auf Klingelzeichen hin Speichel abzusondern. Die Verhaltenskonditionierung hat die Immunreaktion des Patienten verbessert, die das Krebsleiden bekämpft, so daß man die toxische Chemotherapie einschränken konnte.

Daß Körper und Seele zusammengehören, weiß man, seit die Menschen angefangen haben, über ihre Gefühle und ihre Krankheiten nachzudenken. Diese Überlegungen haben zur «psychosomatischen Medizin» der Moderne geführt. In einer Reihe von Untersuchungen hat man festgestellt, daß die Wahrscheinlichkeit einer Erkrankung kurz nach dem Tod eines Ehepartners und bei vielen anderen emotionalen Belastungen sprungartig ansteigt. Seit mehr als zwanzig Jahren befaßt sich der britische Wissenschaftler G. W. Brown mit der Beziehung zwischen Krankheit und einschneidenden Veränderungen im Privatleben, die er in sachlicher Untertreibung «life events» – *Lebensereignisse* – nennt: Bankrott, Entlassung, Freiheitsstrafen, Umsiedlungen usw. Er hat herausgefunden, daß Menschen, die mit solchen Lebensereignissen konfrontiert sind, signifikant häufiger krank werden und sterben als Kontrollgruppen mit der gleichen altersmäßigen und geschlechtsspezifischen Zusammensetzung, deren Leben in ruhigeren Bahnen verläuft.

Aus der Beobachtung, daß ein Lebensereignis die Krankheitsanfälligkeit steigert, läßt sich schließen, daß es in irgendeiner Weise das Immunsystem beeinträchtigt. In den fünfziger und sechziger Jahren begannen Experimentalwissenschaftler, die Wechselfälle des menschlichen Daseins mit Hilfe von Mäusen zu simulieren, um ihre Auswirkung auf das Immunsystem festzustellen. Statt von Bankrott und Verwitwung wurden die Mäuse von einer Reihe Elektroschocks heimgesucht, denen sie nicht ausweichen konnten. Der immunologische Effekt hing von der Stärke der Schocks ab. Mäuse, die heftige Schocks erhielten, blieben nach einer Injektion mit standardisierten Antigenen in ihrer Antikörperproduktion unter der Norm, während Mäuse, denen leichte Schocks verabreicht wurden, die normale Antikörperbildung übertrafen. Als man später mehr über die komplizierten Verhältnisse des Immunsystems wußte, stellte man fest, daß der heftige, unausweichliche Elektroschock die Funktion der T-Lymphozyten und natürlichen Killer(NK)-Zellen einschränkte. NK-Zellen sollen die Ausbreitung von Krebserkrankungen verhindern, und bei den geschockten Mäusen ergaben sich nach Implantierung eines Brustkrebses signifikant kürzere Überlebenszeiten als bei Mäusen, die schwächere Elektroschocks und dazu die Möglichkeit bekommen hatten, sie zu vermeiden.

Nun gehören Elektroschocks selbst für Elektriker nicht unbedingt zu den üblichen Lebensereignissen des Menschen. Deshalb entwickelten die Forscher Versuchsanordnungen, die größere Ähnlichkeit mit menschlichen Verhältnissen aufwiesen. In einem dieser Experimente trennte man Affen, die seit ihrer Geburt im geschlossenen Sozialverband zusammengelebt hatten. Wenige Wochen nach ihrer Trennung sank die Leistung der T-Zellen. Messungen ergaben, daß sie sich verringerten. Als man die Affen wieder zur ursprünglichen Gruppe zusammenfaßte, normalisierten sich auch die Zahl und die Aktivität der T-Zellen.

Schließlich befaßten sich die Psychoimmunologen auch mit dem Menschen. An der Mount Sinai School of Medicine versuchten Forscher zu ermitteln, wie sich der Kummer über den bevorstehenden Tod der Ehefrau auf das Immunsystem des zurückbleibenden Partners auswirkte. Die T-Zellen von fünfzehn Männern, deren Frauen unheilbar an Brustkrebs erkrankt waren, blieben hinsichtlich ihrer Zahl und Leistung unterhalb der Normalwerte. Ihr Immunprofil glich dem der Affen, die unter dem Verlust ihres Stammes litten. Der Einfluß anderer Faktoren war weitgehend ausgeschlossen: Die Ernährungsweise der Männer war gleichgeblieben, wie ihr unverändertes Gewicht anzeigte. Sie gingen ihren üblichen Beschäftigungen nach und wurden nicht anämisch.

Wenn Stimmungen und Empfindungen das Immunsystem beeinträchtigen können, trifft dann auch das Gegenteil zu? Können wir durch Lachen und eine psychische «Katharsis» die Krankheit überwinden? Das ist ein sehr neues Konzept, und bisher sind nur vereinzelte Untersuchungen zur Wirksamkeit psychologischer Verfahren als immuntherapeutische Maßnahmen durchgeführt worden. Eine der ersten Studien auf diesem Gebiet wurde von Sandra Levy und ihren Mitarbeitern an der Medizinischen Hochschule der University of Pittsburgh durchgeführt. Ihr Team verglich den psychologischen Typus und immunologischen Status von Krebspatienten mit geringem Befall der Lymphknoten (günstige Prognose) mit denen von Krebspatienten, deren Lymphknoten stark in Mitleidenschaft gezogen waren (schlechte Prognose). Die Patienten der zweiten Gruppe wurden nach psychologischen Tests als apathisch eingestuft. Sie schienen emotional gelähmt durch unterdrückte Wut. Die immunologische Untersuchung ergab, daß auch ihre natürlichen Killerzellen in Ausübung ihrer Funktion «apathisch» waren. Dagegen erwies sich der psychische und immunologische Zustand der Patienten mit wenigen oder gar keinen Lymphknotenmetastasen als deutlich «gesünder». Sie waren aufgeschlossener, fähig, ihre Gefühle zu äußern, und ihre Immunfunktionen – vor allem die NK-Zellaktivität – schienen normal zu sein. Bei der Bestimmung von Ursache und Wirkung stellt sich angesichts dieser Untersuchung natürlich die Frage, was zuerst da war – der fortgeschrittene Krebs oder die Apathie? Hat die Apathie den Krebs aggressiver gemacht, oder hat der fortgeschrittene Krebs die Apathie verursacht? Gegenwärtig werden viele Studien zu entsprechender Verhaltensmodifikation durchgeführt, von denen man sich Antworten auf diese Frage erhofft. Krebspatienten mit einem Persönlichkeitsprofil, von dem man meint, es sei mit einer Beeinträchtigung der Immunfunktion und einer raschen Verschlechterung ihres Zustands verknüpft, erhalten gezielte psychotherapeutische Hilfe, um festzustellen, ob diese zu einer klinisch signifikanten Besserung ihres Abwehrsystems führt.

Doch ein Lebensereignis muß nicht immer so gravierend wie eine Krebserkrankung oder Freiheitsstrafe sein, um immunsuppressiv zu wirken. An der Ohio State University stellte man bei Medizinstudenten, die sich auf ihr Staatsexamen vorbereiteten, T-Zellen mit abnorm schwachen Reaktionen auf Antigene und Mitogene fest. Jeder Lehrer weiß, daß in Prüfungszeiten häufig Erkrankungen auftreten. Natürlich kann, was für den einen ein belastendes Lebensereignis ist, für den anderen zum anspornenden Erlebnis werden. Die Psychoimmunologen der Zukunft müssen herausfinden, welche Erlebnisse auf welchen Persönlichkeitstyp in welchem Ausmaß immunsuppressiv wirken und wie sich die Vielfalt dieser Erlebnisse klassifizieren läßt.

Eine der faszinierendsten Möglichkeiten für die klinische Anwendung der Psychoimmunologie verdanken wir den zufälligen Beobachtungen des Experimentalpsychologen Robert Ader, der untersuchte, wie sich eine Geschmacksaversion bei Ratten konditionieren läßt. Die Konditionierungstechnik entsprach im wesentlichen der von Pawlow verwendeten: Jedesmal, wenn ein Hund sein Futter erhielt, läutete eine schrille Klingel. Nach einiger Zeit sonderten die Hunde im Vorgefühl der Fütterung schon beim Klang der Klingel Speichel ab, auch wenn überhaupt kein Futter gegeben wurde. Ader gab bei seinen Experimenten zum konditionierten Reflex Ratten Saccharinwasser, dessen süßer Geschmack ihnen zusagte. Wenn die Ratten sich an das süße Wasser gewöhnt hatten, bekamen sie jedesmal, nachdem sie getrunken hatten, eine Injektion mit Zyklophosphamid. Diese Substanz führt zu rascher Übelkeit. Ader wollte herausfinden, wie häufig die Ratten diese unangenehme Erfahrung machen mußten, bis sie eine Aversion gegen das Saccharinwasser entwickelten. Sobald die Aversion fest verwurzelt war, setzte Ader die Zyklophosphamid-Injektionen ab, um festzustellen, wie lange es dauerte, bis die Ratten wieder von dem Saccharinwasser tranken.

Auf den Menschen übertragen, läßt sich Aders Experiment folgendermaßen beschreiben: Nehmen wir an, Sie haben ein unwiderstehliches Verlangen nach Käsekuchen und Ihr Arzt rät Ihnen, auf den Käsekuchen zu verzichten. Die liebgewonnene Gewohnheit ließe sich zum Beispiel dadurch überwinden, daß Sie Tabletten erhalten, die nach dem ersten Bissen Käsekuchen Übelkeit verursachen. Schließlich wären Sie so konditioniert, daß sich Ihnen beim bloßen Anblick von Käsekuchen der Magen umdrehen würde. Doch ohne die Bekräftigung einer solchen hin und wieder verabreichten Tablette würden Sie vielleicht wieder in Ihre alte Gewohnheit zurückfallen. So jedenfalls erging es Aders Ratten: Nach einiger Zeit stürzten sie sich wieder gierig auf das Saccharinwasser. Doch mit ihnen geschah noch etwas anderes: Sie begannen, an Infektions- und Krebserkrankungen zu sterben. Das war lange nach der letzten Zyklophosphamid-Injektion. Es gab keinen einleuchtenden Grund für diese ungewöhnlich hohe Sterblichkeit.

Ader bat den Immunologen Nicholas Cohen, ihm bei der Lösung des Rätsels zu helfen. Cohen stellte rasch fest, daß die sterbenden, konditionierten Ratten eine deutliche Beeinträchtigung der zellulären (T-Zell-) und humoralen (Antikörper-B-Zell-)Immunität aufwiesen. Daraus ergab sich der verblüffende Schluß, daß nicht nur das Verhalten (Vermeidung des Saccharinwassers), sondern auch die Immunreaktion zu einer konditionierten Reaktion geworden war – einem Reflex, bei dem das Nervensystem die Funktion des Immunsystems steuerte. Wenn die Klingel ertönte, stellten die T-Zellen ihre Funktion ein.

Für seine Experimente zur Vermeidungskonditionierung brauchte Ader ein Präparat, das möglichst rasch Übelkeit erregt. Diese Bedingung erfüllte Zyklophosphamid. Was dem Psychologen Ader möglicherweise nicht klar war – wohl aber dem Immunologen Cohen –, war der Umstand, daß Zyklophosphamid ein wirksames Immunsuppressivum ist, das die Vermehrung von Zellen wie den transformierten Lymphozyten und Tumorzellen zu unterdrücken scheint. Neben der Übelkeit verursachte Ader also mit diesem Mittel eine vorübergehende Immununterdrückung. Nicht vorherzusehen war, daß sich das Immunsystem unter «psychischer Kontrolle» befindet (ein Vorgang, dessen Mechanismen noch weitgehend unbekannt sind) und daß sich die Ratten noch an ihre immunologische Konditionierung «erinnerten», nachdem sie die erlernte Aversion gegen das Saccharinwasser vergessen hatten. Das Trinken des Saccharinwassers war zum Stimulus des konditionierten Reflexes geworden, durch den das Zentralnervensystem die Immunreaktionen dämpfte. Dieser Stimulus blieb wirksam, als die Verhaltenskonditionierung längst aufgehoben war.

Ader und Cohen erörterten verschiedene Situationen, in denen die Veränderung der Immunreaktion durch Verhaltenskonditionierung klinisch für die Behandlung menschlicher Krankheiten genutzt werden könnte. Eine Möglichkeit wäre die Behandlung von Autoimmunerkrankungen wie etwa dem *Lupus erythematodes visceralis* (SLE) – Krankheiten, bei denen das Immunsystem den Körper des Betroffenen zerstört. Gegenwärtig besteht die Behandlung von SLE und anderen Autoimmunerkrankungen aus der Verabreichung starker Immunsuppressiva, zum Beispiel Zyklophosphamid. Diese Mittel sind toxisch, und der Patient muß in einem empfindlichen Gleichgewicht zwischen der Schädlichkeit des Mittels und der Schädlichkeit der Krankheit gehalten werden. Mäuse haben eine eigene Spielart von SLE. Auch sie kann mit Zyklophosphamid behandelt werden. Neuere Forschungsarbeiten haben gezeigt, daß bei SLE-kranken Mäusen nach Verhaltenskonditionierung mit Saccharin und Zyklophosphamid (nach dem Vorbild Aders) eine therapeutische Immunsuppression durch den Saccharin-Stimulus allein zu erzielen ist. Zwar war zur Kontrolle der Krankheit bei den konditionierten Mäusen nach wie vor Zyklophosphamid erforderlich, doch brauchten sie fünfzig Prozent weniger als die (nichtkonditionierten) Kontrolltiere mit SLE. Bei der Übertragung dieser Ergebnisse auf den Menschen stünde der Psychoimmunologe vor der Aufgabe, das Verhalten von Patienten zu modifizieren, deren Immunsystem unterdrückt werden muß: Menschen mit Immunkrankheiten und vielleicht auch bestimmten Arten von Lymphomen.

Genauso interessant ist die Überlegung, daß sich durch Verhaltenskonditionierung die Immunfunktion normaler, gesunder Menschen stärken läßt, um sie prophylaktisch mit mehr Abwehrkräften gegen Krankheitserreger auszustatten. Bei einer Erkrankung schickt das Immunsystem dem Zentralnervensystem Katastrophensignale. Darauf reagieren das Gehirn und andere Teile des Nervensystems, indem sie auf eine Weise, die bisher nur unzulänglich erforscht worden ist, bei der Einleitung der Immunreaktion helfen – beispielsweise die Zellwanderungen des Immunsystems steuern. Dieses Phänomen (der Empfang der Nachricht und die Antwort darauf) wird als Feedback (Rückkopplung) bezeichnet. Es gibt jedoch noch ein anderes, weniger bekanntes Phänomen – das Feedforward (Vorkopplung). Beim Feedforward wird die Antwort vor Eintreffen des Nachrichten-Stimulus gegeben. Ein Beispiel für Feedforward ist die Reaktion bei Menschen, die intensiv und regelmäßig Sport treiben. Der Streß der sportlichen Aktivität veranlaßt den Menschen, sich den erhöhten Anforderungen durch Steigerung der Funktionen von Herz und Kreislauf anzupassen und die Adrenalinausschüttung zu erhöhen, um den Kampfgeist wachzuhalten. Wenn es sich bei der sportlichen Betätigung um eine Gewohnheit handelt, genügt ihre bloße Antizipation, um alle diese Prozesse in Gang zu bringen.

Herzfrequenz und Adrenalinspiegel erhöhen sich, *bevor* Sie die Aschenbahn, den Tennisplatz oder das Spielfeld betreten. Angesichts dieser Situation fragen sich Psychoimmunologen heute: Wenn Ader und Cohen das Immunsystem durch Konditionierung unterdrücken konnten, wobei ein Immunsuppressivum Bestandteil des Konditionierungsprozesses war, warum soll sich dann die Funktion des Immunsystems durch eine ähnliche Verwendung von Immunstimulanzien nicht auch steigern lassen?

Möglicherweise ist bei einer Verhaltenskonditionierung des Immunsystems der Einsatz von immunstimulierenden Präparaten noch nicht einmal notwendig. Denken wir an die Ratten, die einen leichten Elektroschock erhielten, dem sie ausweichen konnten. Sie zeigten eine verstärkte Immunreaktion; nach einer Antigen-Injektion bildeten sie mehr Antikörper als die «normalen» Kontrolltiere. Gibt es entsprechende «Leicht-Schock-Stimuli», die man uns Menschen verabreichen könnte, um unsere Immunreaktion in ähnlicher Weise zu steigern? Führt Freude zu größerer Immunität? Werden unsere

B- und T-Zellen funktionell angeregt, wenn wir herzhaft über einen Film der Marx Brothers lachen? Und wenn es so ist, können sie dann im Laufe der Zeit so konditioniert werden, daß sie schließlich schon beim bloßen Anblick eines Fotos von Groucho reagieren? Große Fragen für große Denker.

Nach meiner Einschätzung gibt es eine Fülle von Daten, die den Einfluß der Psyche auf das Immunsystem belegen. Der Immunologe J. Edwin Blalock meint sogar, das Immunsystem sei ein Sinnesorgan wie die Augen und die Ohren. Doch für den Wissenschaftler reicht die Beobachtung solcher Einflüsse nicht aus. Die wirkliche Herausforderung, die wirkliche Faszination und die beste Möglichkeit, Forschungsgelder flüssig zu machen, liegen in der Frage, wie das Immunsystem funktioniert. Bei Untersuchungen, die sich mit der Beziehung zwischen Immun- und Nervensystem befassen, hat man verschiedene biochemische Verbindungswege entdeckt, wobei es vor allem um die Reaktion des Körpers auf ein Lebensereignis, auf Streß, ging.

Mitte der dreißiger Jahre begannen Physiologen und Experimentalpsychologen unter Leitung von Hans Selye, die Zusammenhänge zwischen Streß und Schicksalsschlägen zu erforschen. Mit Hilfe von Studien, die heute als klassisch gelten, klärten Physiologen und Endokrinologen, welche hormonalen Kettenreaktionen in Ratten, die durch Elektroschocks unter großen Streß gesetzt werden, sowie in Menschen stattfinden, die durch einschneidende Lebensereignisse großen Belastungen ausgesetzt sind. Bei dieser Kettenreaktion reagiert der Hypothalamus im Zwischenhirn auf das Streßsignal mit der Bildung und Ausschüttung einer Substanz, die als *corticotropin releasing hormone* bezeichnet wird. Das Releasing-Hormon wiederum veranlaßt die Hypophyse, ein Teil des Hypothalamus, das Hormon *Corticotropin* (ACTH) zu bilden. Mit dem Blut gelangt das ACTH zur Nebenniere und übermittelt ihr den biochemischen «Befehl», Corticosteroide zu bilden. Pharmakologisch entspricht Streß also einer Corticosteroid-Therapie.

Die immunsuppressive Wirkung von Steroiden ist bekannt.

Fast jeder bekommt irgendwann in seinem Leben Steroide gegen entzündliche Prozesse, sei es wegen eines Tennisellenbogens oder einer ulzerösen Kolitis. Trotz so häufiger Verwendung ist überraschend wenig über die Mechanismen bekannt, durch die die Steroide die Immunreaktion unterdrücken. Die neueste Theorie, für die es einige recht überzeugende Anhaltspunkte gibt, besagt, die Corticosteroide wirkten nicht direkt auf die Lymphozyten ein, sondern leiteten die Wanderbewegung der T- und B-Zellen im Blutkreislauf zurück in das Knochenmark, wo diese blieben und die Aufforderungen, sich an der Immunreaktion zu beteiligen, nicht mehr beachten würden.

Corticosteroide sind nicht die einzige immunsuppressive Substanz, die von einem gestreßten Individuum produziert wird. Vor einigen Jahren erregte eine wissenschaftliche Entdeckung großes Aufsehen: In Reaktion auf Streß stellt das Gehirn eine Substanz her, die in ihrer Wirkungsweise und chemischen Struktur eine bemerkenswerte Ähnlichkeit mit Morphin oder Morphium hat. Man nannte dieses neuronale Sekret (genauer betrachtet, handelt es sich um eine Familie von Substanzen, die unter der Bezeichnung «opioide Peptide» zusammengefaßt sind) *Endorphine*.

Klinische und experimentelle Untersuchungen haben gezeigt, daß morphiumsüchtige Menschen und künstlich morphiumsüchtig gemachte Mäuse anfälliger für Infektions- und Krebskrankheiten sind als normale Alters- und Geschlechtsgenossen. Außerdem ist bei ihnen ein beschleunigtes Tumorwachstum festgestellt worden. Das entspricht im wesentlichen der Anfälligkeit von Mäusen und Menschen, deren Immunfunktionen durch unerträglichen Streß unterdrückt werden. Zwar steckt die Forschung, durch die man diesem Phänomen auf den Grund zu kommen hofft, noch in den Kinderschuhen, doch hat man festgestellt, daß opioide Peptide die Lymphozytenfunktion unterdrücken. Besonders anfällig für die «betäubende» Wirkung der Opioide scheint die natürliche Killerzelle zu sein. Das könnte die erhöhte Krebshäufigkeit und die ungezügelte Aggressivität der Tumoren erklären.

Doch werden die Opioide nur durch großen, anhaltenden Streß auf den Plan gerufen, um Geist und Immunsystem zu betäuben.

Unsere literarische Reise begann im 18. Jahrhundert in der idyllischen Landschaft Englands und endete in einer psychiatrischen Praxis des Jahres 2000. In diesem Ende zeigt sich die immer deutlichere Erkenntnis, daß das Immunsystem untrennbar zu unserem Körper gehört. Seine Funktionen werden von Gefühlen, Ernährung, Erbanlage und Umwelt genauso stark beeinflußt wie alle anderen Organsysteme des Körpers. Wenn die Wissenschaft diese ganzheitliche Sehweise beibehält, wird sie uns mit vielen Hinweisen dazu anregen können, das Beste aus unserem Immunsystem zu machen. Wir können auf neue Impfstoffe, neue, das Immunsystem stärkende und modifizierende Mittel und neue Möglichkeiten der «Selbststeuerung», des «Biofeedback» hoffen.

Gute Aussichten

Wenn Wissenschaftler in die Kristallkugel blicken, laufen sie Gefahr, sich von ihrem eigenen Spiegelbild blenden zu lassen, was sich sehr nachteilig auf ihre Fähigkeit auswirken kann, in die Zukunft zu sehen. Die biomedizinische Wissenschaft ist ein ruheloses, opportunistisches Unterfangen: eine Folge modischer Disziplinen, deren jede den Königsweg zu Gesundheit und langem Leben verspricht. Wenn eine Disziplin allmählich aus der Mode gerät, bleiben von den glänzenden Ideen, dem Berg von Publikationen, dem reichlichen Fluß der Forschungsmittel ein paar wichtige, nützliche Dinge übrig. Natürlich verschwindet die Disziplin nicht völlig von der Bildfläche. Die Forschungsarbeit geht weiter – wenn auch auf einer bescheideneren Ebene. Einige Getreue arbeiten auch weiterhin auf dem Gebiet, wie «Gedächtnislymphozyten», die durch erneute Stimulation reaktiviert werden können. Leider läßt sich während der geschäftigen Blütezeit der Disziplin häufig nur schwer – wenn überhaupt – zwischen «eitlem Tun» und wirklich Nützlichem unterscheiden.

Gegenwärtig befinden wir uns mitten im Goldenen Zeitalter der Immunologie. Sie ist die alles beherrschende biomedizinische «Ologie». Alle anderen «Ologien» in diesem weiten Feld arbeiten ihr zu, sogar die Psychologie/Psychiatrie, wie wir gesehen haben. Molekularbiologie, Virologie, Parasitologie und Onkologie sind nur einige der Disziplinen, die sich in ihrer Forschung auf immunologische Aspekte konzentrieren.

Jeden Tag lernen wir mehr über die Arbeitsweise des Immunsystems. Es gibt eine derartige Fülle faszinierender neuer Erkenntnisse, daß sich nur schwer ausmachen läßt, was wirklich wichtig ist, welche Ergebnisse am Ende von praktischem Nutzen sein werden.

Mag sein, daß ich aufgrund eigener leidvoller Erfahrung hinsichtlich der Frage, welchen Nutzen Wissenschaft hat, besonders vorsichtig bin. Während dreißig Forschungsjahren im tropischen Klima blieb ich von Malaria verschont. Ich nahm meine Tabletten, schlief unter einem Moskitonetz und führte ein sorgloses Leben im Schutz der Prophylaxe. Als ich mich dann aber 1984 in Papua-Neuguinea mit einem speziellen Aspekt der Immunität gegen Malaria befaßte (Erhalten Feten malariainfizierter Mütter einen Immunschutz im Uterus?), war es mit dem sorglosen Leben vorbei. Wir (meine Frau, ich und ein urkomischer Hornvogel mit Bette-Davis-Augen namens Bubbie) lebten in Goroka, einer hochgelegenen Stadt, in der Malaria eine Seltenheit ist (es ist dort nachts so kalt, daß die Parasiten im Moskito kaum überleben können). In einer dieser kalten Hochlandnächte, zwei Wochen nach meiner Rückkehr von einem Besuch der südlichen (malariaverseuchten) Golfregion, schlug die Krankheit zu: Schüttelfrost, Schweißausbrüche und unerträgliche Kopfschmerzen. Es waren die Symptome, die ich meinen Studenten seit Jahren als die untrüglichen Anzeichen eines Malariaanfalls schilderte. Ich machte eine Kur mit Chloroquin, dem üblichen Heilmittel, und hatte mich nach ein paar Tagen wieder recht gut erholt. Zwei Wochen später – ich saß am Frühstückstisch und unterhielt mich gerade mit Bubbie über die Vorzüge einer Papayafrucht, die wir uns teilten – wurde ich abermals von einem Fieberschauer geschüttelt. Der Parasit (eine besonders unangenehme Spielart, wie das Mikroskop später zeigte) widerstand allen modernen Mitteln, so daß nur die Zuflucht zu dem vierhundert Jahre alten Patentrezept Chinin blieb.

Mag sein, daß mein geistiger Zustand noch unter den Nachwirkungen der Malaria litt, jedenfalls war meine erste Reaktion, als das Fieber wich, Zweifel und Groll.

Vor zwanzig Jahren, als ich zuletzt Malariaforschung in Neuguinea betrieb, hätte ich mich nie infiziert. Der Parasit reagierte äußerst empfindlich auf Chloroquin, ein billiges, relativ unschädliches Mittel. Das Insektizid DDT machte Millionen von Moskitos den Garaus. Man bekam die Malaria in den Griff und hatte gute Aussichten, sie weltweit auszurotten. 1984 waren die Parasiten fast gegen jedes Mittel mit Ausnahme des Chinins resistent geworden, und die Fiebermücken ließen sich durch die Insektizide nicht mehr beeindrucken. 1984 gab es mehr Malariafälle in Neuguinea als 1962. Und was für Neuguinea gilt, trifft fast auf die gesamte tropische Welt zu.

In den Jahren zwischen 1962 und 1984 kamen die Wissenschaftler in rastloser Arbeit den verborgensten Geheimnissen des Malariaparasiten auf die Spur – der verästelten Komplexität der Immunreaktion, der Züchtung des Parasiten im Labor, den molekularen Mechanismen seiner physiologischen Chemie. Auch die winzigsten Details seiner Morphologie kamen ans Licht. Mein Ordner vermochte die Sonderdrucke der entsprechenden Veröffentlichungen kaum noch zu fassen. Ich hatte selbst ein paar Gramm zur Tonnenlast der einschlägigen Publikationen beigesteuert. Doch ungeachtet dieses Riesenbergs an Information, der mit jedem Jahr weiter anwuchs, waren wir immer weniger in der Lage, der Malaria *zum Wohle der Menschen* Herr zu werden. Schweißgebadet und hundeelend, mit Ohrensausen vom Chinin, dachte ich: «Die ganze Schar der Molekularbiologen und T-Zell-Immunologen würde ich hergeben für einen vernünftigen Wissenschaftler vom Schlage Ehrlichs, der ein neues Arzneimittel oder Insektizid präsentierte.» Und ich war davon überzeugt, daß mir die meisten praktisch tätigen Malariologen in den Tropen beipflichten würden.

Jetzt, da ich vom Fieber befreit und wieder in meinem Labor heimisch geworden bin, habe ich erkannt, daß diese Haltung wissenschaftlicher Ignoranz und Ketzerei gleichkommt, und ich habe ihr reuig abgeschworen. Aber ich bin auch Realist und trete für ein vorsichtiges und differenziertes Urteil in der Frage ein, welche Medizin Ihnen und mir und jedermann nützt oder nützen wird. Anders gesagt: Lassen wir uns nicht blenden von der Wissenschaft. Nachdem dies festgestellt ist, will ich darlegen, welche Hoffnungen ich auf die Immunologie setze.

Große Pläne mit alten Spritzen

Es wäre leichter und sicherlich eindrucksvoller, mit immunologischer Zukunftsmusik aus den High-Tech-Wunderküchen zu beginnen – synthetischen und rekombinanten Impfstoffen, Immunmodulatoren und monoklonalen Antikörpern als zielgesteuerten «Trägerraketen». Wahrscheinlich sind die größten immunologischen Erfolge jedoch von den altbewährten Impfstoffen zu erwarten. Es sind die Impfstoffe, mit denen wir in den westlichen Industrienationen immunisiert worden sind und mit denen wir unsere Kinder immunisieren lassen (oder lassen sollten).

Auf der anderen Seite der Erdkugel, in den Elendsvierteln der großen Städte und bei der hungernden Landbevölkerung Asiens und Afrikas, gibt es achthundert Millionen Menschen mit einem Jahreseinkommen von weniger als dreihundert Mark, die ständig von Hungertod und Krankheit bedroht sind. Für diese Menschen sind eine verbesserte medizinische Versorgung und, wie viele Fachleute meinen, ein verbessertes Bildungssystem (besonders für Frauen) die beiden entscheidenden Vorbedingungen dafür, daß die Quantität, die hohen Geburtenraten,durch Qualität ersetzt werden kann, durch mehr Lebensqualität für eine sich in ihrem Wachstum beschränkende Bevölkerung.

Etwa neunzig Millionen Kinder werden jedes Jahr in den Ländern geboren, die man beschönigend Entwicklungsländer nennt. Die Geburtenstatistiken sind fehlerhaft und zweifellos zu niedrig angesetzt[1], aber von den dort aufgeführten Men-

1 In den Tropen darf man wahrhaftig nicht alles glauben, was man den Tabellen an den Wänden der Gesundheitsministerien entnehmen kann. Viele der statistischen Angaben über Sterblichkeit, Geburtenraten und Krankheitshäu

schen werden etwa fünfzehn Millionen im Laufe des ersten Lebensjahres sterben, davon sechs Millionen an Infektionskrankheiten. Sie gehen an Krankheiten zugrunde, denen sich durch Immunisierung vorbeugen ließe. Hinzu kommt auf zweitausend Kinder, die in der «Dritten Welt» geboren werden, eines, das an Kinderlähmung erkrankt und gelähmt bleibt.

Das ist eine schreckliche, unnötige Verschwendung von Menschenleben. Und ich kann versichern, daß die Mütter in den afrikanischen Dörfern über den Tod ihrer Kinder genauso verzweifelt sind wie die Mütter in der westlichen Welt. Um diesem Sterben Einhalt zu gebieten, hat die Weltgesundheitsorganisation 1974 das Erweiterte Immunisierungsprogramm vorgeschlagen, dessen Ziel es ist, bis 1990 alle Kinder auf der Erde gegen sechs Krankheiten zu impfen, die gegenwärtig in den Tropen Jahr für Jahr fünf Millionen Todesfälle verursachen: Diphtherie, Pertussis (Keuchhusten), Tetanus, Masern, Kinderlähmung und Tuberkulose. Die Impfstoffe wären vorhanden. Ihre Wirksamkeit und Sicherheit sind erwiesen (wenn es auch gewisse Zweifel hinsichtlich der BCG-Impfung gegen

figkeit stammen aus den Informationen der ländlichen Gesundheitsstationen. Diese Stationen erledigen ihre Arbeit so gut sie können, doch sind sie häufig gar nicht in der Lage, den Überblick über die Geburten, die Sterbe- und die Krankheitsfälle in den Dörfern zu behalten, für die sie zuständig sind. Ein Beispiel: Vor kurzem war ich für einige asiatische Staaten als Berater in Sachen Kala-azar tätig (einer besonders unangenehmen Protozoenkrankheit der Tropen und Subtropen, die von der Sandfliege übertragen wird). In den Hauptstädten erhielt ich von den Statistikabteilungen der Gesundheitsministerien genaue Angaben über die Zahl und geographische Verteilung der monatlichen Todesfälle. Woher stammen diese Zahlen? Sie stammen aus den Monatsberichten der Bezirksgesundheitsstationen. Ich machte einen Abstecher aufs Land und suchte diese Stationen auf. Überall berichteten Ärzte und medizinische Assistenten, daß sie in den letzten Jahren nicht genügend Medikamente zur Verfügung hatten. Das wissen die Menschen in den umliegenden Dörfern. Sie kennen auch die Symptome von Kala-azar, und wenn sie krank werden, verzichten sie meist darauf, die Gesundheitsstation aufzusuchen, weil sie wissen, daß man sie nicht behandeln wird. Wer Geld hat, geht zu einem Privatarzt, der die Krankheit den Behörden nicht melden muß. Wer kein Geld hat, bleibt zu Hause und stirbt. Nach ein paar Tagen vor Ort war klar, daß die Krankheitszahlen in den offiziellen Berichten viel zu niedrig lagen.

Tuberkulose gibt[2] und auch die Sicherheit des Keuchhustenimpfstoffes nicht eindeutig ist). Außerdem sind sie billig: Die Impfstoffe für alle sechs Krankheiten würden umgerechnet pro Person etwa eine Mark fünfzig kosten. Auch wenn es nicht möglich wäre, alle zu impfen, käme es doch zu einer weitgehenden Schutzwirkung, sofern der Anteil der geimpften Kinder groß genug wäre. In diesem Falle würden die Infektionen so weit eingeschränkt werden – und damit auch die Übertragung von Mensch zu Mensch –, daß auch für die Ungeimpften kaum noch eine Gefahr bestünde.

Das Erweiterte Immunisierungsprogramm wird Jahr für Jahr ausgebaut. Trotzdem ist zwölf Jahre nach dem Start noch nicht einmal ein Viertel der kindlichen Weltbevölkerung geimpft. Es gab zu viele Probleme. Betrachten wir einen Tag im Leben eines Menschen, den wir Fizul Jensobarbarty nennen wollen. Er ist Impfer in einem fernen Land, das Peladangien heißt.

Fizul Jensobarbarty ist zweiundzwanzig Jahre alt und ein gebildeter Mann. Er ist sieben Jahre lang zur Schule gegangen, liest und schreibt peladangisch und spricht auch ein bißchen Englisch. Er kann rechnen und Protokolle führen. Vor zwei Jahren stellte ihn die Regierung als Impfer für das Erweiterte Immunisierungsprogramm ein. Seine Ausbildung dauerte drei Monate. Er lernte, wie der Impfstoff (die Vakzine) transportiert werden muß, wie wichtig es ist, die Temperatur der Impfstoffe hinreichend kühl zu halten. Man brachte ihm bei, wie man

2 BCG, der Bazillus Calmette-Guérin, ist eine apathogene Variante des *Mycobacterium bovis*, des Erregers der Rindertuberkulose. Es wird behauptet, die Antigenähnlichkeit mit dem Erreger der Tuberkulose des Menschen, *Mycobacterium tuberculosis*, sei hinreichend, um Schutz zu gewähren. Das ist von anderer Seite bestritten worden. Einige Untersuchungen ergaben, daß die Impfung wirkt, andere kamen zu negativen Befunden. In der größten und neuesten Studie, 1979 in Indien durchgeführt, wurden 260000 Menschen erfaßt, von denen die eine Hälfte BCG erhielt und die andere eine Placeboimpfung. BCG erwies sich als völlig wirkungslos. Allerdings ist die Methode dieser Untersuchung kritisiert worden. Verfechter des BCG führen die unterschiedliche Wirksamkeit auf unterschiedliche Impfstoffe zurück. Gegenwärtig geht die Weltgesundheitsorganisation auf Nummer Sicher und empfiehlt die Impfung mit BCG.

Spritzen gibt, die Impfungen plant und Protokolle führt. Er erfuhr auch ein bißchen über die Krankheiten, gegen die er die Kinder durch seine Impfungen schützen soll. Fizul hatte das alles sehr gut verstanden, vielleicht mit Ausnahme der Krankheiten. Er erhielt diese Instruktionen von einem Berater der Weltgesundheitsorganisation, einem freundlichen Jugoslawen, der nicht peladangisch sprach und dessen seltsame englische Aussprache Fizul verwirrte.

Heute muß Fizul ein Gesundheitszentrum aufsuchen, das etwa 150 Kilometer von der Hauptstadt entfernt liegt: nicht unerreichbar, aber es gilt einen breiten Fluß zu überqueren, und die letzten dreißig Kilometer sind eher ein Pfad als eine Straße. Glücklicherweise ist Trockenzeit. In der Regenzeit ist der Weg auch für Geländewagen mit Allradantrieb unpassierbar, so daß Fizul die letzten Kilometer zu Fuß zurücklegen müßte, die Kühlbox mit den Impfstoffen und der Ausrüstung auf dem Rücken. Es ist geplant, schon morgens früh um sechs aufzubrechen. Doch um diese Zeit trinkt Ali, der Fahrer, noch irgendwo im Bazar eine Tasse Tee. Musa, der Impfassistent, verputzt zum Frühstück eine Schüssel Reis, und Zakir, der Träger, der acht Kilometer entfernt wohnt, ist noch nicht eingetroffen. Um halb sieben ist das Team vollzählig, der Impfstoff in der Kühlbox verstaut, und die Schachteln mit Spritzen, Nadeln, Protokollen nebst allem anderen Zubehör sind im Jeep untergebracht. Mit viel Glück (und einem kleinen Bestechungsgeld für den Verwalter des Fahrzeugparks) erhält Fizul an diesem Tag ein relativ neues Gefährt, das eine europäische Regierung vor knapp einem Jahr für das Immunisierungsprogramm gestiftet hat. Die meisten Fahrzeuge sind wenig gebraucht und in schlechtem Zustand. Die Regierung hat nicht die erforderlichen Sponduliks (die peladangische Währung), um Ersatzteile zu kaufen, so daß ein Großteil der Fahrzeuge die meiste Zeit über nicht einsatzfähig ist. Eines der wenigen Projektfahrzeuge, die in gutem Zustand sind, dient dem Direktor als Beförderungsmittel.

Immerhin hat Fizul Benzin für seine Tour. Im letzten Monat mußten die geplanten Fahrten ausfallen, weil kein Benzingeld in der Kasse war. Aber er kann sich nicht beklagen – sein Freund Fabyan, der im Malariaprogramm arbeitet, ist schon seit acht Monaten nicht mehr aus der Stadt herausgekommen, weil das für diesen Zweck vorgesehene Benzingeld schon am Jahresanfang erschöpft gewesen war.

Zwei Stunden später erreichen Fizul und sein Team den Fluß. Eine halbe Stunde später legt die Fähre an. Bis jetzt ist alles gutgegangen. Als Fizul das Dorf das letzte Mal besuchte, war der Fährmann am anderen Flußufer in Streik getreten. Zwei Tage lang hatte Fizul auf die Fähre warten müssen. In der Zwischenzeit hatten sich die Impfstoffe erwärmt. Als Fizul den Kindern endlich die Spritzen geben konnte, wußte er nicht, ob der Impfstoff überhaupt noch wirksam war.

Wie immer genießt Fizul die Fahrt über den Fluß. In der kühlen Brise treiben die Boote mit ihren leuchtend bunten Segeln wie träge Schmetterlinge vorbei. Auf der Fähre herrscht ein lebhaftes Treiben: Lebensmittelverkäufer, Gaukler, sogar Medizinmänner. Von einem dieser Heilkundigen läßt sich Fizul seinen schmerzenden Knöchel mit einer Schlangenhaut (nebst ihrer lebendigen Besitzerin) bestreichen. Sogleich lassen die Beschwerden nach. Wären doch alle medizinischen Verfahren so einfach und wirksam!

Am Nachmittag erreichen sie das andere Flußufer, und Ali, die eine Hand ständig auf der Hupe, bahnt sich seinen Weg in halsbrecherischem Tempo. Auf Verkehrsteilnehmer zweiter Klasse wie Fahrradrikschas und Ochsenkarren, von denen es auf der Straße wimmelt, blickt Ali mit Verachtung herab. Und dann ist es passiert – Ali hat eine Rikscha angefahren. Sie brauchen eine halbe Stunde in glühender Sonne, um den Streit beizulegen, während die Impfstoffe langsam warm werden. Diese Rikschafahrer haben auch gar keinen Respekt vor Regierungsangestellten!

Es ist nach halb zwei, als sie im Gesundheitszentrum eintreffen. Zu spät. Der Stationsarzt hat sich bereits auf den Weg in seine Privatpraxis in der Stadt gemacht. Was bleibt dem armen Sahibdoktor auch anderes übrig? Die Regierung zahlt ihm lächerliche zweitausend Sponduliks (einhundert Mark) im Monat. Da muß er sich nachmittags um zahlende Patienten kümmern, um wenigstens annähernd auf den Lebensstandard zu kommen, der einem Arzt zusteht. Aber es sind hundertfünfzig Mütter mit ihren Kindern eingetroffen und warten geduldig auf der Veranda der Gesundheitsstation. Sie müssen versorgt werden, auch wenn kein Arzt zur Stelle ist. Fizul ist enttäuscht, daß nur hundertfünfzig Mütter eingetroffen sind. Dreihundert hätten laut Plan mit ihren Kindern zur Impfung erscheinen müssen. Er schimpft mit dem Gehilfen der Gesundheitsstation, der die Aufgabe hat, die Mütter in den umliegenden Dörfern über den Impftermin zu informieren. Der Gehilfe erklärt, daß der Boden für die Saat vorbereitet werde und daß viele Frauen deshalb auf den Feldern gebraucht würden. Sie könnten nicht stundenlang zur Station gehen, dort warten, bis sie an die Reihe kämen, und dann wieder stundenlang in ihre Dörfer zurückmarschieren. Außerdem erzähle der Dorfvorsteher Mubai, ein unwissender Bauer, seinen Leuten, die Impfungen machten die Kinder krank. Deshalb würden die meisten Mütter aus diesem Dorf nicht zur Impfung erscheinen. Letzte Woche schließlich, als der Besuch der ganz im Norden des Bezirks gelegenen Dörfer geplant gewesen sei, habe sein Motorrad wieder eine Panne gehabt, so daß die Leute dort nicht hätten benachrichtigt werden können.

Die Leute sind unmöglich, denkt Fizul – nie um eine Entschuldigung verlegen. Doch er muß sich an die Arbeit machen. Er öffnet die Kühlbox mit den Impfstoffen. Eine rasche Prüfung zeigt, daß der temperaturempfindliche Teststreifen seine Farbe nicht verändert hat: Die Impfstoffe sind noch in Ordnung. Obwohl Fizul den Impfplan auswendig kennt, wirft er zur Sicherheit noch einen Blick auf ihn:

Alter des Kindes	*Impfung*	
3–5 Monate	BCG,	1. Diphtherie-Pertussis-Tetanus
	DPT,	1. Polio
6–8 Monate	2. DPT,	2. Polio
9–10 Monate	3. DPT,	3. Polio, Masern

Soweit möglich, versucht er, werdende Mütter in der zweiten Hälfte der Schwangerschaft mit Tetanustoxoid zu impfen.[3] Viele Säuglinge sterben an Tetanus, wenn die Mütter nicht immunisiert wurden.

Jede Mutter bringt den Impfpaß ihres Kindes mit. Immer wieder ist Fizul überrascht und erfreut, wenn er sieht, wie sorgfältig die Mütter diese Karten gegen alle Unbilden schützen, wie behutsam sie mit ihnen umgehen.

Musa und Zakir legen sterilisierte Nadeln, Spritzen und Alkoholtupfer bereit und machen sich an die Arbeit. Einige Kinder schreien, wenn sie die Spritze bekommen, andere lassen die Injektion mit stoischem Schweigen über sich ergehen (wahrscheinlich die kranken und unterernährten, denkt Fizul). Einige Impfungen wurden falsch eingetragen; ein paar Kinder haben seit der letzten Impfung ihre Namen geändert – auch das erschwert die Protokollführung. Die Bewohner dieser Region haben die Angewohnheit, ihren Namen zu ändern, wenn sie von einer Krankheit oder einem anderen Mißgeschick heimgesucht wurden. Man leugnet dann auch, daß es die Person mit dem einstigen Namen je gegeben hat. Damit will man das Schicksal narren. Aber man narrt so auch das Gesundheitsamt (und gelegentlich die Steuerbehörde). Sonst geht alles gut. Um fünf Uhr nachmittags sind alle Kinder geimpft. Noch ein kleiner Schwatz, eine Tasse Tee, dann macht sich das Impfteam wieder auf den Weg, um die letzte Fähre zu bekommen. Kurz nach zehn sind Fizul Jensobarbarty und seine Leute wieder in der Stadt, müde, sehr müde und mit der Aussicht auf eine große Zahl ähnlicher Impfungen in den nächsten Tagen.

3 Wenn Schwangere immunisiert werden, bilden sie IgG-Antikörper (genauso wie es natürlich auch nichtschwangere Frauen tun). Diese Antikörper durchdringen die Plazenta und sammeln sich im Blut des Fetus. Dergestalt besitzt das Neugeborene passiv erworbene Antikörper, die es in den ersten Lebensmonaten gegen Tetanus schützen werden. Neugeborenentetanus – mit einer Sterblichkeit von 80 Prozent – ist in der «Dritten Welt» infolge der unsterilen Geburtshilfepraktiken eine häufige Erscheinung.

Die von Fizul verwendeten Impfstoffe kosten eine Mark fünfzig pro Kind. Hinzu kommen Verwaltungskosten in Höhe von fünfzehn bis zwanzig Mark.

Als die Weltgesundheitsorganisation das Immunisierungsprogramm empfahl, um dem unnötigen Sterben der Kinder in der «Dritten Welt» Einhalt zu gebieten, erinnerte man sich in den USA an die eigene Vergangenheit und ihre Krankheiten. 1921 gab es in Amerika 200000 Fälle von Diphtherie, 1934 250000 Fälle von Keuchhusten, 1941 900000 Fälle von Masern, 1952 21000 Poliofälle und 1968 150000 Mumpsfälle.[4] 1982 war die jährliche Häufigkeit dieser Krankheiten durch breit angelegte Immunisierungskampagnen zurückgegangen auf drei Diphtheriefälle, je 1500 Fälle von Masern und Keuchhusten, 5000 Mumps- und sieben Poliofälle (davon drei durch die Impfung verursacht, eine seltene Folge der Immunisierung). Alle diese Impfungen und noch andere dazu (unter anderem gegen Röteln und Tetanus) kosten insgesamt zwanzig Mark pro Kind. Eine bessere Kosten-Nutzen-Rechnung ist nicht möglich.

Dennoch ist das amerikanische Immunisierungsprogramm gefährdet. Das ist das Werk von Politikern, die den Gesundheitsetat rigoros beschneiden. Doch möglicherweise geht von den Rechtsanwälten sogar eine noch größere Gefahr für das Immunisierungsprogramm aus als von sparsamen Ministern. Nur für sehr wenige Produkte auf dieser Welt gibt es eine absolute Sicherheitsgarantie. Das gilt für Impfstoffe genauso wie für Ihr Auto. Vakzine werden hinsichtlich ihrer Sicherheit und Wirksamkeit ständig verbessert. Trotzdem treten in einigen wenigen Fällen, besonders bei der Keuchhustenimpfung, aus bislang unbekannten Ursachen schwerwiegende Nebenwir-

4 Die Jahreszahlen geben an, wann die gesetzliche Meldepflicht für die betreffenden Krankheiten eingeführt wurde, also ab wann der behandelnde Arzt verpflichtet war, den Gesundheitsbehörden jeden Fall mitzuteilen, den er diagnostiziert hatte. Es handelt sich bei den genannten Jahren deshalb um den jeweils frühesten Zeitpunkt, zu dem genaue Daten über das Vorkommen der einzelnen Krankheit verfügbar waren.

kungen auf. Bei den 13,5 Millionen Keuchhustenimmunisierungen, die in den Vereinigten Staaten vorgenommen wurden, sind in 43 Fällen die Kinder gestorben oder haben schwere Hirnschäden davongetragen. Das ist sicherlich sehr schlimm, scheint mir aber dennoch ein akzeptabler Preis für den Schutz gegen eine Krankheit zu sein, die in manchen Teilen der Welt eine Sterblichkeitsrate von eins zu fünfzig aufweist.

Eltern von Kindern, die durch eine Impfung ums Leben gekommen sind beziehungsweise schwere körperliche oder geistige Schäden davongetragen haben, gehen vor Gericht. Und auf Veranlassung ihrer Rechtsanwälte machen sie hohe Schadensersatzforderungen geltend. Sie bekommen viel Geld – und die Rechtsanwälte auch. Wenn sich ein pharmazeutisches Unternehmen mit einer Schadensersatzforderung von fünfzig Millionen Dollar konfrontiert sieht, gerät es in ernsthafte Schwierigkeiten. Mehr und mehr dieser Unternehmen resignieren – an Impfstoffen ist sowieso nicht viel Geld zu verdienen. Die Hersteller drosseln die Produktion von Impfstoffen oder geben sie ganz auf, so daß eine Knappheit an Vakzinen droht.

Die Impfstoffe können noch so vorzüglich sein, es wird stets ein Restrisiko bleiben. Trotzdem verlangt der übergeordnete Gesichtspunkt der öffentlichen Sicherheit, daß die Kinderimpfungen obligatorisch sind und daß Firmen, die alle gesetzlichen Auflagen bei der Herstellung der Impfstoffe erfüllen, nicht für Vorfälle bestraft werden, die in die Rubrik «höhere Gewalt» gehören. Als man in Japan und England aus Sorge über die schädlichen Nebenwirkungen die Pertussis-Impfungen absetzte, kam es ein, zwei Jahre später zu Keuchhustenepidemien.

Wir können nicht beides haben. Wenn wir medizinischen Fortschritt und medizinische Versorgung wollen, müssen wir auch den einen oder anderen Rückschlag in Kauf nehmen. Nach dem jeweils neuesten Erkenntnisstand versuchen staatliche Stellen, diesen Preis des Fortschritts so niedrig wie möglich zu halten. Wir müssen alle Vorsichtsmaßnahmen beachten, die vernünftigerweise zu verlangen sind, aber uns damit auch zufriedengeben. Impfstoffhersteller sollten nur verklagt werden, wenn sie sich einer vorsätzlichen oder fahrlässigen Abweichung vom genehmigten Herstellungsverfahren schuldig machen.

Ungeachtet der legislativen und logistischen Probleme sieht die immunologische Zukunft für die Kinder unserer Welt rosig aus. Doch auch ältere Leute sind von Infektionskrankheiten bedroht, die sich durch Impfungen verhindern lassen. In diesem Zusammenhang ist zunächst die Grippe zu nennen. Wir wissen alle, wie elend man sich fühlt, wenn einen die Grippe heimsucht, und wie viele Tage man geschwächt ist. Menschen über sechzig können mehr als ein paar Tage verlieren – die Krankheit kann sie das Leben kosten. Im amerikanischen Impfprogramm für die neunziger Jahre und das nächste Jahrhundert sind auch die Erwachsenen berücksichtigt. Man möchte mindestens sechzig Prozent der Personen, bei denen die Gefahr einer schweren Grippeerkrankung am größten ist, vor allem ältere Menschen, einmal im Jahr impfen.

Rubeola oder Röteln ist eine leichte Viruserkrankung, von der meist Kinder und Jugendliche betroffen sind. Am gefährlichsten sind die Röteln während der Schwangerschaft, weil dann das Virus durch die Plazenta dringen und den Fetus anstecken kann, was zu schweren Anomalien führt: zu Hirnschäden, Herzkrankheiten, Taubstummheit, grauem Star. Wenn die Mutter vor der Schwangerschaft Röteln gehabt hat, ist sie immun, so daß sie das Virus unmöglich auf das Ungeborene übertragen kann. Nun kommen aber viele Mädchen ins fortpflanzungsfähige Alter, ohne Röteln gehabt zu haben. Diese Frauen sind in den Jahren, in denen die Röteln epidemische Ausmaße annehmen, in großer Gefahr.

Es gibt eine wirksame Rötelimpfung mit einem geschwächten Virus.[5] Eine einzige Impfung bietet mindestens sechzehn

5 Die Immunisierung mit einem Rötelimpfstoff oder irgendeinem anderen Impfstoff, der aus geschwächten lebenden Viren gewonnen wird, muß vor der Schwangerschaft vorgenommen werden. Die Immunisierung mit solchen Impfstoffen während der Schwangerschaft ist gefährlich. Das Impfvirus ver-

Jahre lang, wahrscheinlich sogar das ganze Leben hindurch Schutz. Frauen, die sich mit dem Gedanken tragen, ein Kind zu bekommen, sind gut beraten, sich auf Rötelnimmunität untersuchen und gegebenenfalls vor der Schwangerschaft impfen zu lassen.

Hepatitis B (Serumhepatitis) ist eine ernste Gefahr für Erwachsene, doch es gibt heute eine Schutzimpfung gegen sie. Allerdings kostet eine Impfdosis rund zweihundert Mark. Hepatitis B ist eine Virusinfektion, die bei Kindern normalerweise nur eine leichte symptomatische Erkrankung hervorruft, von der sie sich mühelos erholen. Sie bleiben dann bis an ihr Lebensende asymptomatische Träger des Virus. Wenn sich dagegen Erwachsene infizieren (in der Regel durch Bluttransfusion oder bei Drogenabhängigen durch gemeinsam benutzte Spritzen), so bekommen sie eine schwere Hepatitis, die zum Tod führen kann. Die meisten Überlebenden erholen sich restlos, wobei allerdings ungefähr zehn Prozent Träger bleiben. Viele Hinweise sprechen dafür, daß bei Erwachsenen die chronische Trägerschaft zu Leberzirrhose und Leberkrebs führen kann.

Bislang kann man das Hepatitis-Virus B noch nicht in Gewebekulturen züchten und somit auch den Impfstoff nicht in «Antigenfarmen» produzieren. Es gibt jedoch ein Antigen im Blut des menschlichen Trägers, und durch Verarbeitung großer Mengen dieses Blutes läßt sich eine Vakzine herstellen. Das Verfahren ist aufwendig, deshalb ist die Impfung so teuer. Wegen der Kosten und der begrenzten Mengen beschränkt sich die Impfung gegenwärtig auf besonders gefährdete Personen: auf medizinisches Personal, das sich die Krankheit etwa durch eine Verletzung mit einer infizierten Injektionsnadel zuziehen könnte, und auf Patienten, die auf häufige Bluttransfusionen angewiesen sind. Wir brauchen also einen besseren und billigeren Impfstoff – und dank neuer Technologien sind bereits be-

mag die Plazenta zu durchdringen und den Fetus zu infizieren. Obwohl es geschwächt und für die Mutter ungefährlich ist, kann es das Kind im Mutterleib schädigen.

merkenswerte Erfolge in dieser Richtung zu verzeichnen. Mit diesen High-Tech-Entwicklungen möchte ich auch meine Prognosen für die nächste Generation der Impfstoffe beginnen – die Immunisierungsmöglichkeiten der Zukunft.

Neue Spritzen dank neuer Ideen

Im Grunde genommen haben sich die Impfstoffe seit Pasteurs Zeiten kaum verändert. Krankheitserreger werden getötet oder geschwächt, an Tieren auf Sicherheit und Wirksamkeit getestet – und fertig ist der Impfstoff. Ich prophezeie, daß die Immunologen des 21. Jahrhunderts auf diese Verfahren als die Steinzeit der Impfung zurückblicken werden. Die nächste Generation der Vakzine wird mit völlig neuen Methoden gewonnen werden und Schutz vor einer Reihe von Infektionskrankheiten bieten, gegen die es gegenwärtig noch keinerlei Prophylaxe gibt, ausgenommen Vorsicht und ständige Tabletteneinnahme (etwa bei Gonorrhoe beziehungsweise Malaria). Die beiden wichtigsten Gebiete der neuen Impftechnologie sind Gentechnik, das heißt Rekombination von Erbgut, und die künstliche Synthese von Impfstoffen.

Alle Lebewesen – Pflanzen und Pferde, Amöben und Anthropoiden – sind Gebilde aus Proteinmolekülen. Sogar ein Bakterium besteht aus Hunderten oder Tausenden verschiedener Proteinarten. Jedes dieser verschiedenen Proteine ist potentiell antigen, könnte eine spezifische Immunreaktion hervorrufen, zum Beispiel einen speziellen Antikörper für jedes Proteinantigen. In der Vergangenheit hat man Impfstoffe aus ganzen Organismen gewonnen, aus der gesamten vielfältigen Antigenstruktur, die man in irgendeiner Weise veränderte, um ihr die Pathogenität zu nehmen. Bei vielen mikrobiellen Impfstoffen hat sich diese Technik bewährt: Sie bieten hinreichenden Schutz. Bei anderen Krankheitserregern blieben die auf der Basis ganzer Organismen gewonnenen Vakzine ohne Wirkung.

Die verwirrenden Begriffe machen es einem nicht leicht zu begreifen, daß nicht jede Immunreaktion auch eine *schüt-*

zende Immunreaktion ist. Nicht jedes Antigen ist ein Immunogen (ein Antigen, das zu einer schützenden Immunität führt). Wir könnten also das Antigen eines Bakteriums einer Maus injizieren, und es würden sich bei ihr alle erwartbaren immunologischen Reaktionen einstellen: Sie würde zu den Antigenen spezifische Antikörper bilden und eine spezifische zellvermittelte (T-Zell-)Reaktion entwickeln. Und doch, würde man dieser Maus die lebenden, virulenten Bakterien injizieren, sie würde erkranken und sterben. Ihre Immunreaktion würde also nicht zur schützenden Art gehören. Bei der Injektion mit einem anderen Antigen des gleichen Bakteriums kann es hingegen zu einer schützenden Reaktion kommen. Die Maus wäre dann wirklich immun. Es gibt sogar einige Antigene, die man nicht zusammen mit dem «guten Antigen» (dem Immunogen) geben darf, weil sie der Entwicklung der gewünschten schützenden Immunität entgegenwirken.

Warum ein bestimmtes Antigen und die Reaktion, die es im Immunsystem hervorruft, Schutz bieten, während ein anderes Antigen und die von ihm hervorgerufene Reaktion dazu nicht imstande sind, ist nicht genau bekannt. Gegenwärtig genügt es für alle praktischen Zwecke, das schützende Antigen zu kennen und über die technischen Voraussetzungen zu verfügen, um es in reiner Form aus dem Mikroorganismus zu isolieren. Die Liste der «reinen» Immunogene, die aus viralen, bakteriellen und parasitären Erregern isoliert worden sind, wird immer länger. Vor allem ist es gelungen, einige Immunogene aus mikrobiellen Erregern zu gewinnen, für die man bisher keine wirksamen Impfstoffe entwickelt hat. Viele Immunologen vertreten inzwischen die Auffassung, daß irgendwann nur noch reine Immunogene als Impfstoffe benutzt werden.

Zu einer ganz konkreten Möglichkeit wird der «reine immunogene Impfstoff» durch die Gentechnologie. Das Immunogen ist ein Protein, das nach Anweisungen des genetischen (DNS-) Codes aufgebaut wird. Die Biotechnologie verfügt heute über geeignete Methoden, um (1) das Gen, das für das gewünschte Immunogen kodiert, zu identifizieren und zu lokalisieren, (2) diesen Abschnitt des DNS-Codes herauszuschneiden und (3) diese DNS-Sequenz zum Beispiel in das Bakterium *Escherichia coli* oder den Hefepilz *Saccharomyces cerevisiae* einzusetzen. Dann kann man in einem einfachen Nährmedium die beiden harmlosen Mikroorganismen züchten. Sie setzen virale Immunogene zusammen, das man als Impfstoff verwenden will.

Die Herstellung eines Hepatitis-B-Impfstoffes war das erste Ziel, das sich die in diesem Zweig der Gentechnologie arbeitenden Wissenschaftler setzten. Ein solcher rekombinanter Impfstoff, bestehend aus dem gleichen Antigen wie das im Blut von Virus-Trägern vorkommende, wird gegenwärtig am Schimpansen erprobt (einem der wenigen Versuchstiere, die wie Menschen an Hepatitis B erkranken können). Diese Versuche haben gezeigt, daß der rekombinantc Impfstoff Schutz bietet, wenn er auch den gleichen Einschränkungen unterworfen ist wie alle auf diese Weise hergestellten Vakzine, die für den menschlichen Gebrauch bestimmt sind. Neben dem gewünschten Antigen fällt das ganze übrige organische Material des Hefepilzes und des Bakteriums an. Dieses Restmaterial, das seinerseits antigen ist, kann Überempfindlichkeitsreaktionen hervorrufen, wenn es Menschen injiziert wird. Es gibt bislang noch keine Reinigungsverfahren, die den Impfstoff von allen potentiell schädlichen Reststoffen befreien könnten.

Kein Grund zur Verzweiflung, erklärt eine andere Gruppe von Gentechno-Immunologen, es gibt eine viel bessere Lösung des Problems. Der rekombinante Impfstoff aus einem Bakterium oder einem Hefepilz sei ja nicht nur durch die Reststoffe beeinträchtigt, sondern es handle sich zudem um einen toten Impfstoff, der doch nur relativ kurze Zeit immunisierend wirke, so daß in regelmäßigen Abständen Nachimpfungen erforderlich seien, um die schützende Immunität zu erhalten. Deshalb sollte man, so meinen die Gentechnologen, das gewünschte antigen-kodierende DNS-Segment nicht in ein Bakterium oder einen Hefepilz einsetzen, sondern in einen ganz und gar gutartigen Mikroorganismus, der lange Zeit im menschlichen Körper lebt, nach Möglichkeit lebenslang, und ihn dazu bringen, das schützende Antigen ständig herzustellen. Alles schön und gut, doch welcher Mikroorganismus erfüllt die Kriterien, die da an den DNS-Träger gestellt werden? Dieser Mikroorganismus, so antworten die Rekombinationsexperten, steht zur Verfügung, und zwar seit mehr als zweihundert Jahren – in Gestalt des Vacciniavirus, das die Welt zuverlässig und ohne Impfkomplikationen gegen die Pocken immunisiert hat. Bei den ersten Versuchen erwies sich die Insertion eines viralen Antigens in ein anderes Virus (das Vacciniavirus) als etwas schwieriger im Vergleich zur rekombinanten Insertion in Bakterien und Hefepilze. Inzwischen hat man geeignete Methoden entwickelt, und einige Immunologen sehen schier unbegrenzte Möglichkeiten für die Entwicklung von Vaccinia-gebundenen Impfstoffen. Vaccinia-Hepatitis-B-, Vaccinia-Grippe- und Vaccinia-Herpes-Impfstoffe sind bereits entwickelt worden und befinden sich im Stadium der Tierversuche. Der Vaccinia-Hepatitis-B-Impfstoff hat Schimpansen gegen das Virus geschützt und bislang zu keinen schädlichen Nebenwirkungen geführt. Man nimmt an, daß dieser Impfstoff, wenn er öffentlich zugänglich wird, die Kosten der Immunisierung gegen Hepatitis B auf etwa sechzig Pfennig reduzieren wird.

Eine dritte Gruppe von Immunologen schließlich gibt Impfstoffen, die aus lebenden Organismen gewonnen werden, überhaupt keine Zukunft. Diese Gruppe von Wissenschaftlern sagt: «Wozu überhaupt solche altmodischen Vakzine benutzen, wenn wir ohne Schwierigkeiten und in unbegrenzter Menge Impfstoffe herstellen können, die reiner, wirksamer und billiger sind?» Seit mehr als zwanzig Jahren fügen die Immunochemiker wie im Steckbaukasten Aminosäureketten zusammen, die sich als spezifisch antigen erweisen, wenn sie an ein Trägerprotein gebunden werden. In diesen Experimenten mit den synthetischen «Nonsense-Antigenen» zeigte sich, daß eine Kette von zehn bis zwanzig Aminosäuren als Antigendeterminante wirkt und daß schon ein Austausch von ein bis zwei Aminosäuren eine grundlegende Veränderung der biologischen Eigenschaft bewirkt. Vor kurzem hat man nachgewiesen, daß das gleiche auch für die natürlichen Antigene gilt

– auch ihre Determinanten (Epitope) sind auf eine kurze Sequenz von Aminosäuren im Proteinmolekül beschränkt. Dank neuer Techniken kann man die entscheidende Sequenz lokalisieren, sie aus der Kette herausschneiden, ihre Zusammensetzung analysieren und herausfinden, in welcher Weise die Aminosäuren miteinander verknüpft sind. Wenn man das weiß, ist es relativ einfach, die erforderlichen Aminosäuren aus dem Regal zu nehmen und das Epitop im Reagenzglas zusammenzusetzen.

Die Epitopherstellung steht erst am Anfang ihrer Entwicklung, doch die Immunochemiker sagen dieser Form der Impfstoffproduktion unbegrenzte Möglichkeiten voraus. Ein synthetisches Hepatitis-Virus B aus 38 Aminosäuren, die an ein Trägerprotein gebunden sind[6], hat bereits einige Tiere (wenn auch nicht alle) aus einer Schimpansenpopulation gegen die Krankheit geschützt. Synthetische Epitopvakzine gegen Grippeviren, Polioviren und das Diphtherietoxoid haben in Kaninchen und anderen Labortieren Antikörper der Art und Konzentration hervorgerufen, die für den Immunschutz charakteristisch sind, doch sind diese Impfstoffe noch nicht an Menschen erprobt worden.

Sehr interessant ist ein synthetischer Impfstoff gegen Malaria, der sich ebenfalls noch im Erprobungsstadium befindet. Seit 1912 versuchen die Parasitologen, Menschen gegen Malaria zu immunisieren. Man hat alle möglichen experimentellen Impfstoffe entwickelt, um Vögel, Nager und Affen gegen *ihre* Malaria zu schützen, doch bislang gibt es noch keinen entsprechenden Impfstoff für den Menschen. Solange die Arzneimittel und Insektizide ihre Schuldigkeit taten, hielt sich der Wunsch nach einem solchen Impfstoff in Grenzen und damit auch der Eifer der Forscher. Doch jetzt, da diese chemischen Waffen recht stumpf geworden sind, findet die Suche nach

6 Erinnern wir uns an das Kapitel «Antigene und Antikörper»: Nur eine kleine Kette aus zehn bis zwanzig Aminosäuren ist für die Spezifität zuständig, doch es bedarf einer großen schweren Kette (deren Bestandteil die kleine Kette ist), um die Immunreaktion auszulösen.

einem Malaria-Impfstoff wieder reges Interesse und großzügige Unterstützung.

Ein Hauptproblem bei der Entwicklung eines Malaria-Impfstoffes ist der komplizierte Lebenszyklus des Parasiten. Ein Bakterium ist sein ganzes Leben lang ein Bakterium und bleibt in seinen morphologischen und antigenen Eigenschaften gleich. Dagegen ist der Malariaparasit, wenn er im Laufe seines Lebenszyklus vom Moskito auf seinen warmblütigen Wirt überwechselt, nacheinander Gamet, Zygot, Ookinet, Sporozoit, Trophozoit, Schizont, Merozoit und Gametozyt.[7] Jedes Stadium unterscheidet sich nicht nur durch seine morphologischen, sondern auch durch seine antigenen Eigenschaften. Wenn beispielsweise ein Impfstoff aus den Merozoiten hergestellt wird (dem Stadium, in dem der Erreger in die roten Blutkörperchen eindringt), so schützt er nicht vor einer Ansteckung durch einen Moskitobiß, der den Erreger im Sporozoitenstadium überträgt (dem Ansteckungsstadium, das sich in den Speicheldrüsen des Moskitos entwickelt). Die Forschung hat sich rasch in verschiedene Richtungen entwickelt. Eine Gruppe von Malaria-Vakzinologen arbeitet an der Entwicklung eines Impfstoffes aus Sporozoiten, weil dieser vor dem ersten Kontakt mit dem Erreger schützt – beim Moskitobiß. Aus früheren Untersuchungen weiß man, daß lebende Sporozoiten, die man mittels Röntgenstrahlen geschwächt hat, einen Immunschutz in Tieren und Menschen hervorrufen. Nun sind bestrahlte Sporozoiten kein sehr praktisches Ausgangsmaterial für einen Impfstoff. Zum einen sind sie sehr schwer zu beschaffen – man kann sie nicht in Laborkulturen

7 Männliche und weibliche Gameten entsprechen der Ei- und Samenzelle höherer Lebensformen. Die Zygote entsteht durch Verschmelzung des männlichen und des weiblichen Gameten. Durch Vergrößerung der Zygote entsteht der Ookinet, der seinerseits durch Teilung die Sporozoiten bildet und damit das Infektionsstadium einleitet. Alle diese Stadien durchläuft der Malariaerreger in der Stechmücke. Die Merozoiten, Trophozoiten, Schizonten und Gametozyten sind in den roten Blutkörperchen des warmblütigen Wirts anzutreffen. Mit Ausnahme des Gametozyten vermehren sie sich alle asexuell. Der Gametozyt ist ein unreifer Gamet.

«züchten», sondern muß sie aus den Speicheldrüsen infizierter Moskitos isolieren. Und selbst wenn man Methoden entwikkeln würde, um «saubere» Sporozoiten in großer Zahl zu gewinnen, so wäre dies zweitens noch immer kein sehr tauglicher Impfstoff, weil es so gut wie unmöglich wäre, ihn beim Transport in tropische Dörfer am Leben zu erhalten.

Ein Forscherteam am Fachbereich Medizinische und molekulare Parasitologie der New York University hat diese Schwierigkeiten umgangen, indem es die immunisierende Antigendeterminante (das Epitop) auf der Oberfläche des Sporozoiten analysierte und eine künstliche Nachbildung herstellte. Diese Nachbildung hat Tieren ein hohes Maß an Schutz geboten und wird gegenwärtig – wie andere synthetische Impfstoffe – an freiwilligen Versuchspersonen erprobt. Allerdings steht der entscheidende Versuch noch aus: Bisher haben sich keine Menschen nach einer Reihe immunisierender Injektionen den Bissen infizierter Moskitos ausgesetzt.

So vielversprechend das alles auch ist, es gibt einige Probleme mit den synthetischen Impfstoffen, wenn man sie je anders als experimentell benutzen will. Synthetische Epitopvakzine brauchen, wie erwähnt, ein Trägerprotein. Nun ist aber kein Trägerprotein frei von nachteiligen Nebenwirkungen. Außerdem rufen einige synthetische Impfstoffe nicht genügend Immunität hervor, um Schutz vor Ansteckung zu bieten – nicht jedes Antigen ist ein Immunogen. Diese schwachen Impfstoffe müssen mit einem Konglomerat von Substanzen gemischt werden, die als *Adjuvanzien* bezeichnet werden. Adjuvanzien verstärken bei Mischung mit dem Antigen die Immunreaktion, die dieses hervorruft. Ein Autor meint, die Vielzahl der verwendeten Adjuvanzien lese sich wie die Einkaufsliste eines Alchimisten. Das Freundsche Adjuvans (eine Mischung aus Öl, Wasser und abgetöteten Bakterien, die mit dem Tuberkulose-*Mycobacterium* verwandt sind), Saponin (ein aus Pflanzen gewonnenes Produkt), Alaun und Vitamin A sind nur einige wenige Beispiele für die Vielfalt der Adjuvanzien. Nur sehr wenige dieser Substanzen dürfen beim Menschen angewendet werden. Doch der Einkaufszettel des Alchimisten wird länger und länger, und man rechnet damit, daß man in den nächsten Jahren sichere und wirksame Adjuvanzien entdecken wird. Es gibt ein paar synthetische Impfstoffe, die anscheinend eine Immunität ohne Trägerprotein oder Adjuvans hervorrufen. Sicherlich werden diese als erste beim Menschen Anwendung finden.

In der Kristallkugel ist zu erkennen, daß diese neuen Entwicklungen der Impftechnologie – die Rekombination genetischen Materials und die Synthese der entscheidenden Antigendeterminanten – eines Tages die Immunisierung gegen Krankheiten ermöglichen werden, gegen die es heute noch keinen Impfstoff gibt. Die National Institutes of Health (die amerikanischen Flaggschiffe der biomedizinischen Forschung) prognostizieren, daß in den nächsten zehn Jahren neue Impfstoffe entwickelt werden, mit denen man Menschen gegen Windpocken, Genitalherpes, Malaria, Gonorrhoe und Pseudokrupp, eine bei kleineren Kindern auftretende Kehlkopferkrankung, immunisieren kann. Auch prophezeien Immunologen für eine nicht allzu ferne Zukunft Impfstoffe gegen Erkältungen, Lepra, Syphilis, Virusenteritis, bakterielle Meningitis, die afrikanische Schlafkrankheit, gegen Pärchenegel (Schistosoma), die Erreger schwerer Milz-, Leber- und Darmerkrankungen, und Filaria, Würmer, die die Filariose mit Lymphangitis, Elephantiasis, Dermatitis, Augenstörungen und anderen Symptomen verursachen.

Es gibt sogar Prognosen, nach denen sich die Vorbeugung durch Immunisierung nicht auf die Infektionskrankheiten beschränken wird. Die Glanzleistung wäre natürlich die Entwicklung eines oder mehrerer Impfstoffe gegen Krebs. Seine Berechtigung findet dieser Traum in dem Umstand, daß normale Zellen, wenn sie zu präkanzerösen oder kanzerösen Zellen entarten, Antigene aufweisen, die der Körper als fremd erkennt. Geeignete Techniken und Immunisierungsmethoden vorausgesetzt, müßten theoretisch zumindest einige dieser mit Krebs assoziierten Antigene zur Entwicklung von Impfstoffen genutzt werden können.

Einen großen Entwicklungsschritt würde die Immunisierung mit Krebserregern bedeuten. Das wäre wohl am ehesten bei Krebsarten möglich, die durch Viren hervorgerufen werden. Bei Tieren kennt man zwei solcher Krebsarten: das Marek-Lymphom der Hühner und die Katzenleukämie. Es ist weitgehend (wenn auch noch nicht unwiderlegbar) bewiesen, daß eine Reihe menschlicher Krebserkrankungen von onkogenen Viren ausgelöst werden. Am eindeutigsten ist dies gegenwärtig für das Epstein-Barr-Virus belegt, das als Erreger des Burkittschen Lymphoms gilt. In den nächsten zwanzig Jahren wird man wahrscheinlich viele andere Viren als onkogen entlarven. Dank solcher Forschungsarbeiten sollte es mit Hilfe der einen oder anderen Rekombinationstechnik möglich sein, aus diesen Viren Impfstoffe gegen einige Krebserkrankungen zu entwickeln. Es gibt heute bereits wirksame Impfstoffe, um Hühner gegen das Marek-Lymphom und Katzen gegen Leukämie zu schützen. Was wir für Hühner und Katzen tun können, sollte uns auch beim Menschen möglich sein.

Die Mehrzahl der Krebsarten scheint jedoch nicht viralen Ursprungs zu sein; möglicherweise wird man die unmittelbaren oder mittelbaren Ursachen für diese «spontanen» Krebserkrankungen nie entdecken. Wird es je möglich sein, gegen sie zu impfen? Ich würde nicht gerade die Familienjuwelen darauf verwetten, meine aber, daß sich im Laufe der Zeit (wobei sich dieser zeitliche Rahmen nicht eingrenzen läßt) einige dieser Krebsarten durch den Immunschutz von Impfungen werden abwenden lassen.

Seit mehr als einem halben Jahrhundert injizieren Krebsforscher Mäusen und anderen Versuchstieren eine Vielzahl von Substanzen, die sie aus Krebszellen gewonnen haben, um eine schützende Immunisierung zu erzeugen. Die Ergebnisse sind unterschiedlich, aber immerhin so vielversprechend, daß eine solche Immunisierung in den Bereich des Möglichen rückt. An Menschen werden aus naheliegenden Gründen keine Untersuchungen dieser Art durchgeführt.

Man hat einzig und allein in einer begrenzten Zahl von Humanexperimenten Patienten, die bereits an Krebs erkrankt waren, Impfstoffe injiziert, die aus entsprechenden Krebsarten oder ihren eigenen Krebszellen gewonnen worden waren. Dadurch wollte man die Funktion des Immunsystems steigern, um dem Fortschreiten der Krankheit Einhalt zu gebieten oder sogar eine Rückbildung der Tumoren zu veranlassen. Eine dieser Untersuchungen, die Ende der siebziger Jahre begonnen wurde, erfaßte Patienten mit Lungenkrebs. Man hatte das erkrankte Gewebe soweit wie möglich entfernt. Die Hälfte der Patienten erhielt dann neben einer konventionellen postoperativen Chemotherapie alle drei Monate Injektionen mit einem Impfstoff, der aus Lungenkrebszellen hergestellt worden war. Die andere Hälfte der Patienten wurde nur mit Zytostatika behandelt. Die immuntherapeutische Impfung erwies sich als wirksam, allerdings nur bei Patienten, deren Krebs sich vor der Operation in einem Frühstadium (Stadium I) befunden hatte. Nach vier Jahren waren noch 83 Prozent dieser Patienten am Leben, während die Überlebensrate der Stadium-I-Patienten, die nur postoperative Chemotherapie erhalten hatten, 49 Prozent betrug. Hingegen schlug die Immuntherapie nicht bei Patienten an, deren Krebs sich in fortgeschrittenem Stadium befand, als sie sich der Operation unterzogen. Das waren keine sensationellen Ergebnisse (sieht man von der Verlängerung der Lebenszeit bei 34 Prozent ab), aber sie zeigten, daß die spezifische Immuntherapie sogar mit Impfstoffen, die nach dem heutigen Stand der Wissenschaft recht roh und unrein erscheinen, eine gewisse Rolle bei der Krebsbehandlung spielen kann, vorausgesetzt, sie wird in einem frühen Erkrankungsstadium aufgenommen.

In meiner trüben Kristallkugel sehe ich gentechnisch hergestellte Impfstoffe, die aus den spezifischen Antigendeterminanten von Krebszellen bestehen. Einen «universellen» Impfstoff gegen alle Krebsarten wird man wohl kaum jemals finden. Nach dem gegenwärtigen Erkenntnisstand ist jede Krebsart mit spezifischen Antigenen assoziiert. Darüber hinaus werden die Immunisierungen gegen Krebs wahrscheinlich keinen hundertprozentigen Schutz gewähren, und wir werden uns vom Krebs wohl nur befreien können, wenn wir uns auch zu einer entsprechenden Veränderung unserer Lebensweise aufraffen können – also auf Tabak verzichten und uns an Ernährungsempfehlungen halten, die uns vor Krebs schützen. Den Unglücklichen, die trotz aller dieser Vorsichtsmaßnahmen Krebs bekommen, prophezeie ich, daß man für sie ein immuntherapeutisches Paket bereithalten wird (mehr davon in Kürze), wobei die Immuntherapie die Aufgabe haben wird, die Chemotherapie zu ersetzen oder zu ergänzen. Optimistische Immunologen versprechen eine Zeit, da sich der krebskranke Körper mit Hilfe immuntherapeutischer Mittel selbst heilen kann.

Antibaby-Impfstoffe

Immunisierung gegen Schwangerschaft? Warum nicht? Schwangerschaft ist alles andere als eine Krankheit, aber unkontrolliertes Bevölkerungswachstum ist ein schweres Problem für die Menschheit. Letztes Jahr traf ich mich in Dakka mit einem Arzt, der im Auftrag der US Agency for International Development (AID) als Berater für das Familienplanungsprogramm in Bangladesch tätig ist. «Letzten Monat haben wir ungefähr vierzigtausend Tubensterilisationen vorgenommen», berichtete er, «und fast alle Frauen waren Großmütter.» «Warum waren sie alle so alt?» fragte ich ihn. «Sie waren gar nicht so alt», erwiderte er. «Die meisten waren um die fünfunddreißig. Sie haben mit vierzehn oder fünfzehn geheiratet, und als sie sich zu dem Eingriff entschieden, hatten sie schon fünf oder mehr Kinder.»

Dieses Gespräch macht ein allgemeines Problem solcher Programme zur Bevölkerungskontrolle deutlich. Viele Frauen in der «Dritten Welt» beginnen mit der Geburtenkontrolle erst, wenn sie schon zu viele Kinder haben. Männer sind keine sehr zuverlässigen Partner in Sachen Geburtenkontrolle. Sie haben nur die Wahl zwischen Enthaltsamkeit, Kondomen und Vasektomie. Man kann sie vielleicht dazu überreden, Kondome zu benutzen; die Enthaltsamkeit dagegen widerspricht unserer psychohormonalen Konstitution, während die Vasektomie für viele Männer in ihrer Endgültigkeit etwas Bedrohliches hat. Auch Frauen – vor allem die Frauen in der «Dritten Welt» – haben keine befriedigenden Methoden der Geburtenkontrolle, auch wenn sie sich mit der Vorstellung abfinden, daß die Kinderzahl auf ein bis zwei beschränkt werden sollte. Sterilisierung ist für Frauen genauso traumatisch wie für Männer. Wer begibt sich schon gern unters Messer – vor allem, wenn der OP ein Tisch in der Gesundheitsstation des Dorfes ist? Zu viele Frauen weigern sich, die Pille zu nehmen, und wenn sie es tun, halten sie sich nicht an die Einnahmevorschriften. Intrauterinpessare sind zu unbequem, manchmal gefährlich, und die Frauen, denen sie eingesetzt worden sind, lehnen sie deshalb zu oft und zu rasch als Mittel der Geburtenkontrolle ab.

Man ist sich heute allgemein darüber einig, daß völlig neue, akzeptable und wirksame Mittel der Geburtenkontrolle erforderlich sind, wenn universelle Familienplanungsprogramme Erfolg haben sollen. Eine ideale Methode der Geburtenkontrolle wäre die Impfung gegen Schwangerschaft. Versuchstiere – und theoretisch auch Menschen – lassen sich gegen Schwangerschaft immunisieren. Die Proteine, aus denen Sperma besteht, vor allem die Proteine, die den MHC-Typ, das heißt die Verträglichkeit eines Organs als Transplantat, bestimmen, sind für die Frau Fremdkörper und deshalb potentiell antigen. Noch stärker ist der Antigencharakter des Fetus. Immunologisch wäre es durchaus korrekt, einer frischgebackenen Mutter mit den Worten zu gratulieren: «Herzlichen Glückwunsch zur Geburt Ihres neun Pfund schweren Fremdkörpers.» Die Hälfte der MHC-Antigene des Embryos stammen vom Vater. Insofern ist der Embryo für die Mutter genauso ein Parasit wie ein Bandwurm und so fremd wie das Hauttransplantat eines anderen Menschen. Die Sexualität ist eine wunderbare Sache – sie trotzt den fundamentalen (immunologischen) Gesetzen der Natur. Eines der großen ungelösten Rätsel der Immunologie ist die Frage, wie die Schwangere ihren geliebten «Parasiten» tolerieren kann, ohne daß sich ihr Körper mit einer Immunreaktion gegen ihn wehrt. In Experimenten stößt die Gebärmutter ein Gewebetransplantat eines anderen MHC-Typs ab; insofern ist der Gedanke weder unnatürlich noch absurd. Man hat verschiedene Erklärungsmodelle vorgeschlagen. Nach einer Theorie hemmen die mütterlichen Hormone und T-Suppressorzellen in der Plazenta die Immunreaktion sowohl der Mutter wie des Fetus (das Immunsystem entsteht zu einem recht frühen Zeitpunkt der fetalen Entwicklung – der Fetus ist vom dritten Monat an immunkompetent). Eine andere Theorie, die gegenwärtig von vielen Immunologen bevorzugt wird, geht davon aus, daß die anatomisch-physische Trennung zwischen Mutter und Embryo das Vorkommen wirksamer immunologischer Reize und Reaktionen verhindert.

Nach Auffassung von Immunologen müßte es mit geeigneten Antigenen möglich sein, diese ausgewogene, quasiparasitäre Beziehung zu stören und Frauen gegen Schwangerschaft zu immunisieren. Entsprechende Experimente haben noch kaum begonnen, doch man hat schon einige Antigene entdeckt, die möglicherweise als schwangerschaftsverhütende Immunogene verwendet werden können. Eines davon ist das onkofetale Antigen, das im Sperma und während der ersten Schwangerschaftszeit im Fetus vorhanden ist (es kennzeichnet auch viele Krebszellen und dient als diagnostischer Marker dieser Krebsarten). Es ist denkbar, daß ein Impfstoff aus diesem Antigen bei der Mutter einen Immunstatus hervorrufen könnte, der die Schwangerschaft ein paar Tage nach der Empfängnis beenden würde.

Eine andere Möglichkeit für eine solche schwangerschaftsverhütende Impfung wäre die Verwendung eines Hormons als Antigen. Wie jede Schwangere weiß, gibt es merkliche hormonale Veränderungen während der Schwangerschaft, Veränderungen, die wesentlich zum Erhalt dieser Schwangerschaft beitragen. Eines der beteiligten Hormone ist das Choriongonadotropin (HCG), das nicht von der Mutter, sondern vom Fetus gebildet wird. Wenn man Frauen, so meinen Immunologen, durch Impfung veranlassen könnte, spezifische Antikörper gegen HCG zu bilden, dann würden die Antikörper das Hormon inaktivieren und die Frauen wären praktisch unfruchtbar. Das ist ein kluger Gedanke, der leider noch nicht in die Tat umgesetzt werden konnte, weil die gegen HCG gebildeten Antikörper zu Kreuzreaktionen mit anderen wichtigen Hormonen neigen, was zu einer Beeinträchtigung des normalen sexuellen «Tonus» des Körpers führt. Man hofft, aus dem Molekül des Hormons ein hochspezifisches Epitop «herausschneiden» zu können, das eine Antikörperreaktion ausschließlich gegen HCG auslöst. Wenn sich dieses Epitop isolieren und an einen verträglichen Proteinträger binden läßt, könnte die antihormonale Impfung ein wesentlicher Bestandteil der Bevölkerungskontrolle werden.

Um den bissigen Kommentaren meiner Frau, der ersten «Probeleserin» meines Manuskripts, zuvorzukommen – «Warum müssen es immer die Frauen sein? Warum impft ihr nicht die Männer und laßt sie unfruchtbar werden?» –, beeile ich mich hinzuzufügen, daß man auch an die Impfung von Männern als Mittel der Geburtenkontrolle denkt. Doch stößt der Versuch, sie mit Hilfe immunologischer Methoden unfruchtbar zu machen, auf gewisse Schwierigkeiten, die man bislang noch nicht überwinden konnte.

Merkwürdigerweise ist für Männer das eigene Sperma, immunbiologisch gesehen, eine körperfremde Substanz: Ihr Immunsystem erkennt das Sperma nicht als «Selbst» – als Teil des Körpers. Glücklicherweise wird das Sperma durch ein anatomisches Gebilde produziert und abgeführt, das im intakten Normalzustand als Schranke (Blut-Testis-Schranke) für die Erkennungs- und Aufsichtszellen des Immunsystems wirkt. Wenn die Schranke durchlässig wird, kann es zu Autoantikörper- und zellulären Reaktionen kommen. Die Folge sind entzündliche und degenerative Prozesse des Sexualtrakts (Hoden- und Nebenhodenentzündungen). Dieses Phänomen hat die Suche nach einer Geburtenkontrollimpfung für Männer sehr behindert. Es gilt, ein Spermien-Antigen zu finden, das die Antikörperbildung stimuliert, ohne die Gefahr einer Autoimmunkrankheit heraufzubeschwören – dies ist der Immunzustand, in dem sich die meisten Männer nach einer Vasektomie befinden.[8] Von Antikörpern umhülltes Sperma verliert den vitalen Antrieb, den lebhaften Bewegungsdrang, den es braucht, um bis zur Eizelle vorzudringen.

Möglicherweise wird man den Geburtenkontroll-Impfstoff für den Mann nicht aus dem menschlichen Sperma gewinnen. 1980 berichteten die Wissenschaftler A. Lopo und V. D. Vacquier in der Zeitschrift *Nature*, daß die durch eine Impfung von Kaninchen mit dem Sperma von Seeigeln hervorgerufenen Antikörper nicht nur das Seeigelsperma inaktivierten, sondern in einer Kreuzreaktion auch menschliches Sperma «defertilisierten». Die beiden Forscher schließen daraus, das Sperma von Seeigeln, vor allem die immunogene Komponente dieses Spermas, sei möglicherweise ein geeigneter Impfstoff zur Geburtenkontrolle. Wäre es nicht merkwürdig, wenn wir die Lösung eines unserer schwierigsten Probleme ausgerechnet diesem stachligen Geschöpf verdanken würden?

Gezielte Immunsteuerung: Monoklonale Antikörper als Trägersysteme

Astronauten und Bogenschützen, die ihre Ziele mit großer Genauigkeit anvisieren, wären entsetzt über das dilettantische Verfahren, mit dem man therapeutische Wirkstoffe zu ihren Bestimmungsorten schickt. Die Einnahme eines Arzneimittels gleicht zumeist dem Wurf eines Steins in die stillen Wasser eines Teiches. Das Mittel wird vom Blutkreislauf aufgenommen und verteilt sich über den Körper, wie die Wellen sich über die Oberfläche des Teiches ausbreiten. Therapeutische Substanzen sind deshalb nur wirksam, wenn sie stark genug sind,

8 Sehr häufig kommt es durch Vasektomie zur Beeinträchtigung der Blut-Testis-Schranke und zur Bildung von Antikörpern gegen das Sperma. Die meisten vasektomisierten Männer haben Spermien-Antikörper. Glücklicherweise läßt wenig darauf schließen, daß es dadurch zu Autoimmunkrankheiten kommt. Warum die Immunreaktion nach einer Vasektomie meist gutartig verläuft und warum die Immunreaktion auf andere Formen der Selbstimmunisierung gegen Sperma potentiell pathogen ist, ist nicht bekannt.

um sich noch in den niedrigen Konzentrationen zufälliger Verteilung bemerkbar zu machen. Die Archive der pharmakologischen Forschung sind voller Arzneimittel, auf die man große Hoffnung setzte, die dann aber doch die Erwartungen enttäuschten, weil sie an den Stellen des Körpers, an denen sie gebraucht wurden, nicht mit der nötigen Konzentration auftraten. Überdies sind die meisten Arzneimittel Gifte; sie töten pathogene Zellen und Mikroorganismen oder beheben Beeinträchtigungen von Zellfunktionen durch Veränderung wichtiger biochemischer Prozesse. In den meisten Fällen ist der chemische Haushalt pathogener und gesunder Körperzellen weitgehend gleich. Der Stoffwechsel der abnormen Zelle und des Krankheitserregers weicht nur geringfügig von den Normalwerten ab, und das Arzneimittel wirkt selektiv, aber nicht exklusiv: Auch die normale Zelle wird «vergiftet», jedoch nur so schwach, daß das Mittel verträglich bleibt.

Mediziner und Pharmakologen haben sich immer wieder mit dem Problem auseinandergesetzt, wie man das Arzneimittel dorthin bringen kann, wo es gebraucht wird. Besonders die Chemotherapie bei Krebs hat unter diesen Einschränkungen gelitten, weil Zytostatika in der Regel hochtoxisch sind. Man hat sehr einfallsreiche Methoden zur Lösung dieses Problems erprobt, etwa die Implantierung eines Arzneimitteldepots mit einer Minipumpe in der betroffenen Region, doch keines dieser Verfahren hat sich als wirklich erfolgreich erwiesen. Mit der Entwicklung der Hybridom-Technik zur Herstellung von monoklonalen Antikörpern zeichnet sich die Möglichkeit ab, daß wir vielleicht schon bald über ein absolut zielsicheres Trägersystem für Arzneimittel verfügen werden.

Die Vorstellung, daß Antikörper diesen Zweck erfüllen könnten, ist nicht neu. 1906 schlug Paul Ehrlich vor, Toxine und Arzneimittel an spezifische Antikörper zu koppeln und sie so zu den Zellen zu schicken, welche die Antikörper hervorgerufen haben. Ein kluger Gedanke, dessen Verwirklichung jedoch lange Zeit an den Beschränkungen scheiterte, die die experimentell hergestellten Antikörper den Forschern auferlegten. Was immer die Immunologen auch versuchten – Antigenreinigung und wiederholte Immunisierung –, sie konnten keine Antikörper gewinnen, die spezifisch rein oder wirksam genug gewesen wären, um sich als Träger zu eignen. Selbst unter aufwendigsten Versuchsbedingungen betrug die Menge an spezifischen Antikörpern, die von einem immunisierten Tier zu gewinnen war, nicht mehr als fünf Prozent der gesamten Serum-Immunglobuline.

Mit der Entwicklung der Hybridom-Technik zur Herstellung monoklonaler Antikörper wurden diese Beschränkungen theoretisch aufgehoben. Mit monoklonalen Antikörpern als Trägern zeichnet sich die Möglichkeit ab, (1) die Antigendeterminante (das Epitop) zu identifizieren, welche die Besonderheit der Zielzelle ausmacht, (2) in unbegrenzter Menge absolut spezifische Antikörper einer einzigen Immunglobulinklasse zu diesem Epitop herzustellen und (3) einen chemotherapeutischen Wirkstoff, ein Toxin oder einen biologischen Immunmodulator an den monoklonalen Antikörper zu koppeln, so daß es zu einem selektiven Transport der therapeutischen Substanz zu den Zielzellen sowie einer synergistischen Antikörpereinwirkung auf diese Zellen kommt.

Monoklonale Antikörper gehören zu den wirksamsten und nützlichsten Werkzeugen der modernen Immunologie. Bevor ich weitere Versprechungen mache, lassen Sie mich kurz beschreiben, was sie sind und was sie leisten. Die immunologische Vielfalt hält mindestens hundert Millionen verschiedene Epitope bereit, und für jedes Epitop gibt es eine passende B-Zelle, die sich verwandeln und zu einem Klon von antikörper-sezernierenden Plasmazellen erweitern kann. Würde man einem Versuchstier eine «rohe» Antigenmischung injizieren – zum Beispiel zerkleinerte Bakterien –, würde man bald darauf viele Plasmazellklone in seiner Milz entdecken. Immunologen brauchen für ihre Forschungsarbeiten jedoch absolut «reine» Antikörper (spezifisch für ein einziges Epitop), und das wäre theoretisch möglich, indem man die Plasmazellen aus der Milz eines immunisierten Tieres nimmt und sie einzeln in einem Nährmedium isoliert. Eine Plasmazelle = ein Antikörper. Doch hier stößt die Technik an ihre Grenze. Die Plasmazelle kann nicht dazu gebracht werden, sich in einer solchen Kultur endlos zu teilen (einen erweiterten Klon zu bilden), so daß Antikörper in ausreichender Menge gewonnen werden könnten. Plasmazellen haben im Körper wie in der Kultur eine kurze Lebensspanne und ein begrenztes Reproduktionsvermögen. Diese Einschränkung der Teilungsfähigkeit entfällt jedoch, wenn sich die Plasmazelle zu einer Krebszelle verändert.

Wie andere Körperzellen kann auch die Plasmazelle kanzerös entarten (der Plasmazellkrebs heißt *Myelom*). Wenn Zellen kanzerös oder präkanzerös werden, werden sie auch unsterblich. Sie würden sich ewig im Reagenzglas oder im Körper teilen, wenn sie die Möglichkeit dazu hätten (aber der Körper ist sterblich und geht an dem selbstsüchtigen Verlangen des Krebses nach ewigem Leben zugrunde).

1975 entwickelten die Immunologen Georges Köhler und César Milstein eine Technik zur Verschmelzung einer normalen, antikörper-sezernierenden Plasmazelle mit einer kanzerösen Plasma-(Myelom-)Zelle. Sie tauften diesen immunologischen Zentaur *Hybridom*. Das Hybridom war unsterblich wie der Myelomteil, sezernierte aber spezifische Antikörper nach Art seines Plasmazellanteils. Mit der Technik zur Herstellung von Hybridomen erhält man eine Suspension mit Tausenden verschmolzener (Hybridom-)Zellen, von denen jede in der Lage ist, ihre eigenen, ganz besonderen Antikörper auszuscheiden. Schwierig ist es, das Hybridom auszusondern, das die Antikörper der gewünschten Spezifität herstellt. Dazu wird jede Hybridomzelle isoliert und gesondert in einer Petrischale mit einem geeigneten Nährmedium untergebracht. Unter diesen Bedingungen teilt sich die Hybridomzelle, bis eine antikörpersezernierende Tumormasse entsteht. Die in der Nährflüssigkeit befindlichen Antikörper werden entnommen und auf ihre Spezifität hin untersucht. Bei entsprechender Sorgfalt und mit ein bißchen Glück findet man das gewünschte Hybridom in einer dieser Schalen. Diese geklonte Zell-Linie läßt sich dann zur Herstellung von *monoklonalen Antikörpern* in großem Maßstab verwenden («monoklonal», weil sie aus einem einzigen Plasmazell-Hybridom entstehen und eine einzige Epitopspezifität besitzen). Man kann die Zellen des ausgewählten Hybridoms aber auch in die Bauchhöhle einer Maus einpflanzen, wo sie zu einem Tumor auswachsen, der monoklonale Antikörper ausscheidet. Solange die Maus lebt, kann man ihr das Bauchwasser entnehmen – das eine hohe Antikörperkonzentration aufweist – und es in gereinigter Form für experimentelle, therapeutische und diagnostische Zwecke verwenden.

Das gezielte Ansteuern von Krebszellen mit Hilfe monoklonaler Antikörper-Träger ist ein Schwerpunkt dieses noch sehr neuen Forschungsgebietes. Die meisten Forschungsarbeiten der letzten Jahre beschäftigten sich mit Mäusekrebsarten, weil ihre Antigene großenteils bekannt sind und weil es für sie auch eine ansehnliche «Hybridom-Bibliothek» gibt. Ferner stammt die große Mehrheit der monoklonalen Antikörper von Mäusehybridomen, so daß (im Unterschied zum Menschen, wie wir gleich sehen werden) eine nachteilige Sensibilisierung gegen den als Träger dienenden Antikörper nicht zu befürchten ist. Wieder einmal ging der Geist von Paul Ehrlich um. Zu den ersten Substanzen, die man für eine Kopplung vorsah, gehörten die Pflanzentoxine Rizin und Abrin, an denen Ehrlich die Prinzipien der Antikörperspezifität demonstriert hat. Sie sind außerordentlich giftig für alle Zellen, die sich rasch teilen. Krebszellen neigen in ganz besonderem Maße zu schneller, ungezügelter Teilung. Doch Toxine sind auch für normale Zellen giftig. Wenn man die Toxine indessen an monoklonale Antikörper koppelte, die spezifisch für Krebsantigene waren, konnte man ihre toxische Aktivität ausschließlich auf die Krebszellen beschränken. Bei diesen Experimenten blieben die normalen Körperzellen verschont; so konnten verschiedene Mäusekrebsarten geheilt werden. In gleicher Weise sind Krebsmittel wie Zyklophosphamid und Antibiotika mit zytostatischer Wirkung wie Adriamyzin an monoklonale Antikörper gebunden und auf diese Weise zu den Tumoren transportiert worden, wo es zu hohen, lokalisierten Konzentrationen der Arzneimittel kam.

Auch virusinfizierte Zellen, die an ihrer äußeren Membran spezifische Antigene zeigen, hat man zum Ziel einer Reihe von antiviralen Wirkstoffen gemacht, die an monoklonale Antikörper gekoppelt waren.

Immunstörungen? Zu viele Suppressorzellen – wie es bei AIDS und rheumatischer Arthritis der Fall ist – und unzulängliche Immunglobulinproduktion? T-Suppressorzellen haben ihre eigenen charakteristischen Antigenmarker, zu denen man bereits monoklonale Antikörper gewonnen hat. An diese Antikörper müßte man einen lymphotoxischen Wirkstoff binden und so das gestörte Gleichgewicht zwischen T-Helferzellen und T-Suppressorzellen wiederherstellen können. Entsprechend könnte man die zytotoxischen Helferzellen ausschalten, um die Abstoßung eines Organtransplantats zu hemmen.

Leider werden noch ein paar Jahre ins Land gehen, bevor Sie zu Ihrem Arzt gehen und sich eine Spritze mit dieser neuen Art von monoklonalen «Zauberkugeln» geben lassen können. Wie angedeutet, liegt ein Hauptproblem darin, daß die allermeisten Hybridome aus der Verschmelzung von Myelom- und Plasmazellen der Maus gebildet worden sind. Obwohl die von diesen Hybridomen gebildeten monoklonalen Antikörper gegen Antigendeterminanten menschlichen Ursprungs gerichtet werden können, sind sie natürlich Mäuse-Immunglobuline, die der menschliche Körper als fremd erkennen und mit einer Antikörperreaktion bekämpfen würde. Deshalb könnte mehr als eine Injektion mit monoklonalen Mäuse-Antikörpern zu einer schweren Antigen-Antikörper-Reaktion führen, so gefährlich, daß sie mit ihrer schockartigen Wirkung sogar tödlich verlaufen könnte. Das ließe sich unter anderem dadurch vermeiden, daß man nur das «v» – das Fab-Fragment – des gesamten (Y-förmigen) monoklonalen Immunglobulin-Moleküls verwendet. Dieses Fragment trägt, wie oben dargelegt, den komplementären Rezeptor, an den die Antigendeterminante (Epitop) gebunden wird. Aus unbekannten Gründen sind Fab-Fragmente bei einer Immunreaktion nicht so wirksam wie intakte Immunglobuline. Ein Rätsel ist auch, warum Fab-Fragmente dem Antigen nicht so fest anhaften wie vollständige Immunglobulin-Moleküle und warum sich das Arzneimittel, das mit einem monoklonalen Fab-Fragment gekoppelt wurde, oft von der Zielzelle löst, bevor es seine Wirkung entfalten kann.

Ideal wäre es, Hybridome von Menschenzellen zu verwenden. Solche Hybridome würden monoklonale Antikörper mit «menschlichem Antigencharakter» bilden, die gefahrlos zur Behandlung von Menschen verwendet werden könnten. Man arbeitet erst seit wenigen Jahren an der Technik zur Herstellung menschlicher Hybridome; sie bedarf sicherlich noch der Vervollkommnung. Die «Bibliothek» der monoklonalen Antikörper des Menschen nimmt sich gegenwärtig noch recht bescheiden aus, aber sie wird wachsen, und die monoklonalen Antikörper werden eines Tages als leistungsfähige, mit Arzneimitteln bestückte Trägersysteme eingesetzt werden. Die Kristallkugel läßt keinen Zweifel an der therapeutischen Bedeutung der monoklonalen Antikörper in der Zukunft.

Alle diese Versprechen sind keine immunologische Prahlerei. Kaum eine andere biomedizinische Disziplin verspricht so viel mit den gleichen Erfolgsaussichten. In der immunologischen Szene herrscht ein so lebhaftes, buntes Treiben, daß es jedem orientalischen Bazar zur Ehre gereichen würde – ein Schmaus für Augen und Ohren, voller Juwelen und Nippes, Feilschen und Handeln. Vor ein paar Wochen bei einer Kaffeepause mit einigen Besuchern und Kollegen fühlte ich mich unter die Händler Istanbuls versetzt.

Besucher A: Der Malariaimpfstoff ist ein voller Erfolg!

Autor: Ein Erfolg? Bisher habt ihr nur Affen geimpft – und selbst das war doch nicht gerade *so* erfolgreich, oder?

Besucher A: Hören Sie, ich bekomme eine Million Dollar für meine Impfforschung. Wenn das kein Erfolg ist...

Kollege A: Die Million nützt euch gar nichts. Ihr kommt zu spät. Wir stellen synthetische Impfstoffe her – einfach so, aus der Flasche. Sobald wir die chemische Struktur herausgefunden haben, beginnen wir mit der Herstellung des Impfstoffes.

Kollege B (ein Molekularbiologe): Das ist doch nichts Besonderes. Für eine Milliarde Dollar mache ich euch Gene, die die Wirksamkeit der Immunreaktion so steigern, daß ein Impfstoff überflüssig wird.

BESUCHER B (auch ein Molekularbiologe): Und für zwei Milliarden Dollar kann ich die Gene machen, die einen Menschen machen, der zu diesem künstlich hergestellten Immunsystem paßt.

Und warum nicht? Schließlich geht es nur um Geld.

Dank

Ich begann mit den Arbeiten zu diesem Buch während eines unvergeßlichen Monats in der Villa Seberlloni, einem Studienzentrum der Rockefeller Foundation, in Bellagio am Comer See. Diesen Studienaufenthalt und damit die Möglichkeit, in einer so zauberhaften Umgebung den Rahmen des Buches abzustecken und die Anfangskapitel zu entwerfen, verdanke ich der Rockefeller Foundation.

Kritiker, die nicht in der wissenschaftlichen Arbeit stecken, sind unentbehrlich, wenn es um die Entstehung eines Sachbuches geht. Deshalb danke ich Taylor A. Pryor und meiner Frau Carrolee für die Geduld und die kritische Aufmerksamkeit, mit der sie eine Fassung des Manuskripts nach der anderen gelesen haben.

Genauso dankbar bin ich Dr. Louis H. Miller von den National Institutes of Health, Dr. Richard B. Raybourne von der U.S. Food and Drug Administration und Dr. Peter Kunstadter für die Zeit und Mühe, die sie darauf verwandt haben, den Text auf Richtigkeit und Lesbarkeit durchzusehen.

Ferner gilt mein Dank Dr. Steven J. Berman für seinen fachmännischen Rat bei allen Fragen, die Infektionskrankheiten betreffen, und vor allem für die vielen Jahre der Freundschaft.

Schließlich möchte ich meinem Herausgeber Ed Barber, dem Vizepräsidenten des Verlagshauses W. W. Norton & Company, danken, der mit seiner Ermutigung und seinem Rat dieses Buch erst möglich gemacht hat.

ROBERT S. DESOWITZ

Register

Körpererfahrung

Nathaniel Branden
Ich liebe mich auch
Selbstvertrauen lernen (8486)

Muriel James/Dorothy Jongeward
Spontan leben
Übungen zur Selbstverwirklichung (8301)

Frédérick Leboyer
Weg des Lichts
Yoga für Schwangere – Texte und Übungen (7855)

Alexander Lowen
Der Verrat am Körper
Der bioenergetische Weg, die verlorene Harmonie von Körper und Psyche wiederzugewinnen (7660)

Else Müller
Hilfe gegen Schulstreß
Übungsanleitungen zu Autogenem Training, Atemgymnastik und Meditation für Kinder und Jugendliche (7877)
Bewußter Leben durch Autogenes Training und richtiges Atmen
Übungsanleitungen zu AT, Atemtraining und meditative Übungen durch gelenkte Phantasien (7753)

Deenbandhu Yogi (Detlef Uhle)
Das rororo Yoga-Buch für Anfänger (7891)
Das rororo Yoga-Buch für Fortgeschrittene (7887)

Martin Siems
Dein Körper weiß die Antwort
Focusing als Methode der Selbsterfahrung (7968)

sachbuch rororo

C 2163/5

Satt, aber hungrig

Renate Göckel
Eßsucht oder die Scheu vor dem Leben
Eine exemplarische Therapie
(rororo sachbuch 8444)

Marilyn Lawrence
«Ich stimme nicht»
Identitätskrise und Magersucht
(rororo sachbuch 7965)

Marilyn Lawrence (Hg.)
Satt, aber hungrig
Frauen und Eßstörungen
(rororo sachbuch 8511)

Geneen Roth
Essen als Ersatz
Wie man den Teufelskreis durchbricht
(rororo sachbuch 8493)

Alice Schwarzer (Hg.)
Durch dick und dünn
Ein EMMA-Buch
(rororo sachbuch 8092)

C 2369/1

Öko-Ratgeber

Eine Auswahl

Meike Ried
Chemie im Kleiderschrank
256 Seiten mit Abbildungen.
Laminierter Pappband

Herausgegeben vom KATALYSE Institut
für angewandte Umweltforschung
Der Auto-Knigge
372 Seiten mit zahlreichen Abbildungen
rororo sachbuch 8711

Claudia und Reinhold Fischer
Chemie im Büro
192 Seiten. Laminierter Pappband

Herausgegeben vom Öko-Institut Freiburg:
KATALYSE Institut für angewandte
Umweltforschung; Bund für Umwelt und
Naturschutz Deutschland e.V. (BUND);
Verein für Umwelt- und Arbeitsschutz.
Chemie im Haushalt
384 Seiten mit zahlreichen Abbildungen.
Laminierter Pappband

Hannelore Friege, Frank Claus,
Margret D'Haese
Chemie im Kinderzimmer
256 Seiten. Laminierter Pappband

Brigitte Klotz
Das Öko-Gartenbuch
288 Seiten mit zahlreichen Abbildungen.
Laminierter Pappband

C 2306/4a

Öko-Ratgeber

Eine Auswahl

Helga Wingert
Der Haushaltsknigge
256 Seiten mit zahlreichen Abbildungen.
Laminierter Pappband und als
rororo sachbuch 8368

Dieter Wundram
Kosmetik
Chemie mit Haut und Haaren.
Herausgegeben vom KATALYSE Institut
für angewandte Umweltforschung
208 Seiten. Laminierter Pappband

Herausgegeben vom KATALYSE Institut
für angewandte Umweltforschung und
der Gruppe für ökologische Bau- und
Umweltplanung
Das ökologische Heimwerkerbuch
400 Seiten. Laminierter Pappband

Rainer Grießhammer
Der Öko-Knigge
288 Seiten mit zahlreichen Fotos und
Abbildungen von Franziska Becker und
Peter Laux.
rororo sachbuch 8351

Herausgegeben vom KATALYSE Institut
für angewandte Umweltforschung
Was wir alles schlucken
Zusatzstoffe in Lebensmitteln. Mit Tips
für den Verbraucher. 256 Seiten mit
zahlreichen Abbildungen.
Laminierter Pappband und als
rororo sachbuch 8465

C 2306/4